JN295636

石黒一憲／アメリカ・ビジネス法研究グループ企画監修
アメリカ・ビジネス法シリーズ　14

アメリカ医事法

マーク・ホール
アイラ・エルマン
ダニエル・ストラウス
吉田邦彦　訳

木鐸社

監修者前書

　毎年，優秀な日本の若者達が，アメリカのロー・スクールへと旅立つ。日本の大学院はバイパスされるわけで，一大学教授としては若干複雑な思いもないではないが，それはここでは措く。
　日本のトップ企業の法務部門や渉外弁護士事務所で国際法務の最前線に立ちつつ，実際にアメリカのロー・スクールで最新のアメリカ法の動向を明確に掴みとって来たばかりの，フレッシュな若者達が，ここに一つのチームを組んだ。有名なウェスト社の Nutshell Series を次々と翻訳してゆこうという一大プロジェクトを，彼等は打ち立てたのである。
　アメリカ法を日本人の視角から把握する前に，それ自体として正確に理解したい，という彼等の欲求は，実際の留学経験からもたらされたものである。また，ナットシェル・シリーズは，多様な法領域をカヴァーし，アメリカ法入門のための書物として，実に数多い人々が利用して来たものである（かつて私もその一人であった）。今般，その邦訳が彼等の手によって次々となされ，木鐸社から順次刊行されてゆくことになったのは，私にとっても大きな喜びである。
　留学帰りの優秀な人材が，個人的なつきあいのレヴェルを越えて，アメリカ法のより良き理解のために立ち上がったことは，重要な意味を有する。彼等の団結の輪は，本シリーズの広汎な読者層を必ずや巻き込み，困難な状況に陥りがちな日米関係の基礎固めのために，大きく貢献するであろう。
1992年1月7日

東京大学法学部教授
石 黒 一 憲

アメリカ・ビジネス法研究グループからのメッセージ

　ここに「アメリカ・ビジネス法研究グループ」なる名称のもとに「企画監修」を行うグループとは,実は甚だ曖昧なる実体をもった一群の人々であって,個々人はさして曖昧な身元というわけではないが,グループとしては茫漠たる出自のものだ。友愛的団体というほどに友情や愛によって結ばれているわけでもなく,強いて言えばある種の共通の野心によって結ばれた,少壮法実務家の集団と言えば言えよう。その野心が何かといえば,構えた物言いをすれば,既存アカデミズムへの焦立ち,といったことに求められるかもしれない。例えばアメリカ法ならアメリカ法の実務的な解説書として,われわれ実務家は「アメリカ法律学全集」といったものがあれば有難いと思う。それが日本の学者の手になるものならなおさら好都合だ。しかし現実にはそんなものは存在しないし,翻訳にも滅多にお目にかからない。確かに学者にとっては正確性が生命だから,おいそれと解説書など書けない,ということは判る。しかしそれならせめて,翻訳くらいしてくれてもいいじゃないかと思う。しかし,それも少ないのが現状なのだ。そこで我々は,「一人一殺」ならぬ「一人一冊」で,ナットシェルという格好の「アメリカ法律学全集」の翻訳にとりかかったわけである。この気宇なる志に免じて,誤謬については寛容の精神をもって指摘して頂ければ幸いだ。

　本シリーズは,この誤謬の排除のために,ある翻訳者の翻訳はグループ内の別の者がチェックする体制をしいて,逐次刊行される。本シリーズの企画は,三菱商事法務部稲田仁士氏と小生とによりなされ,版元のウェスト出版社との交渉等もこの二人により行われた。同氏抜きには本企画は存在しえなかった。また,東京大学法学部石黒一憲教授にも極めて初期からそのお手を煩わし,企画に協力して頂き,大変感謝している。

1991年10月　　　　　　　　　　　　アメリカ・ビジネス法研究グループ
　　　　　　　　　　　　　　　　　　　　　代表　内藤　篤

日本語版への原著者からのはしがき

　このたび，吉田教授によって，本書が日本語に訳されたことは，光栄なことであります。私は，ウェイクフォーレスト大学で，ロースクールとメディカルスクールとに勤めており，メディカルスクールの同僚は，医学の普遍性ゆえか，しばしば国際会議に出席し，またこちらでの会議で，外国からの訪問者をもてなしたりしています。ところが，残念なことに，アメリカ医事法は，今までのところ外国の法律家にあまり関心をもたれていないように思われます。私の印象では，アメリカ法学は，しばしば，極端なところにまで行ってしまって，コントロールできなくなった例として参照されているように思うのです。そしてこのことは，確かにある意味では，当たっているところがありますが，しかしながら，われわれの法システムからも，「どうすべきか」「どうすべきではないか」に関して，有益なレッスンを求めることもできるように考えます。

　アメリカサイドでは，医療の権利・義務に関する日本的なアプローチの仕方について，関心が高まっておりますし，アメリカの学者は，日本の文化的伝統を，アメリカ的な過剰なまでの個人権への執着の幾つかを調整していくモデルとして，眺めるようになっています。他方で，日本では，アメリカ的な患者の権利の法理念を摂取していることも伝え聞いています。ですから，われわれは，互いに接近してきており，どこか中間のところで出合うことになるのではないでしょうか。

　本書が，日本の第一線の医事法研究者によって翻訳されたことにより，何らかの形で，われわれ両国の法システムの理念が，互いに「他家受粉して (cross-pollinate)」新たな成果を生むことを切に願っております。

2002年4月　　　　　　　　　　　　ウェイクフォーレスト大学教授
　　　　　　　　　　　　　　　　　　　マーク・A・ホール

原著者前書き

　「医と法」のコースの内容は，過去20年間で——ロースクールでもメディカルスクールでも，さらには医療（管理）の場面でも——大きく変貌した。かつては，かかるコースは専ら医療過誤問題であって，確かに今でもその重要性には変わりがない。しかし，もはやそれは，今日通例医事法と称される唯一の（否支配的な）トピックではなくなっている。新たな医事法のコースは，通常次の2つの領域に焦点をあてている。すなわち，第1は，医療提供の団体的・規制的・財政的構造であり，第2は，バイオエシックスである。第二次大戦後のここ何十年かの医療技術の驚くべき進展もあって，この2つの領域の重要性が高まっている。医療技術の進展は，2つの副次効果をもたらしている。その1つは，医療費の驚異的上昇であり，医師はいまや日常的に患者に数多くのことを行うようになり，医療費は膨れ上がり，また臓器移植・透析・開胸外科手術といった新技術の発達がそれに拍車をかけている。もう1つは，かかる医療の発達が多くの倫理的な問題をも招来させているということであり，例えば，腎臓透析や開胸心臓手術によって患者の生命が伸長させられるべきかどうかという，かつて直面したことのない問題がそれである。

　本書の第Ⅰ部は，医事法の大抵のコースで重要とされる基礎的な事柄である。それは医療財政・アクセスの法的・政策的問題をまとめており，医師・患者関係の法的構造・内容を検討している。医療費支出の急激な上昇とそれを抑制しようとする努力は，医療事業における刷新と緊張関係を生んでいる。第Ⅱ部は，かかる構造的・経済的動きから生ずる法的問題を扱っている。他方，第Ⅲ部では，こうしたマクロ問題から離れ，個別の患者の意思決定場面における倫理的なディレンマに目を向けて，ロースクールのバイオエシックスのコースで取り上げられるトピックスのほとんどを扱っている。

　多くのロースクールでは，医療提供の財政的・構造的問題は，バイオエシックスとは切り離して論じられる（しばしば，担当教官も別である）が，この本では，最初の2人〔ホール教授・エルマン教授〕がこれに倣っている。さらに，かかる2領域を伝統的な医療過誤トピックと結合させて，包括的

概観を与えようとするジェネラリストの教官もいることであろう（本書における3番目の著者〔ストラウス教授〕がそうである）。各人の力量を最大化すべく，われわれは，如上のラインに沿って，執筆担当を分けることとした（ホールが1・3・4・5章，エルマンが7・8章，ストラウスが2・6章）。しかし共同作業をしていると，この医事法の3つの領域が多くの共通問題を抱え，一貫した形で統合されるべきことも痛感している。本書は，それに向けてのささやかな第一歩である。

1998年10月

[目次]

日本語版への原著者からのはしがき …………………………………… 5
原著者前書き ……………………………………………………………… 6

第Ⅰ部　医療提供及びその財政に関する基礎事項

第1章　医療保険及びその規制の変革 ……………………………… 16

A　医療費及びその填補を巡る危機 …………………………………… 16
1. 危機の諸相 ……………………………………………………………… 16
    a. 医療費支出の危機　（16）
    b. 医療費填補の危機　（18）
2. 医療費支出危機の諸原因 ……………………………………………… 19
    a. 伝統的な保険の構造　（20）
    b. 患者にとってのインセンティブ　（20）
    c. 医療供給者へのインセンティブ　（22）
    d. 保険者や使用者〔雇用主〕へのインセンティブ　（24）
    e. 伝統的なメディケアの償還　（25）
    f. 管理的医療と医療保険構造　（26）

B　医療保険改革 ……………………………………………………… 28
1. 医療の社会化とイギリスシステム …………………………………… 29
2. 「支払者単一（シングル・ペイヤー）」のカナダ式保険 ………… 30
3. 使用者（雇用者）及び個人に対する保険強制 ……………………… 32
4. 漸進的改革 ……………………………………………………………… 33
5. 管理的〔医療相互の〕競争 …………………………………………… 35

C　附〔間奏曲〕――経済的・規制的理論 …………………………… 36
1. 医療「割り当て」の必要性 …………………………………………… 37
2. 医療割り当ての倫理 …………………………………………………… 39
    a. 割り当て基準　（39）
    b. 割り当て判断者　（41）
3. 医療割り当ての経済学 ………………………………………………… 44
    a. 自由市場か政策によるコントロールか　（44）
    b. 経済学的理論　（46）

D　コスト抑制の諸改革 …………………………………………………49
1. 保険の射程の縮小 ……………………………………………………49
　a. 実際的問題　（49）
　b. 身障者差別やその他の法的諸問題　（50）
2. 医療の必要性の厳格審査 ……………………………………………54
3. 医療提供者への償還の諸改革 ………………………………………57
　a. メディケアの事前支払制度　（58）
　b. 頭割り支払とHMO　（63）
4. 公共事業体的規制 ……………………………………………………66
E　まとめ …………………………………………………………………67

第2章　診療関係 ……………………………………………………69

A　患者を受容し治療する義務 …………………………………………70
1. 医師の場合 ……………………………………………………………70
　a. 「義務不存在」のルール　（70）
　b. 診療関係の生成　（71）
2. 病院の場合 ……………………………………………………………73
　a. 医療提供の一般的義務　（73）
　b. 緊急（救急）医療へのアクセス　（74）
　　(1)判例法及び法律上の権利　（75）
　　(2)緊急的診療・分娩法（The Emergency Medical Treatment and Active Labor Act〔EMTALA〕）　（76）
3. 医療組織体における医師の場合 ……………………………………81
4. 不法な診療拒否――反差別法との関係 …………………………… 82
　a. 公民権法第6編――人種及び民族　（82）
　b. ヒル・バートン法上の義務　（82）
　c. 障害者差別　（83）
　　(1)保護される階層　（84）
　　(2)中心的規定　（85）
5. 診療義務に関するその他の根拠 ……………………………………87
　a. 憲法上のアクセスの権利　（87）
　b. 患者の権利　（89）

6. 診療関係の終了 …………………………………………………………90
B 診療関係の法的内容…………………………………………………92
1. 診療関係の中核としての信認的性質…………………………………92
2. 秘匿性（守秘義務）……………………………………………………93
　　a. 患者に対する義務　（94）
　　　⑴判例法上の保護　（94）
　　　⑵法律上の保護　（95）
　　b. 第三者の保護義務及び守秘性の限界　（96）
　　　⑴法律上の報告義務　（96）
　　　⑵第三者保護の判例法上の義務　（97）
3. インフォームド・コンセント ………………………………………102
　　a. 古典的法理　（103）
　　　⑴リスク――いかなる情報が共有される必要があるか　（103）
　　　⑵ネグリジェンス（過失）――医師の行為の評価　（104）
　　　⑶因果関係　（105）
　　　⑷開示義務に対する例外　（106）
　　b. 利益の対立と信認法理　（107）
　　c. インフォームド・コンセントの適用事例の拡充　（108）
4. 診療関係の内容の修正…………………………………………………110

第Ⅱ部　医療供給の構造

第3章　病院の構造及び規制 ……………………………………114

A 病院及び医療施設の規制 …………………………………………115
1. （開業）許可，認証及び私的評価 …………………………………115
2. 必要証明書（CON）法律 ……………………………………………117
B 病院及びHMOの医療スタッフの問題 …………………………121
1. 医療スタッフの構造とスタッフ選択のプロセス……………………121
2. 経済的資格認定，排他的契約及び制度的コントロール ……………124
3. HMOによる「除籍」と管理医療契約 ………………………………126
4. 病院医療スタッフの紛争………………………………………………128
　　a. 序　（128）

b. 司法審査における法理論　　(129)
　　c. 司法審査の射程　　(132)
5. 管理医療ネットワークメンバーとしての医師 …………………136
6. 同僚審査の守秘性及び免責 ……………………………………137
　　a. 州の同僚審査守秘法律　　(138)
　　b. 連邦法上の同僚審査免責　　(138)
C　労働（雇用）法…………………………………………………140
1. 労働法 ……………………………………………………………140
　　a. 患者医療への配慮　　(140)
　　b. 医師組合　　(142)
2. （伝統的）雇用法 ………………………………………………144
　　a. 不法解雇　　(144)
　　b. 競業避止条項　　(145)

第4章　独禁法（反トラスト法）と医療 …………………147

A　序論 ………………………………………………………………147
B　ボイコットに関する反トラスト法 ……………………………148
1. 共謀の要件 ………………………………………………………148
2. 取引制限となる医療スタッフ排除 ……………………………150
　　a. それ自体としての違法性の回避　　(150)
　　b. 事案に基づく審理の回避　　(153)
3. 管理的医療（マネジド・ケア）ネットワークからの排除
　　及び違法な抱き合せ ……………………………………………154
4. 患者医療の抗弁 …………………………………………………156
5. 州際通商及び国家的行為の抗弁 ………………………………159
C　価格協定及び保険会社がらみの垂直的制限 …………………160
1. 医療提供者ネットワークにおける価格協定 …………………160
2. 保険者による独占 ………………………………………………165
3. マクキャラン＝ファーガソン法による免責 …………………167
D　合併規制法 ………………………………………………………168

第5章　複雑な取引と組織的型態 …… 173

A　団体的医療実践 …… 174
1. 法理の存在理由 …… 174
2. 法理の存続 …… 176

B　保険とHMO規制 …… 177
1. 資力に関する州法 …… 177
2. 連邦HMO法 …… 179
3. 管理的医療と患者の保護 …… 180

C　エリサ法による州法排除 …… 181

D　慈善に関わる税免除 …… 187
1. 税免除の基礎 …… 187
   a. 病院サービス　（187）
   b. その他の医療施設　（189）
2. 私的利益取得の禁止 …… 191
3. （医療とは）無関係の事業所得 …… 193
4. 病院の組織再編成・多様化及び業態変更 …… 193
   a. 組織替え及び多様化　（193）
   b. 営利事業への業態変更　（194）

E　転医斡旋報酬徴収の禁止 …… 197
1. 法理の経緯〔法源〕 …… 197
2. 不労報酬か否かという基準 …… 198

F　要約 …… 201

第Ⅲ部　患者医療の決定における倫理的諸問題

第6章　死の定義と臓器移植 …… 204

A　死の定義 …… 204
1. 心肺的基準 …… 204
2. 神経学的基準（その1）——全脳死説 …… 205
3. 神経学的基準（その2）——大脳死説〔高位脳説〕 …… 207

B　臓器の調達及び配分 …… 209

1. 臓器の調達…………………………………………………………………210
   a. 臓器提供　(210)
   b. 贈与〔提供〕と死（の定義）　(211)
   c. 臓器調達のための強制的で新奇なルール　(212)
     (1)死亡後の場合　(212)
     (2)生前の場合　(214)
     (3)臓器の所有問題　(215)
2. 臓器の配分…………………………………………………………………216
   a. 待機リストとUNOSによる分配　(216)
   b. 配分政策における倫理　(218)

第7章　医療中止及び自殺幇助に関する法と倫理……………221

A　伝統的な倫理的区分……………………………………………223
1. 「作為」対「不作為」………………………………………………223
2. 治療の「撤回」対「中止」…………………………………………225
3. 積極的・消極的安楽死………………………………………………227
4. 二重効果の法理………………………………………………………231
5. 通常の治療と異例の治療……………………………………………231
6. 結び……………………………………………………………………233

B　個人的自律と善行という相克原理……………………………234
C　（その1）現在能力ある患者の場合…………………………236
1. パターナリズムと自律の制限………………………………………236
2. 意思決定能力の確定…………………………………………………237
3. 能力ある患者の意思決定の例………………………………………240
4. 自殺幇助及び憲法上の主張概説……………………………………251

D　（その2）意思決定能力を欠く患者の場合…………………258
1. 事前的指示を行う患者………………………………………………258
   a. リビングウィル　(259)
   b. 継続的代理委任状　(260)
2. かつて能力があった患者で，事前の指示をしなかった場合 ……261
3. 意思能力が一度もなかった患者の場合……………………………270
4. 重篤な障害のある子ども及び新生児の場合………………………275

a. 子どもの保護に関する法的問題の一般的枠組　　（275）
　　　b. 新生児の場合の特別事情　　（279）
　E　患者が求める「無駄」な治療の拒否 ………………………………286

第8章　生殖医療の重要問題 …………………………………290

　A　生殖補助 …………………………………………………………290
　1. 人工授精（AID） ………………………………………………290
　　　a. 基本的ルール　　（290）
　　　b. 女性同性愛カップルによる利用　　（291）
　2. 代理母・卵子提供及び体外受精（試験管ベイビー） ……………292
　　　a. 代理母契約に関する伝統的法状況　　（293）
　　　b. 代理出産母（借り腹的代理母）を巡る法の変遷　　（298）
　3. 保存されるヒト胚の地位 …………………………………………301
　4. 遺伝子医療 …………………………………………………………303
　B　母親と胎児の間の利益対立 ……………………………………308
　1. 帝王切開の強制及び胎児の外科手術 ……………………………310
　2. 胎児を害する妊娠中の母親の行動 ………………………………315

　訳者あとがき …………………………………………………………323

第Ⅰ部　医療提供及びその財政に関する基礎事項

　医事法は，1980年代になり，かつてない医療政策の転換に直面するようになっており，今やこの領域を勉強するのが魅力的でかつ挑戦的〔チャレンジング〕な時期となっている。すなわち，伝統的には医療政策の焦点は専ら医学の推進に置かれてきたが，過去20年の間に2つの新たな関心に支配されるようになってきた。それは，医療のコスト及びアクセスの問題である。つまり，保険でカバーされる人々に使われる医療費の絶え間ない高騰の抑制及び貧困者への医療提供の方途は，立法者，医療実務家及び医療施設の意思決定において，決定的に重要な問題となっている。

　この「転換」により，焦点が医療の進歩から抑制・分配に方向付けが大きく変更されることにより，伝統的な法理も根底から全面的に再検討することを余儀なくされている。第二次大戦後の拡大主義的な医療システムの背景の下に生まれた判例は，政府及び民間の医療支出の制限・配分が重要な医療政策課題となっている今日にはもはや妥当しない。例えば，医療過誤法理においてもおそらく，診療判断の医学的リスクとともに経済的コストをも考慮しなければならないだろう。あるいはまた，独禁法・税法・会社法においては，医療施設の構成・運用について規制緩和されるべきものであろう。さらにバイオエシックスの領域では，患者の意思に関わりなく医師による診療拒否がかなりのところまで法的に認められるようになっている。

　読者が，かかる新たな法的挑戦を深く理解できるようにするため，第1章では現代の医療の法と倫理の諸問題を巡る政策的・経済的環境を検討する。続いて第2章では，患者の医療を受ける権利や医師・患者関係の構造・内容に直接関わる諸法理に目を向ける。

第1章　医療保険及びその規制の変革

A　医療費及びその填補を巡る危機

1　危機の諸相

a．医療費支出の危機

　過去40年間に亘り，アメリカ合衆国の医療システムでは驚くべきインフレが進行している。1人あたりの医療費は，1960年のそれに比し，20倍に高騰しており，これは6年毎に倍々に上昇したこととなる。年間の医療費は1兆ドルにもなっており，これは国民総生産（GNP）の約14％を占めている。そしてかかる現状もさることながら，寿命の伸長及びベビーブーム世代の加齢による高齢者人口の急上昇が見込まれることを考慮するならば，この医療費高騰の傾向はさらに厄介なこととなる。

　医療費の増大は，それに見合う便益を生むならば，それ自体アメリカの偉大な成功として賞讃されるべきかも知れない。結局のところわれわれの健康ほど貴いものはないのであり，その増進のために最大限の支出がなされることに問題はないのではないか，と問う向きもあろう。しかし，かかる意見に対しては3つの応答をしておきたい。第1は，すべての費用支出は性質上トレード・オフの関係にあるということで，絶えず別の事柄にも使いうるわけである。確かに健康は優先順位の高い重要なことだが，いつもわれわれが，対抗する価値より健康が重要だとして扱っているわけではない。このことは毎日経験しているところであり，例えば，喫煙・飲酒・過食のときに限らず，通勤に自動車を使ったり運動の代わりに読書したりするときもそうである。第2は，健康が優位する価値であるとして重視するとしても，健康増進のためには——医療以外に——他のやり方が存在している。ある著名な医療アナ

リストの言葉を借りれば,「ケアに関する合理的な最低レベルが一旦設定されるならば,医療以外の因子——例えば,食生活,生活様式,遺伝,環境——が,医療以上に健康や生命にヨリ大きな影響をもたらしうる。合理的な最低基準を超えるところでは,より多くの医療資源を利用できるか否かは,健康因子に大した効果を及ぼさないようである」ということである[1]。換言すれば,医療費支出を減らし,栄養・居住・環境・教育にコストを割き,ライフスタイルその他の予防的措置の改善をはかることにより,健康へのヨリ大きな「見返り」を生み出すこともできるであろう。

〔第3に,〕手放しで,アメリカの医療は成功であったとする考え方には,国際比較をすることにより留保が付されることとなろう。われわれは,他のどの先進諸国と比べても,一人あたりの医療に相当に多くを費やし,そのGDPに占める比率も高い。米医療費はほとんどの先進国よりも50〜100%高く,イングランドなどの諸国との対比では2〜3倍にもなるのである。しかしそれにもかかわらず,合衆国は,(出生時の)平均余命や乳幼児の死亡率などという健康状態の主な指標を他国と比較すると,最低のところにランク付けされる。このことは,ある程度まで健康不良を招来させている社会的因子によると考えることもできようし,また,別の指標ではアメリカの医療は世界最良と見ることもできる(例えば,アメリカ合衆国では他国に比べて,主要な疾病に罹患した場合の死亡率は低い)。しかしながら,われわれアメリカ人は,医療費に見合う便益を受けていないようであり,費消される医療費用の多くが無駄金となり,何らの利益ももたらしていないことは示されているところである。アメリカ医療の至るところで不要なケアが蔓延している例証は,例えば次の如くである。

調査によれば,医療費の少なくとも25%は無駄に使われている。……病院は平均して容量の3分の2で運営されており,多くの病院では50%未満しか使われていない。40万もの過剰ベッドがあるのであり,それに対して120億ドルもの不要なコストが使われている。さらに過剰技術の問題もあり,例えば,1万ものマモグラフィー〔乳房X線撮影〕の機器が使われているが,それは実際に必要なものの4倍の数である。……何百万もの不要な医療措置や検査も毎年施されている。心臓バイパス手術の約半数,帝王切開の多く,そ

---

(1)　A. Enthoven, Health Plan (Addison-Wesley, 1980) xvi.

の他の措置（例えば，ペースメーカー〔電子脈拍調整装置〕の埋め込み，頸動脈内膜切除術）のかなりの割合は，不要かもしくは疑わしい。JAMA〔アメリカ医師会雑誌〕の元編集者が確信するところでは，4000万もの毎日実施されている医学検査の半数以上が，実際に患者の診断・治療と結びついていない。医師たちは，潜在的な医療過誤責任から自らを保護するために多くの治療措置や検査を行っている。一定の医療措置は，それが有効な事態をもたらすか否かにつき，医師の充分な認識もないままに〔そしてそれゆえに〕実施されているのである。(2)

b．医療費填補の危機

　医療費の高騰だけがわが国の医療危機ではなく，医療保険による填補割合の危機にもわれわれは直面している。多くの人々の医療にたくさんの資源を注ぎ込んでいる反面で，われわれは，社会のかなりの割合を占める人々の医療需要をほとんど無視しているのである。医療上貧困な人々の数は急激に増えており，推定で約4000万もの人々（これは65歳未満の人々のおよそ20％にもなる）が生涯無保険のままでいる。

　こうした状況が生じているのは，私的な医療保険を雇用上の利益として提供しない使用者が多いからであり，とくに小企業の場合，季節的な臨時的労働者を雇う場合がそうである。無保険の労働者は個人的に保険を購入することはできるが，それはグループ保険よりも高くつき，しかもそうした労働者は往々にして低賃金労働に就き，もしくは若年健常者であるので医療保険の必要を感じない。

　私保険の欠缺は，部分的ながら，2つの主要な公的プログラムにより埋められており，それはメディケイドとメディケアである。しかし，メディケイドは貧困者のみを対象とし，メディケアは高齢者と身障者しかカバーしていない。もっとも，メディケアは，かなり包括的なものであって，65歳以上で退職している者はほとんどすべて受給資格があり，資格がなくとも合理的な額で購入することができる。これに対して，メディケイドの方は目的を達しているとは到底言えない。連邦の貧困基準以下にある者のうち，半分もカバ

（2） Joseph A. Califano, *Rationing Health Care: The Unnecessary Solution*, 140 U. PA. L REV 1525 (1992).

ーしていないのである。かかる事態が生じている理由としては，第1に，メディケイドが州と連邦の政府の合同事業であり，各州は任意に所得基準を設定する裁量があるとされているからであり，第2に，連邦規則はメディケイドの受給資格を，特定の貧困カテゴリー（「受給貧困者」）に制限しているからである。ほとんどの州では単なる貧困では足りず，高齢者・身障者・扶養すべき子を持つ親でなければ受給できないのであり，これが伝統的な公的福祉の対象カテゴリーである。無保険者のほとんどは，伝統的基準では貧困者とされないことに留意されたい。そして彼（彼女）らは保険の付かない低賃金労働に従事しているのであり，疾病に罹ったら自前の費用で医療費を支払うか，それとも，数少ない（充分補助を受けていない）公的な診療所・病院に行くか，さらには，救急治療室のような病院の慈善的医療を求めねばならないのである。

保険填補が不充分になる部類の医療もある。それは，精神医療やナーシングホームにおける長期医療であり，付保している労働者であっても多くはあまり填補を受けられない。高齢者層が増大するにつれて，この長期医療の問題は特別の関心を集めている。メディケアも含めて伝統的な医療保険では，ナーシングホームや在宅での医療は短期間に限り填補が認められている。この種の長期医療には別途保険が必要となるが，多くの人々にとっては高額すぎて支払えなくなる。自腹で支払える人々もいるが，多くの人々にとって最後の「頼みの綱」となるのはメディケイドである。メディケイド財源の主要部分は，中間階層高齢者のナーシングホームの医療費に当てられてゆくのである。これらの人々は，まず最初のナーシングホーム医療の数年間で，自己の資産を「蕩尽」して，貧窮化した後にメディケイドに頼るという形で受給資格を得るのである。かつては，注意深い遺産計画（エステイトプランニング）により，財産を信託や家族の者に譲渡することによっても，同様の結果を導くこともできたが，数次の立法的改正を経て，現実に貧困ライン以下まで蕩尽することなしには受給資格は得られなくなっている。

2．医療費支出危機の諸原因

医療費に関する今日的危機の2つの局面である高騰と填補不足とは，相互に関連している。公的財政の領域では，現状のプログラムの下での医療支出

の程度がもはやコントロール不能になっているがゆえに，各人への包括的な医療費填補〔医療保険〕は困難な状況となっている。他方私的領域においては，われわれが期待する（私保険市場が提供する）医療の程度が極めて広汎・濃密になっているがゆえに，多くの低賃金労働者は，労働契約を通じて医療保険を持つことができなくなっているのである。従って，医療政策の第1の目標は，過去30年間の厳しい医療費インフレの原因及びそれに対する解決策を理解することであり，そして第2に，医療保険へのアクセスをもっと包括的なものとするための提案を検討することである。

a．伝統的な保険の構造

医療費支出の抑制がきかなくなった主要因は，伝統的な医療保険システムから生ずる非合理的な経済的インセンティブの総体にあることについて，医療政策アナリストたちの見解は一致している(3)。診療費の約4分の3を支払っているのは第三者であるが，それは，主に雇用を通じた私保険か，高齢者・貧困者向けの政府プログラムかによる。伝統的には，私保険（例えば，ブルークロスやブルーシールドによるそれ）は，「出来高払い」（fee-for-service）を基礎に構成されており，ここでは医師・病院は各サービス毎に独立に支払を受けることになっている。また，政府による伝統的な償還（例えば，メディケア・プログラム）も，病院の場合にはコスト，医師の場合には請求額を基礎に支払われることになっている。そして，こうした伝統的な償還形態は，多くの強力なコスト上昇のインセンティブを産み，医療システムの各当事者に影響を与えているのである。

b．患者にとってのインセンティブ

この保険システムにおいては，患者には事実上節約のインセンティブは生じない。第三者が費用を支払うので，患者は利益をもたらすすべての治療を受けようと求めるし，コストを無視するこうした傾向は，経済学の用語では「モラル・ハザード」と呼ばれるものの一種である（付保した倉庫所有者が火事に対する注意を怠るようになるインセンティブに類似のものである）。保険に入った患者が予防医療に無関心になるかどうかは議論の余地があるが，

（3） A. Enthoven, *supra* note 1, at 16.

伝統的な保険によって，病気になりまたは事故に遭った患者がヨリ多くの治療を求めるようになることには異論がない。

　付保の患者は，将来の保険料の増加を避けるために，医療費を精査するようになるだろうと思う者がいるかもしれない。例えば自動車保険の場合には，不注意な運転に対するそうした抑制力が働いている。しかし医療においてかかるコスト内部化の安全装置が働かないわけは，医療保険では「経験的料率決定（experience rating）」が欠如しているからである。個別患者の特定診療の記録に沿って個々に保険料を決めるのでなく，医療保険者は沿革的に，「集団的料率決定（community rating）——これは，所定の保険プールの各人に同額の保険料が課せられるシステムである——に依拠している。最大の医療保険者のネットワークであるブルークロス・ブルーシールドは，この点で有名である。ある程度個別的に保険料を算定する保険者でもなお広範な被用者集団を基礎に団体レートを設定している。医療保険が経験的に料率算定されているときでも，多くの保険は雇用契約にリンクして提供されるので，患者は治療決定の経済的影響を意識するとは限らない。かくして，雇用者〔使用者〕は上昇する保険料の支払を甘受することになる。しかも，使用者が支払う保険料については，所得税が被用者に課されないので，被用者は自ら保険料の一定割合を支払うよりも，その分低額の賃金の授受を求めようとする税制上の強いインセンティブが存在する。

　こうした一連のインセンティブを，経済学のフリーライダー効果の概念で説明することもできよう。診療コストの決定が患者に内部化されず，被用者グループ及びコミュニティの外の他者に波及することとなるので，個々の患者は過剰に支出してフリーライドできることになる。このフリーライダー効果は，政府管掌の保険でもっとも明らかであり，そこでは診療コストは租税により支払われて社会全体により負担されることになるから〔フリーライドも生じやすくなるわけ〕である。

　「そのようなシステムで，何によってコストをコントロールできるだろうかとの問いに対する答えのめぼしいものとしては，自己負担金（deductibles）及び共同保険〔被保険者の共同負担〕（coinsurance）があろう。例えば，患者に毎年医療費の最初の200ドルを支払わせたり，それ以上の費用につき25％の負担をさせることにより，同人にコストを意識させ，本当に必要な場合にだけ医者にかかるようにさせることができよう。……かかる手法は，合

衆国では,ほとんどの医療保険に用いられている」とされる[4]。しかし,こうしたコストの共同負担原理では,必ずしもうまく行かないことがあり,その理由は以下の如くである。第1に,コストの共同負担は普遍的に行えることではない。過去30年あまりは,労働組合の圧力の下に,雇用者が最初の1ドルから負担して患者のコストをすべてなくした例は多かった。第2に,患者がコストの何がしかを負担するときでも,同人が自分の負担はごく一部だけであると考えて意思決定することは,考えられる事態である。例えば食費の4分の1だけ支払えばよいとすると,われわれの食事の習慣がどう変わるかを想像されたい。

〔さらに第3として,〕診療のコストを認識する場合でも,コストの意識に対する別の障害がある。それは,ほとんどの者は医師の治療上の意見を評価する知識・経験を欠くために,医療決定を当該医師にゆだねてしまうことから生ずる。〔医療〕購入の意思決定を売主に委ねてしまう歪んだ市場がそこにはあるが,こうした「供給者に誘引された需要」という現象こそが伝統的な医療サービス市場を特徴付けるものである。かくして,医療システムは,患者ではなく医師の意思決定により動かされていると考えるのがヨリ正確だとまとめることができる。こうして,伝統的償還が医療供給者にもたらすインセンティブを理解することが重要となる。

c. 医療供給者へのインセンティブ

医師が治療上の意思決定を支配するという意味で,(別の者が費用を支払ってくれるという)保険の第三者支払の性質は,医療購入決定におけるコスト意識の欠如をもたらし,前述の経済学的には愚かな「費用を節約しない」という哲学が強化されることとなる。しかも話はそれだけではない。伝統的保険は,医師の行動を別の形で同様に(否それ以上に)歪める他のインセンティブをも孕んでいるのである。とくに,伝統的システムの下での——出来高払いないしコスト(請求額)依拠型の——支払構造は,医療実務に重要な影響を与える。出来高償還においては,医師や病院は,治療を多く施す程それだけ余計に支払いを受けることができるのである。かかる「出来高給」的支払手法は以下の3つの帰結をもたらしている。すなわち第1に,前述の

---

(4) A. ENTHOVEN, *supra* note 1, at 32-33.

「不倹約」倫理を増強させて，医療提供者は少しでも利益をもたらす医療はもちろん，利益がない（ないしその見通しが怪しい）医療まで施そうとするインセンティブをもつのである。また第2に，出来高償還においては，予防医療は提供者にとっては通常儲からないので，軽視されることになる。そして第3に，かかるシステムは医療技術への過剰信頼を促す。なぜなら，そこでは患者に費やす時間ではなく個々の医療措置に対して支払いがなされ，また社会問題の医療的解決が促されるからである。今日の過度の専門化の弊，患者入院への過剰期待，チーム医療なども，こうした伝統的保険システムによるところが大きいのである。

　出来高償還の問題は，その費用の設定のされ方により，さらに増幅される。伝統的に，民間保険・政府管掌保険の双方で医師は市場が許容する額を請求することができ，しかも市場による効果的な抑制はなかったから，医師が請求する額をそのまま支払うということになっていた。このような実務を指す略語としてUCR〔すなわち，通常の（usual），慣行に沿う（customary），合理的な（reasonable）〕額の支払いと説かれていた。病院においても，費用依存システムの下で同様に放漫を重ねていた。伝統的なメディケア償還について後述するとおり（A.2.e参照），病院は治療の全額が償還されたため，過剰医療へ向かうこととなった。

　医師や病院が経済的理由からのみ行動したと述べているわけではない。もとより，医療提供者たちは自らの行動の経済的意味を意識して検討しているわけではない。しかしながら，出来高医療・請求額（コスト）依拠の第三者償還が生み出す経済的環境は，過剰医療に拍車をかけたのは確かなところであろう。このような基本的な経済的インセンティブに医師たちが無反応であったと考えることはできまい。さらに，医師が今述べたのと異なる形で行動することは非倫理的かもしれない。倫理学者たちは，医師は患者に対する信認義務から患者の利益のみを考えて行動せよと説いている。費用問題が患者にとって重要ではないのであれば，それを医師は考慮すべきではないとするわけである。しかし，費用事情が患者にも医師にも関係がないとするならば，誰が医療費における効率性やその意味を主張することができるのであろうか。このような監視の役割は，別の第三者，すなわち雇用者や（公私双方の）保

（5） See, R. Veatch, A Theory of Medical Ehics (Basic Books, 1981) 158.

険者にゆだねられることとなるわけである。

d．保険者や使用者〔雇用主〕へのインセンティブ

　使用者及び政府に支えられた第三者償還のシステムの下では，使用者・政府と保険者が，コスト抑制の強いインセンティブを有する。しかし医療システムにおける種々のダイナミズムにより，第三者が効果的な規律を行うことが難しい状況になっている。第1に，「医療提供者に関する自由選択」の原理により，保険者が競争的入札などで医療業界や病院産業にコスト的規律をはかることは難しいものとされてきた。医療界は，20世紀を通じ，医師・病院の選択につき患者に自由を与えつつ，包括的な保険を維持することをキャンペーンとして訴えてきた。一見，消費者主権的に映るこの自由選択倫理は実は反競争的目的のために濫用されてきたと評されている。なぜなら，保険者はすべての医療提供者に対して完全に費用償還することになっており，保険者の方で競争的入札プロセスを通じて，ヨリ効率的な医師・病院を選択することはできなくなっていると述べられるからである。[6]

　〔第2に，〕民間及び政府の保険者は，個別の請求審査のプロセスで医療サービスの必要性を厳格にチェックすることで，医療提供者の行動を規制しようと試みるかも知れない。しかし，そのような「利用審査」(utilization review) の技法について言えば，不要な医療を確定するための手法を開発することが難しいという障害がある。というのは，医療のごく一部分だけが，生・死を巡る決定に関するもので，ほとんどの医療決定は，例えば，余分の診療検査，又は入院の余計の日数が価値あるものかどうかということであり，明確な結論をなかなか示しにくいのである。境界線上では，当該医療が何らの利益ももたらしていないとすることは極めて難しく，何らかの利益があるときに当該手続がコストをかけるに値しないと判断することは，一層難しいものである。

　〔さらに第3に，〕医学知識の不確実性もあって，そのような評価は困難なものである。そうした不確実性は，多くの選択肢の間で個々の利益を精査するための洗練されたコントロール調査の実施が難しいことによる。確たる科

　（6）　See, Charles Weller, *"Free Choice" as a Restraint of Trade in American Health Care Delivery*, 69 Iowa L. Rev. 1351 (1984).

学的基礎に基づく,医学的意思決定の批判ができなければ,保険者は実際問題として,現状システムを受容せざるを得ず,償還を受ける当人〔医師・病院〕が費用の正当性を確証する唯一の権限を持つことになる。決め手となる研究が出てきたとしても,医師の監視は,医療実践の高度に判断〔裁量〕的な性格ゆえに難しいものがある。この性格は,医療実践は科学ではなく技芸であるというスローガン,すなわち,厳格な演繹的論理ではなく,ソフトで主観的な推論プロセスにより医療の意思決定は導かれるとされることにも示されている。従って,第三者の評価が客観的視角から有効な場合でも,当該患者の個人的医師以外の者が,治療の詳細を同医師に対して指示することは難しいのである。このような種々の因子の伝統的帰結として,治療決定に関するほとんどすべての権限を臨床医師に委譲する事態がもたらされた。

e.伝統的なメディケアの償還

　病院に関する伝統的なメディケアの償還の構造は,伝統的な保険システムの失敗を示すためのよい「縮図」的事例を提供してくれる。メディケアは,富の多寡にかかわらず高齢者・身障者を対象とするものであるが,1960年代のリベラル派の絶頂期に制定されたものであった。それは2つの基本的部分からなっており,パートA（以下の議論では,こちらに焦点をあてる）は病院その他の医療施設での医療に関するもので,他方パートBは医師その他,外来患者に対する医療に関わる。

　メディケア（及びメディケイド）の立案作業が進められるようになると,病院産業及び医師界は,これらのプログラムは医療に対する政府の大きな介入であり,自分たちの利益への潜在的脅威になると見て,立法反対のロビー活動を行った。議会は,必要な協力が得られないのではないかと考えて,この圧力に屈して,医療提供者に配慮した諸要素を定めている。

　第1に,メディケアは,出来高払い及び医師の自由選択という伝統的私保険に倣ったものである。医師の医療については,メディケアのパートBが「合理的請求額」の80％を償還することとしている。また,当初パートAは病院医療につき,診療コストから自己負担金・（被保険者）共同負担額を差し引いた全額〔100％〕を償還していた。そして,1983年にほとんどの病院についてはこの状況は改められたが,専門的病院・医療施設においては従前の立場が維持されている。このようにコストを自由に決められることにより,資産

の減価償却のスピードを速め，収益志向の病院には投資の見返りを反映する額が償還されていた。その上，政府は償還管理の任務を放棄して，会計の詳細は，病院業界の所産であるブルークロス・ブルーシールドという「財政媒介機構」に委譲されることとなったのである。

こうした種々の基本構造の帰結として，メディケアの支出額は，当初の予測をはるかに超えて膨れあがった。典型的な病院償還紛争の１事例でも，この経緯が示されている。すなわち，「1963年以前には……呼吸器系部門は，免許のない療法士１人及び酸素管理を行う専門家１人からなっていたが，同年以降同部門は，８人の常勤の衛生局免許ある麻酔医，９人の熟練技士，２人の療法士，２人の登録療法士に膨らんでいった」という具合である。[7]

こうした，コスト・コントロールの問題に加えて，〔第２に，〕メディケアの伝統的な病院償還システムはコスト算定問題——種々の病院医療を巡る諸経費に関する大きな課題——に直面していた。病院費用を政府と患者とで分担する基準として，メディケアで採られたのは，メディケア患者にかかる請求額と一般的患者にかかる請求額との比率であった。しかし，請求額を一律に費用（コスト）の指標として用いるわけにはいかない。その値入れ率は病院の各部門により異なっているのであり，病院はメディケアに過剰請求するために額を操作することができたわけである。例えば，（メディケア患者がしばしば利用する）外科部門の値入れ率は50％にもなるのに対し，（メディケア患者がほとんどかからない）産婦人科部門のそれは25％にすぎない。こうした請求額操作を矯正するためには，各部門におけるメディケア請求額の総請求額比率を適用する必要があるが，それでも各部門内部では病院は請求額を自由に設定できたのであった。

最後〔第３〕に，メディケアの伝統的償還では，その行政的・司法的な審査プロセスが極度に複雑となっていた。メディケアに関する不服申立を論ずることは，紙幅を要し，本書ではできないが，各種メディケアの決定の審理の適切な時期・手続・射程に関する憲法・行政法上の議論に，司法・行政当局は絶えず悩まされていたと述べるだけで充分であろう。

f．管理的医療と医療保険構造

（7）　Sacred Heart Hospital v. United States, 616 F. 2d 477, at 479 (Ct. Cl. 1930).

数多くの経済的・社会的問題の根底には，医療保険の構造問題があることが認識されたならば，次にそれでは何故かかる保険構造が長年に亘り支配的だったのかを問うことは意味あることであろう。この点で医療社会学者のP. スターその他の学者たちは，医療組織がその経済的利害にとって脅威となる，別の保険モデルを抑え込むために，大々的なキャンペーンを行って成功してきたことを論証している。(8) 一般論として，数ある保険構想のうちで支配的な，填補（indemnity）モデルは，医師と患者及び病院との関係に介入しないし，医療態様への干渉もない。医師たちは，彼らを従属的立場に置くような他の形態，例えば今日の健康維持機構（HMO）に代表されるような直接的利益保険のモデルを排してきた。……1960年代の「偉大な社会」プログラム〔1965年の国内改革プログラム〕は，こうした医師の利益を依然として制度的に受容することを反映している。医師や病院のボイコットを恐れて，立法者たちは，民間保険に倣って，医師に好都合な構造的因子をメディケアやメディケイドに注入した。支配的な保護主義者の影響力はプログラムの最初の言葉に結実しており，そこでは，医療実践や医療サービス方式に対するいかなる監督・コントロールもなされない自由の保障が謳われている。(9)

　こうした理由から，医療費支出の危機解決対策のほとんどは，伝統的な保険構造の特質の幾つかをターゲットとしている。次節で，改革の動きにつき詳述するが，ここで管理的医療（managed care）の状況を記述することにより，その概況をみておくことは有益であろう。伝統的な保険構造は既に急速に多様な管理的医療の諸形態に取って代わられているので，本節の多くは過去形で語られている。管理的医療の諸形態は後述の如く，個別的には異なる形で種々存在するが（例えば，健康維持機構（HMO），医療者選択会員制団体健康保険（PPO），診断別定額償還集団（DRG）），個別の諸形態から次の3つの一般的な管理医療の特徴を抽出することができ，その各々は伝統的保険の諸特徴に対応している。そして，HMOは，それら全てを充足しているの

（8）　See. e.g., PAUL STARR, THE SOCIAL TRANSFORMATION OF AMERICAN MEDICINE (Basic Books, 1982) 226.

（9）　Mark A. Hall, *Institutional Control of Physician Behavior: Legal Barriers to Health Care Cost Containment*, 137 U. PA. L. REV 431, 446 (1988). See also, SYLVIA LAW, BLUE CROSS: WHAT WENT WRONG (2d. ed.) (Yale U. P., 1976).

である。

　すなわち第1に，管理的医療においては医師の自由選択の原理が制限される。というのは，そこでは医療提供者のネットワークを形成するために，医師・病院を選別して契約が結ばれ，「見張り番」的医師により動向が制御されているからである。例えば，HMOにおいては，その会員〔加入者＝買主〕となったら，そのネットワークにおけるプライマリー・ケア医師〔かかり付け医〕に登録して，まず同人に診てもらいその後に指定された専門医に紹介してもらうという手続が求められている。またPPOやシステム外医療（point of service）においては，患者はネットワーク以外の医療機関にかかることができるが，その場合には自己負担金・共同保険料の額が高くなっている。

　第2の特徴は，利用審査（utilization review）がヨリ厳格になるということである。もはや保険は医師が処方する全てをカバーするわけではなく，高額な治療がなされる際には，保険者から事前の承諾を得なければならない。そして第3の特徴は，支払いにおける〔費用節約の〕インセンティブである。医師や病院の「出来高」に応じて支払われるのと違って，HMOやその他の保険者は，支払上のインセンティブを用いて，治療費を節約した医療供給者に差額を報奨的に得させようとするのである。

　目下のところ，公的・私的保険に入っているほとんどすべての者は，こうした管理的医療の要素を有している。換言すれば，純粋の「出来高払い」補償の保険は事実上消滅している。しかしながら，伝統的構造の重要な骨格部分はなお広く残っており，それを維持する意義もあり，さらにHMOに属している人は，まだ付保人口全体の半分に満たないのである。われわれは，どのように古い制度から新しい制度に急速に移行したのか，またこの「移行」は結局どこへ向かうのかを理解するために，次節では体系的に，これまで考案され実施されている諸種の改革提案を検討することにする。すなわちまず，付保対象を拡げる改革を扱い，次にコスト節約をねらいとする諸改革を考察する。

B　医療保険改革

　保険の範囲を拡げようとする改革構想にはかなりの幅があり，政府介入の程度の大きいものから小さいものまである。その各々は純粋な形では実現さ

れていないし，かと言って全面的に拒否されているわけでもない。われわれの複雑なモザイク的システムにおいては，各々が一定程度，不完全で妥協的な形で融合している。各々を独立に検討することは，現行システムを解剖的に分析し，将来的再構成を検討するには有用である。そしてこれはまた，改革者たちがモデルとして求める他国の医療保険の構造を勉強するにはよい機会となろう。

1. 医療の社会化とイギリスシステム

　アメリカ医師会は，改革構想に対して，医療システムを政府が引き受けるという考え方が事実上至るところに潜んでいるという意味で，医療の社会化ではないかと，述べて攻撃している。しかし真に社会化された医療を提案している者はあまりいない。その純粋型の例はイギリスの国民保健サービス（National Health Service〔NHS〕（1948年実施））であり，そこではイギリス政府が医療提供システム全体を所有し運営し，国民の全てに包括的な医療保障を確保している。これは一般的には，全く非アメリカ的なアプローチだと考えられており，米英両社会の間には，政治構造・文化様式・歴史背景の観点での多くの相違を反映している。しかし，この種のアプローチの特徴は，アメリカの現行システムにも見られ，とくに公営病院については濃厚である。各州に州立の精神病院があるし，大都市には，総合市立病院があり，また復員軍人庁や軍隊には大病院や医療システムが設けられ，さらにインディアン〔アメリカ先住民〕医療制度はほとんどの居留地で医療施設を運営している。

　こうした例を列挙するだけで，包括的保険への改革構想を攻撃するには充分だろう。こうした病院の幾つかは確かに最良の部類に入るものもあろうが（例えば，ベセズダ海軍），多くは劣悪な状況にあるからである。またイングランドに目を転じても，施設は古くなり患者で溢れかえり，政府管掌のシステムへの償還状況はひどいものであることがわかる。米国においても貧窮者を対象とする〔政府による〕公営病院の状況を金銭的援助の強化により，大きく改善することは可能であろうが，そのために必要な政治的後援者を貧困者たちは持っておらず，その望みは薄いだろう。

2.「支払者単一（シングル・ペイヤー）」のカナダ式保険

　医療の社会化と対比されるのは，保険の社会化であり，そこでは医療提供は民間人によりなされるが，保険ないし支払機能を政府が引き受けることとなり，カナダのシステム及びアメリカ・メディケアの中心部分がこの例である。そして改革提案は，メディケアを全体に拡充して，民間保険を基本的に廃止して，すべての医療の支払源を単一にするというものである。カナダでも，イングランドと同様に，患者の長い列が見られ，医療施設は充分な支払〔償還〕を受けてはいないが，もしわれわれが充分な支払いをするつもりなら，アメリカでも同様の状況になるとは必ずしも言えない。このような保険の社会化構想がアメリカ的諸価値と両立し得ることは，メディケアが高齢者に対して広く普及している事実にも示されている。

　かかるシングル・ペイヤー構想を支持する論拠としてはさらに2つ述べられている。第1は，運営コストに関する節約を説く。民間保険者の競争状況下では，市場化・運営・利益獲得のためにかなりの「無駄な」支出が生ずるとされるのである。そして社会保険支持者は，かかるコストは——単一化された強制的保険プランを採ることによる平準化及び規模の経済によって——大きく削減し消滅させることができるとするのである。そのような節約を測定する手法として，民間保険者における「医療損失割合」すなわち，保険者が集める保険料から直接診療に支払われる額の割合を検討するやり方がある。団体保険においては，それは70ないし90％であり，個人保険においてはさらに低くなる。しかしメディケアにおいては，この割合は90％台の高い数字を示しており，この10～20％の差額の節約によって，無保険者に対する支払額が充分にまかなわれるとされるのである。

　第2の論拠は，道徳的なものであり，シングル・ペイヤーのシステムは，垂直的公平・水平的公平の双方を増進するとされる。垂直的公平は負担者に関わり，水平的な公平は受益資格及び支払額に関わる。民間保険では，良く言えば，各人が同様の負担をすることが求められ，悪く言えば，最も必要とする者が最大の負担をしなければならない。他方受益面では，支払った者のみが受益資格があり，その額も負担のレベルに応じて決められる。これに対して，公的保険においては，負担と必要性ないし受益とを切断する。負担は

一般的租税システムを通じて，支払能力に依拠し，他方受益は専ら必要性により決められるわけである。

こうした有力な論拠に対しては，幾つかのそれなりの切実な応答がなされている。その第1は，実際上の政治的意見であり，完全にシングル・ペイヤーのシステムに移行することにより，医療関連産業は閉鎖を余儀なくされてしまうとするものである。それはまた，巨額の費用支出が民間部門から政府の課税台帳に移されることを意味する。「新税反対」，反エンタイトルメント〔特定集団メンバーへの金銭賦与への反対〕，予算赤字解消が叫ばれる時代において，このようにアメリカ経済の7分の1を占める大規模な額の公的部門への移行は，政治的に見て不可能なことだとされる。

〔第2に，〕運営コストの論拠に対する応答としては，このようなコストのすべてが無駄なものではないとされる。管理的医療のテクニックを通じて診療コストを抑制するために使われる費用もあれば，消費者に対する保険内容の選択肢を拡げるための費用もあるからである。

〔第3に，〕道徳的議論に対しては，万人が必要性のみから決まる同程度の保険を受ける権限を有するのかどうかという問題が生ずる。医療へのアクセスの平等を擁護するのは好ましく聞こえるかも知れないが，他の基本的社会財（例えば，住居，食料，所得，教育）について，今日平等なアクセスが維持されているわけではない。むしろ，われわれは社会的に適当な最低限のものを保障して，それを超える部分については私的な取引にゆだねるというシステムを採っている。医療についてこのような「二層」式システムを採ることは，平等主義的な倫理律に反すると考える人がいるだろうが，多くの人々は，基層〔第一層〕がまずまずのものならば，ある程度の不平等は甘受しようと思っている。現状においては，最先端技術の医療をわれわれは求めるがゆえに，他面で，人口比15％の人々の医療保障を難しくしているのである。〔これに対し，〕平等主義的基準の緩やかな適用により，すべての人にそこそこの保障を行うことを可能にすることだろう。〔さらに〕厳格に平等主義を主張することは，豊かな人々が購入を求める医療に上限を設けることとなり，自由尊重主義原理に反することとなろう。かくして，ほとんどの人々は，医療へのアクセスにおける何らかの格差は道徳的に許容されていると考えているわけである。(10)このことは，取りも直さず，民間保険購入による公的プログラムの補充・代替という，カナダでは認められていないことを人々に許容することを

意味している。メディケアでも同様のことが認められているが，目下のところ，医師が，メディケアの承認額以上の支払を受けることをしないように促されているために，メディケア患者が最良の医師を探して余分の代金を支払うということは難しい状況にある。

3. 使用者（雇用者）及び個人に対する保険強制

ヨリ現実的な解決策としては，使用者すべてに保険を提供させるということが考えられる。これが，1993年の失敗したクリントン大統領の提案の核心部分であった。その利点としては，普及している既存の（雇用者に依拠する）民間システムを利用するところにあり，ほとんどの人々を集団的にカバーすることにより，規模の経済を実現しようとするものである。ドイツは，〔こうした〕使用者への強制を通じて，包括的保険を達成しているし，ハワイ州もこの点で同様である。

これに対する主たる批判は，使用者のコストをこうして増加させることは，最低賃金の上昇と同様に，使用者が提供する限界的雇用を減らすこととなり，われわれが支援しようとする人々を害するだけだと述べる。別の批判としては，かかる使用者の保険強制は，使用者提供保険につき，所得税からの免除が認められて，歪んだインセンティブを拡充し永続させることとなるとされる。それはまた，自営業者を閑却することにもなると言われる。

別の代案として検討すべきであるのは，個人各々に，雇用を通じ又は自らの手で，付保を要求するという方式である。保険と雇用を切断することにより，税法上のゆがみはなくなり，使用者が提示する保険を好まない者に別の選択の余地を認めることとなる（この立場によれば，後に議論する（第5章C）ERISA〔被用者退職所得保障法〕による州法不適用の問題を回避することができる）。

しかしながら，使用者や個人に保険強制することの真の問題は，各人が保険を購入するために必要となる補助金を案出しなければならないところにある。使用者に保険強制する際には，通例小規模企業の使用者（労働者が50人以下の場合であり，その場合にはそのうち半数ぐらいしか付保していないの

---

(10)　See, PRESIDENT'S COMMISSION, SECURING ACCESS TO HEALTH CARE (1983).

が現状である）への補助金がセットとなる。しかし，会社の規模は，付保のための資産状況を示す指標としてはあまり当てにならない。小規模会社でも，多額の利益をあげていることは多いし，他方で大企業でも多くの低賃金労働者を抱えることも，しばしばである。また，かつて社会的責任を担ってきた会社が苦悩しているのに，補助金を出さないのも不公平であろう。

　個人への補助金についても，同様に設計は難しい。保険を持たない人々のほとんどは，その家族に稼ぎ手〔労働者〕がいて，貧しくはないが，しかし家族の医療費が年に3000〜5000ドルになると，それを賄うことはできなくなるのである。政府としては，メディケイドの受給資格となる所得水準を上げることも考えられるが，そうすると，所得を数百ドル分余計に取得することがかえって1000ドル台の受益を得られないことになって，更なる就労や高賃金の仕事への意欲を大きく阻害することになる。従って，所得上昇に応じて補助を少なくするというタイプの，スライド式補助金が必要となろうが，そのスライドの傾斜は緩やかなものでないと，所得上昇が社会的受益を失い，課税のみ増えるという意味合いが強くなり，就労意欲を削ぐことになってしまう。しかし，他方で補助金の下降程度を緩慢にすると，今度はコストを増大させることになる。

　まさに，こうしたディレンマも一因となって，1993年のクリントンの医療改革提案は頓挫するに至った。そこで要求された補助金は高額なものとなり，そのための資金源を見出すことが難しかったのである。クリントン・プランでは，資金をメディケアに求めてコストがかかることを隠そうとしたが，これが高齢者の怒りを招くこととなった。そこで，同プランでは，医療保険料の上昇率の上限を設けて，補助金を抑制しようと努めたが，これが保険者及び医療供給者の反感を買った。かと言って，広汎に課せられる租税額を釣り上げることは政治的に実現できることではなかった。かくして，同プランは，自らの荷重に耐えられずに破綻したわけである。

4．漸進的改革

　クリントン・プランの失敗から立法者たちが学んだ教訓は，包括的な医療保険改革は，少なくとも今の時点では，複雑にすぎ政治的なコンセンサスも得られず，実現は難しいということであった。そこで，その代りに，彼（彼

女）らは，種々の漸進的改革に着手するようになった。すなわち，それは保険による保障が最も急速に崩れつつある場面毎に強化をはかる試みであり，それは決して普遍的填補の実現をはかるものではないが，少なくとも現状以上に悪化することを抑えて，正しい方向に進ませるとの認識の上に立ってなされている。従ってこれも，現行システムを前提として，改革を行うというものである。

　この種の漸進的アプローチの例は，公的・私的保険の双方の領域で多数ある。公的システムにおいては，例えば，メディケイドを拡充して，子どもや妊婦をもカバーするようにしようとするのがそれであり，他方私的部門においては，使用者・被用者がもっと容易に医療費の填補を得られ，その維持をはかるようにする州・連邦の各種法律がそれにあたる。このような法律である略称COBRA〔予算調整関連統合法（Consolidated Omnibus Budget Reconciliation Act of 1985）〕では，被用者が離職後18ヶ月間は，団体料率で填補することを保険者に求めている。また別の法律の略称HIPAA〔医療保険持続・答責法（Health Care Insurance Portability and Accountability Act of 1996）〕は，18ヶ月経過後には使用者は団体料率から個人料率による填補へ移行し，その料率は任意のものであることを定めるが，他方で州法とともに，保険者が小規模の使用者（被用者が50人以下の場合）に，労働者及びその家族の健康状態如何にかかわらず付保を拒絶することを禁じている。そしてこうした法律は，労働者が既存の付保条件が排除されることなく——つまり，「持続（portability）」概念により——保険者を変更することを認めている。それにより，労働者が目下の仕事に医療問題ゆえに拘束されることを防ぐねらいからである。州法の中にはさらに，小規模企業のグループにつき，その健康状態に応じて異なる保険料を設定できる範囲を限定しているものがある。その限りでは，そうした州では，小規模使用者に対して団体的料率算定が求められているわけである。

　このような複雑かつ断片的なアプローチには以下に述べる制約がある。すなわち第1は，保険の購入は任意のもので，補助を受けないために，購入しようとしない人々が多数いるということである。第2に，こうした改革は，保険をヨリ高価なものにしかねない。例えば，団体的料率算定は，高齢で病弱の購入者を増やし，若年の健常者による購入を少なくさせるといういわゆる「逆選択」現象をもたらす。従って，わずかに数州が，保険者に対し，個

人保険につき，全ての申請者との関係で団体的料率算定を命じているに止まる（そして，そこでは，保険料が上昇し，購入者数は減少しているのである）。さらにしばしば見られることとして，幾つかの州では，医療保険を持てない（ないしブルークロス・プランによる保険も得られない）高リスクの集団が形成されているが，そこにおけるコストは，通常の市場料率——それさえ既に高額だが——よりも，50〜100％余計にかかることになっている。

5．管理的〔医療相互の〕競争

　最後の改革構想は，「管理的競争」として知られるものだが，既述の諸提案と横断的に関わる。これは，前述の多くのアプローチと結びつけることができ，種々の状況において実現しうるものである。その擁護者のリーダーは，スタンフォード大学の医療経済学者A．エントーベン教授である。管理的競争の中核になるのは，バウチャー〔引換券〕概念であり，その限りで，購入者は，公私両部門における幾つかの保険の中から選択して，しかもそれは監視された市場環境でなされ，買主はコストを意識した保険選択を行い自らに最良の価値をもたらすものを選ぶわけである。伝統的なメディケアやメディケイドとは違って，人々は私的部門も含めて，所定の保険のセットを選ぶこととなり，さらに使用者などを媒介とする保険とも違って，選択は買主個人によってなされる。しかも，買主個人が，そうした選択の限界コストをすべて負担する点で既存のいずれとも異なる。

　管理的競争は様々で詳細は各々異なっているが，大略以下のようなものである。すなわち，使用者ないし政府のプログラムが，そこそこの填補を保障する最安価なプランの価値に相当するバウチャーを，各人に与えるが，そのバウチャーの額はいかなる保険が選択されるかによって変わることはない。もしそれよりも高額のプランが選択されれば，費用の差額分は買主自らが負担することとなる。買主は，政府の保険も含めて，医療保険市場において承認されたプランから選択することとなるわけであり，こうして，選択の価値が最大化されて，最良のコストと質のトレード・オフを求めてプラン選択を行う強いインセンティブが生ずる。管理的競争は必然的に管理医療と結びつくものではないが，こうした選択を通じて，ほとんどの人は管理医療を求めることとなろうとされる。

この発想は広く適用可能なものであり，現在多くの大企業の使用者により採られている。メディケアでも近年の改正で新たにパートCが作られ（それは選択的メディケアと呼ばれる），概ね同様の機能を果している。幾つかの州では保険購入団体が作られて，小規模企業の使用者にもこの考え方を適用しようとしており，それはクリントン・プランの中心部分でもあって，全国規模の政府管掌の購入団体（「医療連携（Health Alliances）」と呼ばれた）が構想され，それを通じてほとんどすべての保険の取引が考えられていた。

　このアプローチが保険市場構築における最適の解決策を導くかどうかは，なお検討を要するところだろう。いかなる考え方でも，潜在的問題を免れない。例えば，①基本線をなす医療保険のセットにいかなる医療サービスが含まれるのかの決定は，市場的選択に服するものではなく，難しくなることも考えられるし，②また政府は，救命に資する臓器移植や診断技術の飛躍的刷新（例えば，磁気共鳴映像法（MRI）(magnetic resonance imaging)や陽電子放射断層撮影法（PET）(positron-emission tomography)に対しても填補を承認するべきだとする圧力に対して，抵抗することができるかどうか，また抵抗すべきかどうかも問題になる。さらに，③バウチャーの額は，異なる保険購入者の疾病リスクの状態に応じて調整して，保険者が高リスクを回避しようとするインセンティブに対応する必要もあろう。さもないと，保険者は高リスク買主に対して，選択的な販売をしたり，劣悪なサービスしか提供しないということにもなりかねない。そのための正確な調整手法を案出することは，未だ研究者も実現しえていない難題である。④もっと根本的な懸念としては，人々が──とくに高齢者の場合──あらゆる選択肢及び複雑な情報が示されて，ただ困惑し，動揺するだけではないかということもある。総じて，管理的競争の「管理」部分には，システムが順調かつ公正に運営されていくために，多くの複雑さ及び政府による監督が求められる。クリントン提案が挫折することになったのも，基本的にそれゆえなのである。

C　附〔間奏曲〕──経済的・規制的理論

　前節で明らかになったように，2つの対立する政治的・経済的理論──すなわち，政府による規制対自由市場という対立──が，医療へのアクセス増大に関するアプローチの相違に影響しており，次節ではコスト抑制に関する

アプローチについても同様の事情があることを検討する。そして，本節は，いわば「間奏曲」として，改革の理論的枠組みにつきヨリ詳しく考察したい。まず，改革の前提である，限られた社会資源はもっと賢明に配分されなければならないということから検討を始め，続けて，配分決定は市場か政府規制のいずれによりヨリ良くなされるのかにつき対立する見解を議論したい。

1. 医療「割り当て」の必要性

　出発点となる前提は，改革の努力が成功するためには，医療資源の「割り当て」が何らかの形でなされる，つまり，有益な医療を拒否するような医療費支出の限界を設定することが必要であるとの考え方であり，そうすることにより，競合する治療の必要性に対して限られた資源配分を行うわけである。「割り当て（配給）(rationing)」という言葉は，この医療供給プロセスについて用いるには過度にどぎついと思われるかもしれないが（もっとも，全ての資源は何らかの意味で有限であり，いかなる資源も「配分」ということは内在的に必要である），こうしたどぎつさは，現実を曇らせてきた従来のロマンティシズムからわれわれの目を醒まさせるためにはここでは必要であって，生命を伸長させる医療資源であっても無限定の量は利用できないという現状を直視する必要がある。われわれは，これまで医学の奇跡を当然のことと考え，最新技術の進歩を万人が利用できるものと捉えてきたから，このことは厄介な「現実」ではある。例えば，55歳以上の患者にはあまり腎臓透析を行わないイングランドで定着している医療実践をアメリカ人が受容することができるか否かは難しいものがある。

　医療を巡る象徴的価値状況は，われわれが「統計的」救命と「特定的」救命に対してとる相矛盾する態度によっても示されている。すなわち，われわれの社会は日常茶飯事として，交通事故死や（不衛生，不健康なライフスタイルによる）健康上の悪影響などという統計的な生命の悲劇が数多く生じていることを平然と受け止めており，これに対しては予防的・教育的措置に使う租税財源の増大により減少をはかるとされたりする。しかし，公共の関心が特定個人の疾病被害（例えば，幼児の肝臓障害）に向けられると，われわれは情熱的に費用を注ぎ込もうとし，過大に高価な医療であっても支持しようとする。病魔の脅威が差し迫ったものである場合，回避可能性のある死を

生じさせてしまう医療システムには，強い不正義感覚を持つが，他方同等ないしそれ以上の重大性をもつ蓋然的な疾病リスクについては，〔それを生じさせても〕不正義とは映らないのである。このパラドックスは，医療の割り当てに正面から公共政策担当者が関わる際に，直面する困難な問題の1つなのである。

医療の割り当ての必要性は，医療費高騰を，①組み立てられた無駄と②将来的無駄の2側面から捉えることにより，うまく理解することができるだろう。すなわち，現状の診療パタンには，「出来高払い」の医療様式の下で染み込んだ不必要な医療実践が浸透しているが，われわれは現行システムのこうした「脂肪」部分を除去する必要がある。しかし，医学は絶えず技術的進歩を遂げていて，こうした一時的制約の効果をすぐさま圧倒してしまうだろう。近年でも，MRI（磁気共鳴断層撮影法）や臓器移植の時代を迎え，また近い将来には，人工臓器の移植の普及やもっと珍しい診断機械が，さらにその先には，遺伝子治療や別の超高額だが有益な医学的進歩も登場することとなろう。〔このような状況下において，〕意味のある政策を実現させるためには，われわれは，現にある手綱を引き締め，かつ将来的誘惑にも抵抗する措置をとることが必要であろう。[11]

医療割り当てに関する別の有用な論点としては，それが生ずる社会的・制度的レベルを確定するということがある。最もグローバルなレベルでは，どの程度の資源の総体を，他の社会的ニーズとの対比で医療に注ぐかについての社会的決定があり，例えばイギリス議会によるNHSの予算設定がそれである。反対に最もミクロなレベルでは，どのような患者がいかなる治療を受けるかにつき論ずることができ，稀少な臓器の移植につき誰が優先されるのかという決定がその例である。そしてその中間レベルとして，どの種類の医療が充分償還を受けるべきかの決定についての割り当て分析は有用であろう。例えば，医療保険は予防的診療についても填補すると考えるべきかどうかの議論がそれにあたる。

われわれが検討する多様なコスト抑制のメカニズムの各々はこれらのレベルのどれかを問題として，その効果は他のレベルにも波及して，別の様式・

---

(11) William Schwartz, *The Inevitable Failure at Current Cost-Containment Strategies: Why They Can Provide Only Temporary Relief*, 257 J.A.M.A. 220 (1987).

内容の割り当て決定ともなりうる。これがどのように生ずるかをヨリ具体的に見る前に，以下では割り当ての別次元の問題を検討しておくことにしよう。

2. 医療割り当ての倫理

　医療の割り当てが不可避のものになることにより，われわれは2つの困難な問題に直面することとなり，それは第1に，割り当ての基準，第2に決定者は誰かという問題である。

a. 割り当て基準

　医療割り当ての適切な基準については，種々の場面で議論される。例えば，最も有名なこととして，6章では，有限の移植臓器の配分基準につき論じられるし，また本章で後に，公的・私的保険でカバーされる医療の範囲についても議論する。そしていずれにおいても，相対立する倫理基準を導く共通問題がある。

　まず第1の倫理的アプローチとしては，「中立的な」非医学的基準を採り，深刻な価値選択やトレード・オフを避けるというものがある。例としては，コインを投げたり（その表裏で決める），要求順序の先後によったりして，臓器受け入れの候補者を決めるというものがあるが，こうしたやり方は，明瞭な答えを導くヨリ実質的な基準がなくなって初めて，用いられる恣意的な「同点決勝」として通例見られるものである。

　それでは幾つかの実質的基準の中でいかなるものを用いるべきだろうか。これに関しては，2つの基本的アプローチがあり，その1つは「医療の必要性」，もう1つは「医療上の利益」を考えるというものである。最も医療を必要とする患者は，死間近かも知れず，医療による事態改善の機会も僅かとなろうから，この両者は同一ではない。絶望的なまでに重篤な疾病患者で，死亡しそうな者への臓器移植を考えてみよ。生存の見込みが，0％から20％になる者よりも，50％から100％に増える者の方がその治療による医療上の利益は増大すると言えるだろう。こうした理由から，医療上の利益の客観的測定基準を開発することに，相当の努力が重ねられている。

　1つの単純な基準は年齢である。倫理学者の中には（最も有名なのは，哲学者のD. キャラハンだが）[12]，若者を高齢者よりも優先させる医療配分を説き，

そうすることが，利益を最大化させるとする。しかし，この荒っぽい指標は必ずしもいつも正確だとは言えない（重篤の障害をもつ新生児と，バクテリアに感染された健常の活動的な70歳の老人とを比較せよ）。従って，もっとニュアンスのある医療利益測定の基準が必要となる。

〔さらにまた，〕医療上の利益は，単に救命の確率で測定しうるとされるかも知れないが，長生きの人，短命の人がいようから，救われる生命年数がしばしば基準として作られる。しかし，救われても，ただ惨めで苦痛に充ちた障害ある人生を送る者もいれば，完全に健康体に回復する人もいようから，こうした諸々の可能性を考慮して，「質考慮の救命伸長年数（QALY：Quality-Adjusted Life-Year）」として知られる医療利益基準が使用されている。それは伸長される年数から，人生の質を減殺する因子を考慮して割り引く形で算定されるものである。そしてそれに拠れば，10年寿命を伸ばす治療であっても，苦痛や不具合をもたらすため，5年のQALYの伸長であることもあれば，継続的な意識不明のまま10年余命を伸長する医療であってもQALYは1年未満にすぎないということもある。

このような比較を行うことに対しては，（次述の）道徳的挑戦であるが，もしこれが可能ならば，かかる測定システムにより，同一治療の対となる患者相互に止まらず，異なる疾病を有し異なる治療を受ける患者相互の困難な比較をもなしうると言うことになろう。例えば，予算不足に直面した公的医療保険プログラム設計に際して，もし出産前医療の方が――肝臓移植よりも――同額の医療費につきヨリ長いQALYをもたらすことが示されるのであれば，限定された予算は出生前医療に配分される決定がなされることとなるであろう。オレゴン州におけるこのようなアプローチの例は，後に議論することにする。

他の割り当て基準に比べて，QALYは確かに洗練されたものであるものの，これに対しては数多くの切実な反論が存在している。すなわち第1に，種々の機能的・精神的不具合による伸長生命の質的調整の満足のいくやり方が存在しないのではないか，ということがある。ある種の悪い状況を回避するため何年の余命を犠牲にできるかを，アトランダムに人を選んで尋ねてみた場

---

(12) DANIEL CALLAHAN, SETTING LIMITS: MEDICAL GOALS IN AN AGING SOCIETY (Simon & Schuster, 1987).

合に，彼（彼女）らの答えを信頼してよいものかどうか，また誰に対して尋ねるべきか（悪状況を経験した者のみか，それともそれを経験していない者のみか）。さらに，答えが大きく異なる場合にどうしたらよいのか。こうしたディレンマが解決されたとしても，QALY 基準には，1人の10年間の生命を10人の1年の生命と等値するというような，功利主義的な悩ましい色彩がある。ほとんどの人々は直感的には，後者〔10人の1年間の生命〕のほうが，多くの人々が救われるのだから利益も遥かに大きいと考えるであろうが，QALY によれば利益は両者変わらないと判断するのである。

b．割り当て判断者

　QALY やその他の洗練された技術を微調整して精巧にしていくことは確かにできようが，こうした道具で医療割り当ての困難なディレンマをすべて解決できると期待することはできまい。究極のところ，不完全な情報及び未解決・未調整の社会的価値・道徳理論の下で決定はなされなければならなくなる。従って，これらの問題が最終的にどのように解決されるかは，かなりの程度，誰が決定者かにより左右される。一般的に言って，割り当て決定のメカニズムは2つある。それは第1にインセンティブ，第2にルール〔規則〕である。まず経済的インセンティブは，例えば各種の事前的支払に含まれるようなもので，患者や医療供給者に向けられて，その裁量的決定に際しもっとコスト意識を高めるようにする。他方，規制的な「命令及びコントロール」のメカニズムは，割り当て決定を命ずるときに用いられる。双方のアプローチとも各々かなりの利点があるが，同時に深刻な欠点もある。

　経済的インセンティブを患者に向けるということは，彼（彼女）らの保険をヨリ限定的なものとして，自ら医療費を支払わせる場合を増大させることを意味する。この発想は後に「医療預金（medical savings account）」のトピックでも検討するが，確かに利点はあるものの，反面で根本的難題に直面する。すなわち，多くの患者は，自らの医療の重要部分につき，自己払いすることができないのである。これは単に貧困者のみならず，高齢者ないし慢性疾患者についてもそうである（彼（彼女）らの場合，予想される医療費は，その所得をはるかに上回るのである）。

　基本的に健常な中流階層の者に対しては，自己支払いの額を増やすことは可能であろうが，多くの者にとっては望ましいことではない。ノーベル賞受

賞の経済学者K.アロウは初めて「不確実性定理」を説いて,そこから医療保険が一般的に行われていることを説明できるとする。[13] つまり,重大な疾病や事故には多くの費用がかかる恐るべき事態なのだが,その発生は予見できない。従って,人々は生ずべき医療費を合理的に予測・算定して事前にその費用を溜めて疾患発生時に費消するということはできない。人々は健康に関心をもつときに,その費用・便益のトレード・オフ分析に悩むことはせず,むしろ包括的医療(健康)保険を望むようになるというわけである。さらに人々は,費用・便益決定を自ら行うには充分に情報を得ておらず,医師のアドバイスに大いに依存することともなろう。かくして,保険を包括的なものとして,経済的インセンティブを医師に向ける方が,意味があるということになる。医師たちは医療決定に対して最も強い影響力をもち,また最良の情報をも有するのである。

こうしたことはある程度,1970年代後半から80年代初めにかけてRANDが行った大規模な社会的調査によっても確認されている。調査者はランダムに人々に異なる種類の保険に付保させたところ,自己支払額の多い所謂「破局的保険」に割り当てられた者は結局自分の医療についてかなり低い額しか費消しなかったのである。しかもこうした節約は,主としてそもそも医師にかかろうとしない決定に起因していた(一旦医師にかかれば,自己支払いか否かに拘らず同額の費用がかかっていた)。またこの調査は,医師にかからないという決定が充分に情報を得てなされたものではないことも明らかにしており,彼(彼女)らは,自分たちが真に医師を必要とするか否かにつき,正確に判別できてはいなかったとされる。さらに,この調査を始めた時に貧しく健常でなかった者は,自己払いさせられるとなると,——本件調査のとりきめとして,付保されていない医療費につき充分に補償する旨定めていたのに——健康状態はかなり悪化していたこともわかった。

しかしながら,〔次に〕医師に向けられる経済的インセンティブについても,問題がある。有力な倫理学者は,医療上の判断はいかなるコストの斟酌にも影響されてはならないという見方をするのである。医師は患者の福祉のために信認されたエージェントとして行為するから,金銭節約のために妥協して

---

(13) Kenneth Arrow, *Uncertainty and the Welfare Economics of Medical Care*, 53 AM. ECON. REV 941 (1963).

は最適な医療上の結果を導くことはできない(とくにその患者が治療決定によるコスト増加につき,責任がない場合はそうである)と説くわけである。そうした見解の中心的擁護者は,R. ヴィーチである[14]。

こうした倫理的立場は,インフォームド・コンセント法理を通じて法の中にも潜在的に表現されている。医師が,医療割り当ての決定を余儀なくされるとき,裁判所は,当該医療はコストに見合わないと判断して,患者にその医療費抑制が求められている旨の情報を告げずに,中止しようとすることは[インフォームド・コンセントのための]説明義務違反になるのか否かの判断を求められることとなる。インフォームド・コンセントの義務は,医的侵襲をもたらす決定についてのみ適用されると言って,これに反対することもできようが,広義のインフォームド・コンセント理論は,治療拒絶をも対象とするであろう[15]。インフォームド・コンセント理論が医的リスクのみならず,経済的コストの開示をも要求するか否かは,未解決の問題である。

これに対する倫理的回答としては,前述のプリンシパル・エージェントの理論のロジックに沿って,医師がコストを考慮することが,保険をヨリ包括的で安価で入手しやすいものとするのであれば,医師にそうさせることは倫理的に——不可欠ではないにしても——許されたことと考えることもできよう。患者は,医師に必要な費用・便益のトレード・オフ決定を求めるかも知れない(何となれば,そうしないと事態は一層悪くなると考えるから)。この「次善の策」的な結論は,哲学者ロールズが行ったような仮定的な契約分析を用いて到達することができるし,——もし患者たちが,医師のコスト抑制における役割を承知して保険を選択しているのであれば,——現実の契約を通

---

(14) ROBERT VEATH, A THEORY OF MEDICAL ETHICS (Basic Books, 1981) 283-285. See also, Charles Fried, *Rights and Health Care — Beyond Equity and Efficiency*, 293 NEW ENG. J. MED. 241, 243 (1975)(与えている医療につき,その当該患者に対するその提供が無駄だと判断して,中止することは彼(彼女)に対する信頼違反になるとする); Norman Levinsky, The Doctor's Master, 311 NEW ENG. J. MED. 1573 (1984)(医師は,コストその他社会的事情を考慮することなく,各患者にとって良かれと思うことをすべて行わなければならないとする).

(15) See, Truman v. Thomas, 165 Cal. Rptr. 308 (1980) ; Gates v. Jensen, 595 P. 2d 919 (Wash., 1979).

(16) JOHN RAWLS, A THEORY OF JUSTICE (Harvard U.P., 1971).

じても到達することができるだろう。このことは，医師が償還を受ける経済的取決めを開示することの意味を裏書きすることともなろう。

しかしながら，医師たちが，患者のための節約のみならず，自己利益のために最適の医療を行うようになるときは，事態は尚厄介なものとなる。この利益衝突は，イングランドのように，一つの閉じた予算システムの下で雇われる医師が割り当て決定を行う場合の状況とは全く別物である。イングランドの場合には，1人の患者につき節約された金銭はヨリ医療の必要性があると思われる別の患者のために使われることとなろう。〔しかし〕合衆国の場合には，HMOの保険その他事前支払の形態において，医師や私的保険者が医療割り当てを行って彼ら自らが利益を受けることとなる。この種の利益対立ゆえに，倫理学者たちは医療供給者による割り当てにつき悩ましく思うのである。またそれゆえに，多くの倫理学者は，費用抑制の決定は，医師・患者関係の外にある中立的なもの（例えば，専門家パネル，市民委員会や政治家）によってのみ行われるべきだとも説くのである。

しかし，公衆の監視の下で行われる立法的・行政的「規制」によっては，性質上，医療割り当てを巡る困難な決定を行うことはできないであろう。規制者はしばしば公的・私的な利益団体の強力な要請に屈することも迫られるであろうし，仮に，誠実・公平に規制することができたとしても，彼ら〔規制者〕は，合意の得られた意見・価値だと考える統一的基準に拠って，行うこととなろう。しかし，一枚岩的な対応の仕方は，個別事例で最善と考えられる判断も区々に分かれるであろう多元的社会においては不適切なものとなるかもしれない。

3. 医療割り当ての経済学

a. 自由市場か政府によるコントロールか

インセンティブとルールとを対比することにより，倫理的問題のみならず，経済的・政治的理論の問題も存することがわかる。医療保障改革の議論の多くにおいて，焦点は，市場的解決が政府的規制よりも望ましいか否かというところに当てられる。この点は，数多くの異なる局面で問題となり，どちらか一方の立場で絶対的に割り切る解決ができると考える者はあまりおらず，むしろ有効な解決には両視点の結合が必要となるだろう。

さらに，2つの相異なるアプローチは相互に排斥的でないことを強調しておくことも肝要だろう。財政改革に関連して先に議論した如く，コスト抑制改革は，政府的コントロールと自由市場とのせめぎ合いの程度の大小によって考案される。例えば，後述のとおり，政府のプログラムでも，行動「規制」のルールより市場的インセンティブを用いることもあるし，他方で私的保険者が市場作用に服していても医師や患者の裁量をコントロールするため内的ルールを導入することがある。また，市場は政府の監視によるルールや制限の枠内で機能するとされることもある。一方のアプローチを他方に優先させて擁護するというのではなく，本節では市場アプローチと政府規制アプローチとを対置させつつ各々の問題・特徴を抽象的に論じて，後に論ずる個別的改革構想の批判的検討の一助とする。

すなわち，(1)既に指摘した特徴としては，市場においては政府システムよりも幅広い価値選択を認める傾向があるのに対し，政府システムではヨリ統一的な解決を課するという方向に行きやすい。(2)他方で，政府による決定はヨリ見透しが良く，それゆえに開かれた議論に服することになる。そしてこの解決の見透しのよさゆえに決定の正統化がなされやすいこととなるが，他面でそのことにより困難な決定を行うのは難しくなり，さらにかかる政府決定は，利害関係集団からの政治的圧力に晒されることになろう。(3)また政府は，この決定を強制的・規制的手段を用いて実現しようとする傾向をもつが，これに対して人々は，回避ないし直接的反抗により抵抗することにもなる。従ってエンフォースメントにはコストがかかり，必ずしも実効性があるともいえない。これに対して，市場はインセンティブや報奨によって作用して，主に任意的行為を通じて目的を実現しようとするのである。

これらの諸因子からすると，市場的解決が利用可能ならばそれが望ましく，アメリカ経済の他分野でも支配的な政治的道徳にも合致すると言えよう。〔しかし〕問題は，医療の場面ではその独特の性格ゆえに，かかる市場アプローチが必ずしも有効ではないところにある。すなわち第1に，医療市場における競争的作用の明らかな障害となるのは保険の存在である。別の第三者が支払ってくれるということは，「モラル・ハザード」として知られる問題を招来し，患者や医師による購入決定は保険により歪められることとなる。

また第2に，医療の領域で市場志向的態度を堅持することに根本的な哲学的嫌悪を感ずる者も多かろう。こうした批判者は，そうした態度は医療サー

ビスの過度の商業化・ルーティン化につながるが，それらは思いやりに溢れた個別的なサービスでなければならないと説くのである。硬質の市場は，癒しの術において大切な「ソフト」で無形の価値とは相容れないものだ，つまり，医療とは純粋治療活動とは違って，ケア（配慮）なのであり，その目的は痛みや心配を抑えて，患者の自己決定感覚及び人生の質を高めるところにあるのであり，それ〔医療〕は（市場）競争とは両立できないと主張されるのである。(17)

そのような批判にも拘わらず，医療部門を通じて競争作用は益々増大していることは，次節に見るとおりである。患者が自己支払いする額が増えたり，病院や製薬会社が消費者に広告活動を行ったりする場合，市場競争は直接的に医療決定に向けられる。しかしほとんどの場合，競争は保険購入の場面で行われる。個々の医療項目については市場力がうまく機能していないようでも，そのような市場作用により，保険内容は形成されて，ひいては制度的・金銭的シグナルが医師・病院・患者に発信されて，どのように医療決定がなされるべきかにつき影響を及ぼすのである。前述のとおり，メディケアやメディケイドでさえも，市場に依拠したバウチャー・システムに移行しつつあり，そこでは人々は私的な HMO に登録して填補を受けることとなっている。

b．経済学的理論

明示的に市場に依拠したアプローチを採らなくとも，医療割り当てのためのアプローチが首尾よく行われるための究極目的を理解するためには，経済分析は有用である。すなわち，経済学的視点からすれば，資源は各医療手続に対してその限界費用と限界利益とが一致するところまで，投下されるべき(18)

---

(17) Rand Rosenblatt, Health Care, Markets and Democratic Values, 34 VAND. L. REV 1067 (1981).

(18) ここでの「限界」の意味は，付加される医療サービス1単位ごとにかかる漸増のコスト及び利益ということであり，医療サービスの全体に対するコストや利益という意味や医療サービスの平均的価値の意味と対置させて用いられている。例えば，最初の患者に対する医療にかかる病院の限界コストはとても高い〔それは，病院全体にかかるコストである〕が，2人目の患者に対する限界コストは――既に病院は設営され，看護婦の態勢等も整っているから――とても低い。同様に，心停止の患者への最初数分の救命医療の限界

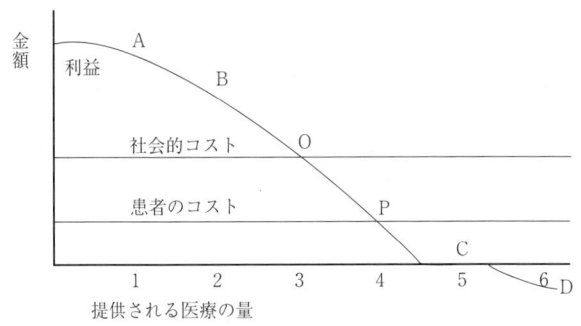

付加される医療サービス毎の限界的医療利益と限界コスト

（図：縦軸「金額」、横軸「提供される医療の量」。利益曲線上にA、B、O、P、C点、横軸に1〜6の目盛、Dへ至る。水平線として「社会的コスト」「患者のコスト」）

ことになる。つまりそれは，最終の費消コストが，付加される利益と等しくなる状態である。これらの概念の理解を助けるために，上に図示することとし，そこでは医療の限界的増加とその質との仮定的相関関係が示される。[19]

縦軸は，医療の金額的価値（それは利益又はコストである）を示し，横軸は抽象的な医療の量（例えば，入院日数，医師の訪問回数，薬，X線撮影等）を示す。「利益」曲線は，提供される医療の量の増加による漸増される社会的（医療）利益を示している。すなわち，あまり医療が施されていないA点では，医療は極めて生産的で，医療に費やされる資源の付加には大きな見返りがある。少し下がってB点になると，見返りは減って，医療費増加は急速に生産的でなくなってくる。横軸と交わるC点では，医療は全く生産的でなく，それより下がったD点では医療は非生産的でむしろ有害となる。

限界利益曲線は，——各医療の総量の内，最後のサービスの1単位につき，社会がどれだけの費用を支出するかについて示してくれるので——本質的に，医療に対する社会的需要曲線でもある。また，もし，医療の増加1単位分についての社会的資源の限界コストを示す仮定的「社会的費用」直線を引くならば，最適システムは，両者の交点（O点）にあるということとなる（なお，

利益は非常に大きいが，他方2週間の入院の，最後数分の限界利益は無視できるほど小さい。

(19) この分析は，Clark Havighurst & James Blumstein, *Coping with Quality/Cost Trade- Offs in Medical Care*, 70 Nw. U.L. Rev. 6 (1975) による。

医療サービス各単位についてのコスト〔費用〕は同一という前提をとって単純化したため，費用曲線は水平の直線となる）。

　かかる経済分析により，誰が医療割り当て決定を行うべきかという問題にも答えることができる。前頁図により，利益曲線に沿って，システムの作用は，医療決定に関わる種々の行為者の行動に影響するインセンティブに依存することを示すのである。例えば，医療サービスの全額を供給者に支払うことを保証する伝統的保険の下では，医師は，——コストと無関係に利益ある限り追求しようとするから——C点に落ち着く。医師が経済的見返りに焦点を当てすぎ，または医療責任を心配する余り，付加される医療サービスが，質を低下させるようなD点にまで行ってしまう危険性もある。〔他方〕患者は，保険料共同負担や自己負担額の支払によって抑制がかけられる場合，その負担額の割合が現実のコストの20％なら，患者の費用曲線は現実の社会的コスト直線の80％分下方ということとなる〔そして，その場合交点はP点ということとなる〕。

　伝統的でない償還システムの下では，われわれは今述べたのとはかなり異なる帰結を予測しうる。HMOや頭割り支払に対する批判として，その場合に決定は，団体の予算削減担当者により，患者の必要性に十分対応しない形でなされることとなり，B点あたりにシフトするだろうと言われる。しかし，市場競争，医療過誤，規制による監視，あるいは倫理的基準による相反する諸力によって，インセンティブは〔利益曲線の〕元の方へ戻されるかも知れない。問題は，理想的状態を判定する理想的視点というものがないため，コスト切り下げのインセンティブに相反する働きかけに，これらの諸力がどの程度作用するのかがわからないことである。

　かくして，このような経済分析は，各医療につきどの程度費用を使うべきかにつき具体的金額をはじき出すことはできない。しかしながら，最適な医療システムは，非生産的〔反生産的〕医療はもとより，コストがかかりすぎる利益（付与）医療（「限界的に非生産的な医療」と呼ばれる）に対しても金銭費消をしないことを教えてくれる。規制的か市場的かはともかく，コスト抑制の諸提案を評価する一つの手法は，コストに見合わぬ利益医療について賢明な決定がなされているか否かを検討することである。

D　コスト抑制の諸改革

1．保険の射程の縮小

a．実際的問題

　最も簡単なコスト抑制のやり方は，保険の射程を狭めることであり，これには次の3通りの方法がある。すなわち第1は，日常的医療に関する填補の始めの部分を除外して自己負担とするというもので，例えば，年3000ドルないし5000ドルになるまで，医療費の填補は開始せず，「破局的」保険として知られる。また第2には，年間または生涯で填補される額に上限を設定して填補の上層部分を除去するものであり，「圧縮〔骸骨〕」保険と呼ばれる。さらに第3のものは，通称はないが，所定のサービスについての填補は包括的だが，幾つかの医療カテゴリー（例えば精神医療や高額の臓器移植）については填補を否定するものである。

　これら3つのアプローチに対しては，多くの反論が投じられている。1つは，それらの手法があまり消費者にとって人気がないという点であり，経済学者は付保過剰というが，人々には包括的付保への根強い要望がある（その理由は前述した）。従って，これらの費用節約の選択肢は示されても，それを企画した者が期待するほど売れないのである。

　2つには，これらのアプローチによっては，必ずしも当初考えられるほど多くの金額を節約できないと言われている。例えば，破局的保険によれば，多くの人々の医療費は各年の閾値〔填補開始の金額〕に達しないであろうから，ほとんどの医療は自己負担されるように見えるが，これは現実を反映していない。というのは，ほとんどの医療費支出は，限られた高額療養の疾病患者に集中しているためであり，これらの人々にとっては一旦自己負担金を越えれば，破局保険は無制限の填補を提供するのである。

　自己負担閾値以下であっても，どれだけ自己負担費用が抑えられるかは疑わしい。理論的には，例えば，捻挫した足首が骨折している可能性をおそれてX線撮影したり，発熱・のど痛のために受診したり，軽度のヘルニアにつき即座に手術したりすることが，その費用に見合うものなのかを勘案するこ

とが余儀なくされると説かれる。〔しかし〕これらの医療を経済的に負担できないものもあろうし、そうした場合には必要な医療を受けることなく疾病が続くこととなる。こうした経済的圧力を緩和するために、破局的保険の擁護者は、「医療貯蓄口座」——これは、個人退職積立口座（IRA〔individual retirement account〕）と同様にそこから医療費が支払われ、税法上も保護される——をセットにすることを提案している。しかしこうなると通常の保険と類似してくることとなり、第三者が支払っているとの様相を呈してくる。また租税補助も低額ではない。

破局保険のその他の問題としては、「逆選択」を増幅させる傾向があることが挙げられる。破局保険は、疾病者よりも健常者にとって、はるかに魅力的であり、その低価格〔安い保険料〕は、ヨリ大きな効率性のみならず、それを選択する人々の健康状態をも反映している。〔そうした健常者向けの〕破局保険が、どんどん普及するようになると、包括的保険は疾病患者ばかりを対象とするようになって、そのコストは大きく跳ね上がることになる。

その他の実際的問題は、「骸骨」保険や「スイス・チーズ」保険の発展をも阻害する。保険の射程を削減することは、医療費の支払を選択しなかった者、ないし支払ができない者への医療を拒否することを前提としている。しかるに、われわれの社会は、安価保険を選択したからと言って、救命医療を拒否する残酷さに抵抗する。この「救済倫理」は病院の緊急医療室や集中治療室には支配的であり、その意味は、限られた保険しか持っていない者であっても、かかる人道主義的動機づけから、フリーライドを認めようとするものである。

b．身障者差別やその他の法的諸問題

保険の対象を削減しようとするコスト抑制策は、さらに法的問題にも直面することとなる。すなわち、公的保険においては、このような付保縮減の判断は、医学的に必要なサービスを施し、利益を公平に運営するという法令上の要請に違反すると攻撃される。[20]多くの事例では、この医学必要性の要請は、問題となる医療手続へのメディケイド上の償還を受けるための有効な道具となっている。さらには、性転換手術も医学的に必要だとしてメディケイ

---

(20) See, Beal v. Doe, 432 U.S. 438 (1977).

第1章　医療保険及びその規制の変革　　　51

ドが対象とすべきことまで求めた裁判例もある。[21]〔しかし〕ほとんどの訴訟においては，肝臓や心臓などの高価な臓器移植につき填補を制限しようとする，州のメディケイド運営者の判断に焦点が当てられている。すなわち，一方で特定の部類の患者についてだけ肝移植につきメディケイド償還を否定することは，恣意的・非合理的取扱いとなって許されないとする。メディケイドの関与があっても，州に提供を義務づけるわけではない（移植などの）医療手続は存する。しかし一旦所定の選択的医療サービスがなされると，それは合理的に金銭的支援がなされなければならないとされるのである。[22]また別の事例では，かつてアルコール中毒者に対する肝移植につき，州に金銭的補助を求めたものもある。[23]

次に，公的保険の範囲の制限は，アメリカ身障者法（ADA〔American's Disabilities Act〕）及びその前身の1973年社会復帰法（Rehabilitation Act）504条の身障者差別になるのではないかが問題となる。[24]後者は単に公的に支援されたプログラムのみに妥当するが，前者は私的事業についても適用される。医療保険への本法律の適用例は，アメリカ身障者法施行以前に登場している。[25]そこでは，私的な雇用者は，その被用者の中に AIDS 感染者が居ることを知ってから，事実上 AIDS につき医療保険から除外してもよいとした。しかし今日では HIV 感染も身体障害を構成するとされるから，こうした扱いは明らかに差別にあたると考えられている（詳しくは第2章参照）。[26]

事実上，いかなる健康状態も「身体障害」と捉えうるとすると，医療保険が身障者差別とならないためにはすべての人をカバーしなければならなくなるのであろうか。必ずしもそうではない。裁判所は，504条の下でも，州のメディケイド・プログラムにおいて，填補対象の入院日数を最長14日間という上限を設定することができ，たといそれが，重篤な疾患に罹り，それゆえ身障者である者に，より厳しく影響することが明らかであっても構わないとす[27]

---

(21) Rush v. Parham, 625 F. 2d 1150 (5th Cir. 1980).
(22) Ellis v. Patterson, 859 F. 2d. 52 (8th Cir. 1988).
(23) Allen v. Mansour, 681 F. Supp. 1232 (E.D. Mich. 1986).
(24) 42 U.S.C. § 12101; 29 U.S.C. § 794.
(25) McGann v. H&H Music Company, 946 F. 2d 401 (5th Cir. 1991).
(26) Bragdon v. Abbott, 118 S. Ct. 2196 (1998).
(27) Alexander v. Choate, 469 U.S. 287 (1985).

る。その理由づけとしては,そこで対象とされる身障者層が明示されていないから,そのような制限は許されるとしている。

このような判示からすれば,保険対象の縮減が粗雑で画一的になされるほど,身障者法との関係では問責されにくいこととなろう。医療サービスを全体として除去してしまうのは,身体障害との関係では中立であるから許され,他方で特定の疾病を狙い撃ちすると身障者差別の問題に抵触するというわけである。このことがもたらす難題としては,医療政策界においては,付保の対象が何かにつきヨリ特定的な肌理細かい判断に向けての努力がなされているのと齟齬が生ずることである。前述(注(27)判決)のような填補限定の仕方は,ある評釈者(D. エディ)の言葉を借りれば,「肉切り斧で割り当てを行う」ようなものであり,そこではある患者にとっては救命となるかも知れない医療サービスを切り,他方,同サービスが全く不必要な場面に対する支払を逆に認めるという〔融通のきかない画一的な〕処理なのである。医療政策研究者は,むしろはるかに,多様な医療状況に施される医療サービスの各々の相対的・比較的な費用の有効性に基づく保険対象の削減という手法を好むのである。

費用効果〔費用便益〕の評価学の発展により,多くの論議が生じている。多くの倫理学者は,生〔健康〕や死を金銭的に換算することに強硬に反対しているが,費用効果分析は,漸次的医療利益を評価する代替的手法によりこれを回避している。つまり,人生ないし1年の命の価値がどのくらいかを判断せずとも,複数の治療の内のどれが最大の利益をもたらすか,またどの治療法が最小の費用でそうした利益をもたらすかを評価することは可能である。また限界的には,医療技術の進歩により,漸増的寿命の増加にどれだけの費用がかかるかを判定することもできる。〔例えば,〕子宮癌探知のための3年毎のパプ塗抹標本試験の実施は,伸長生命1年につき12000ドルかかるが,毎年検査することにすると伸長1年分に93万ドルがかかることになる。このことから,いかなる頻度の検査が正しいかは述べられないが,費用削減が必要の場合に,どのくらいの予算削減が損害を最小に抑えつつ行いうるかを知る

---

(28) See, David M. Eddy, *Oregon's Methods: Did Cost - Effectiveness Analysis Fail ?*, 266 JAMA 2135 (1991) ; do., *Oregon's Plan: Should It Be Approved ?*, 266 JAMA 2439 (1991).

ことができる。

　費用効果技法により医療技術の評価を行う最も著名な例は，オレゴン州で採用されている，限られたメディケイド予算配分により全ての救貧者をカバーしようとするための「割り当て」スキームである。大多数の州では医療サービス全てを対象としつつも，貧窮者の半分ぐらいにしか償還されていないが，オレゴン州では対象とする医療サービスを制限して，その代わりに全ての貧困者に償還するのである。償還対象となる医療サービスを最適に抑え込むことを決定するためにオレゴン州ではプロジェクトチームを結成して，ほとんど全ての医療サービスの各々の費用効率性を評価させ，700ものカテゴリーの疾病・治療類型に分類した。その上で，医療利益の小さいサービスを除去して，約590類型に限り填補が得られることとした。かかるアプローチは，連邦のメディケイド運営者からはアメリカ身障者法（ADA）に違反するものではないかとの疑義が出されている。そこでは，アルコール中毒者への肝移植や重篤の奇形児や未熟児への集中医療など，伝統的に身障者を構成するものを明示して除外されているからである。この野心的なプランを維持していくために，オレゴン州の方ではさらに本格的修正をしていかねばならないであろう。

　このような解決策は，稀少な医療資源の割り当ての必要性と身障者差別の問題とをうまく調整するように見えるが，実際はそうではない。身障者の差別問題は，いかなる効果的割り当てメカニズムにおいても——可視的なカテゴリーは採らないとしても——なお厳然として残っている。このことは，既に検討した（C 2. a. 参照）「質考慮の救命伸長年数（QALY）」を用いて，種々の診療の効用測定がなされていることを想起してみれば理解できるだろう。すなわち，この手法〔QALY〕は，単なる生命伸長年数では測定の仕方としては粗雑である（伸長された人生は，苦痛に苦しむものかも，あるいは無意識状態かも知れない）ことに配慮したものであるが，治療により得られた生命の質に応じた価値評価によれば，重い障害を有する者はあまり医療資源を受けられないこととなろう。ここで再度述べたいのは，医療技術評価の道具が洗練されるほど，それは身障者差別〔禁止〕法に反することとなりやすくなるということである。QALYやその他の費用効果基準をこの法律と調和させることはできるかも知れないが，この２つの社会目的の間の緊張関係は合理的医療（配分）計画の中心的問題として存在するのである。同様のこ

とは,後に触れる(第7章E)「無駄」概念のように,治療制限を合理化〔正当化〕するもっと間接的な手法についても妥当する。

2. 医療の必要性の厳格審査

保険の射程を縮減するのとは別のやり方としては,包括的保険を維持しつつも個別の場合における医療サービスの必要性につき厳格な基準を課するという手法がある。ほとんどの公的・私的保険では,填補対象を「医療的に必要な」サービスに限定して,「治験的な」ものは対象としないこととされる。過去10年ほどの間に,個別の患者・状況において,いつ所定の医療サービスが確立され,適切なものとなるかの評価につき,保険者の要求水準は高まってきている。そしてその結果として,填補文言の解釈を巡り多数の訴訟が生じている。

その中の一連の判決例では,裁判所は,保険会社が,当該医療サービスが医学的に必要ではないと判断して償還を否定することを認めるのに極めて消極的である。リーディングケースは,Van Vactor 事件であり,そこでは,「医学的必要性」は種々の解釈に服するのであり,一審(予審法廷)が,口腔手術のための入院を命じた診療医の善意の判断を被保険者〔患者〕が信頼したのは正当なものであると判示したことには,充分な支持すべき証拠があると述べられている。〔さらに〕Mount Sinai Hosp. 事件では,一段と断固たる立場が示されており,厳格な減量食餌療法を管理するための3週間の入院につき支払を拒否したブルークロスの判断を覆している。「診療医のみが,所定の状況における適切な治療が何かを判断できるのであり,それ以外の基準は耐えられない後知恵的批判になってしまう。それでは,気まぐれなガレスピー医師に未熟なキルデア医師の肩越しに容喙することを要請することとなる」と述べるのである。

このような判示は統一的に支持されているわけではない。他の裁判所では,償還拒否を追認しているのであり,とりわけ保険証券で明示的に保険者が医療の必要性につき最終的に判断する権限があるとしている場合がそうである。

---

(29) Van Vactor v. Blue Cross Assoc., 365 N.E. 2d 638 (Ill. App. 1977).

(30) Mount Sinai Hosp. v. Zorek, 271 N.Y.S.2d 1012 (1966).

第1章　医療保険及びその規制の変革　　55

　このような帰結（注(31)参照）は，数多くのファクターに影響されている。第1に，審査基準はどの裁判所に事件が係属しているかにより大きく影響される。州裁判所は種々の契約解釈の事例を処理しているが，傾向としては不明なところについては患者側の利益になるように解している。しかし今では，このような事例のほとんどは連邦裁判所による判断を受けており，そこでは，保険者に寛大な審査基準が採られている。そしてこれは，ERISA〔被用者退職所得保障法〕の排他的適用の結果によるものであり，同法は後（第5章C）に検討する連邦の法律で，雇用上の利益として提供される保険について，州法に優先して適用されるものである。ここでの問題について言えば，ERISAの効果として，保険償還を巡る紛争は連邦裁判所で対処されることとなり，連邦の判例法原理に沿って判断されることとなる。（連邦）最高裁の先例に拠れば，保険契約が保険者に文言解釈の権限があると定めるときには，保険者の判断を尊重するということになっている。[(32)]

　〔第2に，〕この種の訴訟に影響している他の変化としては，回顧的な請求審査から事前的な利用審査に移行したことを挙げられよう。かつては，填補を巡る紛争は，治療がなされた後に支払請求が保険者に出されてから生じたが，今日では，保険者は高価な治療については，医師や患者に事前の保険者の承諾を得ることを求めている。これは，患者が医師の助言を信頼して後に支払が拒否されることの不公平を回避するためのものであるが，このことは異なった形での困難を生起させている。すなわち，以前は，償還の否定の判断は単に支払のみに影響して，治療の可否には関わらなかったが，今では，その効果は医師に治療の断念を促す形で現れている。このことは，裁判所に従来にない深刻な形で関わらせることともなっており，つまり，当該患者を救済する治験的医療であってもまだ必ずしもその効果が明らかとなっていないようなとき，それを命ずるか否かを速やかに判断しなければならないよう

---

(31) Sarchett v. Blue Shield of Cal., 233 Cal. Rptr. 76, 83 (Cal. 1987)（保険者が，医師の合理的治療法及び良き医療実践を受け入れなければならないのであれば，購入者〔患者〕が自由に医師を選択することを放任するということはありえないだろうとする）; Lockshin v. Blue Cross of Northeast, Ohio, 434 N.E. 2d 754, 756 (Ohio App. 1980)（保険者の基本的機能は，〔填補の〕請求が認められるか否かを判断する権利によると述べる）.

(32) Firestone Tire & Rubber Co. v. Bruch, 489 U.S. 101 (1989).

な場面では，生・死の判断にコミットしなければならなくなっている。

このような具合に医療判断の適切さの問題を解決することは望ましくなく，それゆえにもっとすぐれた紛争解決プロセス——ヨリ迅速でアクセスが容易で，保険者に判断権限を委譲するようなバイアスは回避できて，司法判断よりも，もっと専門家に参画させるようなプロセス——が模索されている。この問題は，本書作成の現時点で上程されている，管理的医療保険に対する患者保護立法の努力の中でも論じられていくだろう。

この種の訴訟により，保険者は〔医療資源の〕利用審査のプロセスを吟味することとなる。典型的には，保険者たちは看護婦（師）やその他のスタッフを雇い，無料ダイヤルの電話の受け付けをさせ，また診療医やその補助者は患者の状態及び治療提案を記載し，審査者は保険者が説く適切な医療判定のための（コンピュータ化された）ガイドラインに照合させつつ，それらに示される兆候を検討する。コンピュータが，所定の治療提案に対して「黄信号」を出せば，その提案は医師（しばしば，それは特殊の医学専門技術を持たない一般医である）によって審査されることとなっている。

医師たちは，こうしたプロセスは粗雑なものであり，適当な指標ないし調査なしの自らの医学的判断がけちをつけられて，患者への医療判断に枠をはめようとするものだと不満をもらす。また利用審査基準は一般に開示されるべきで，審査者たちはもっと信頼できる資格をもつべきだとも言う。しかしながら，目下のところ行政・司法はこのような利用審査プロセスを一般に受け入れている。規制当局は，最低限の基準を設定しているが，ただ審査職員は一定の資格があれば足り，迅速に処理するべきことが求められているだけである。訴訟でも同様に，保険者は単に支払判断を目的としていて，治療判断とは別であって，医師は——たとい償還を受けないとしても——必要と考える医療を自由に行ってよく，そうすべきであるとしている。医師はさらに，誤っていると考える填補判断については，患者の不服申立に協力することもできるとする[33]。

細々とした利用審査は，今日の医療において常時見られる現象ではあるが，誰もそれのみで困難な問題が解決できるとは考えてはいない。それは，費用面の特別の審査が求められる主な医療判断のみカバーする，それ自体高価で

---

(33) See, Wickline v. State, 228 Cal. Rptr. 661 (Cal. App. 1986).

ぎこちないプロセスである。さらに，複雑でデリケートな医療判断を把捉するには，コンピュータ・プロトコル上の制約もある。おおよそ1万もの医療判断及び1万の相異なる治療方法が存在しており，強固な経験的証拠に基づき，その両者の可能な組み合わせによる何十億，何兆ものガイドラインを完全無欠なものとすることは，不可能な所業なのであり，これこそまさに，医療は科学とともに技芸であるとのスローガンに示されている含意である。かくして，広汎な範囲の医療実践は必然的に個別の職業的な裁量に服することを余儀なくされる。そしてこの種の医療判断に関しては，保険者たちは，医療・病院のコスト意識を高めるために，これまで多種多様の支払技術を開発してきたのである。

3. 医療提供者への償還の諸改革

　医師や病院への償還の数多くの手法は，最もオープンなものから最も包括的に締め付けるものへのスペクトラムに沿って並べることにより，よりよく理解ができるであろう。この軸（スペクトラム）は，支払〔償還〕額よりもむしろ支払方法の構造を捉えようとするものであり，最も制限的でない極には，出来高払いがあり，そこでは提供される各医療につき供給者はそのまま償還を受けることになる。他方で最も制限的な極は，固定給により医師が雇用されて，病院には一定の予算枠が課せられる場合であり，そこでは，各医師は供給する各種医療サービスには関係なく，特定の固定額の支払を受けることとなる。そして両者の間に広がって位置しているのは，多様な中間形態であり，その支払には大なり小なり，変動性と「事前性」の側面が見られる。
　すなわち，ここにおける事前的支払とは，診療に先立って償還額を定めるという支払手法を意味しており，それゆえに医療提供者に一定のリスク又は利益の可能性をもたらす。もし現実の診療コストが，事前の設定額より低ければ，提供者は儲かることになるが，しかし逆に設定額より高ければ〔提供者は〕損害を負担する。かように事前支払制は提供者に費用倹約のインセンティブをもたらし，市場的諸力を作り出そうとしたわけである。同制度は報酬表に沿うこととし，出来高払い償還を維持することができるが，医療サービス毎の支払額は——医療提供者ではなく——支払者により設定されることになる。もしくは，事前支払制はもっとグローバルな年間報酬ないし年間病

院予算という形をとることもできる。本節では，公的・私的保険者により発展しためぼしい事前支払制について考察することにしたい。

a．メディケアの事前支払制度

1983年に，連邦政府は病院に関してメディケアの伝統的な回顧的・コスト依拠型償還のシステムを全面的に改めて，新たな「事前的支払システム」を採用しており，これが効率的で公正な支払インセンティブ設計の（複雑な）総体の理解の良き出発点となる。第1に，病院への報酬が事前に定められる際の単位となる医療サービスにつき考えてみよう。もしメディケアが患者の入院する毎日につき定められた額が病院に償還されるのであれば，病院にはできるだけ長く入院患者を診療するようなインセンティブが生ずるだろう。〔しかし〕もしメディケアが各入院患者〔メディケア対象患者〕につき定額を支払うにすぎないとするならば，病院の場所及び専門により相対的に重篤な患者を診る病院に対しては充分な償還がなされず，他面比較的健康な軽度の症状の患者を扱う郊外の地域病院には現実の費用以上の償還がなされることとなってしまう。そこで連邦議会が選択した立場は，入院患者の診断に応じて償還額を定めようというものであった。

この診断依拠型の償還方法は，DRG〔診断別グループ（diagnosis - related groups）〕償還として知られるものであり，全ての医療診断につきその各々の医療資源消費の程度に応じてグルーピングがなされている。そして480ほどのグループの各々には，加重数値が設けられて，それを用いてメディケア患者にかかる平均費用の調整がなされる。たとえば，「開胸外科手術」のグループの数値は約3.0であり，これは高価な入院であることを示している。「その他の呼吸器手術」は，複雑な事情の有無に応じて二分されて，これらのグループには各々約2.5と1.5の数値が当てられる。一例あたりの平均費用が約7,000ドルとすると，第1の部類では21,000ドルが病院に支払われ，第2の部類では17,500ドル，第3の部類では10,500ドルが償還される。各場合とも，患者に複雑な疾病事情があっても，上記額が支払われるだけであり，他方で逆に通常より容易・迅速に治療されたときでも病院は同額の支払を収めることとなる。

このようなDRGの事前支払方式は，メディケアにだけ特有のものではない。このやり方は，病院診療保険の規制のためにニュージャージー州で最初

に導入され，メディケア以降は，各州のメディケイドプログラムやブルークロス保険で広汎に採られるに至っている。そしてDRGの手法は病院費用の高騰抑制のために奏功した。

このような印象深い成功にも拘わらず，医療政策分析者たちは，DRGが長続きする改革になろうとは考えなかった。何よりも，DRGシステムの射程は限られており，急性の医療を行う一般病院のみをカバーするにすぎなかった。除外されていたこととして第1に，精神病院のような特別の医療施設への償還があり，さらに第2に，医師の報酬もそうである。このような留保が重大であることは，入院患者コストのDRGが導入されてからの最初の2年間にメディケアの外来患者に要した費用が3分の1上昇したと言う事実に示されている。制限のない償還への医療サービスの移行の結果としてDRG式の支払方式は多くの他の施設――例えばナーシング・ホーム，在外ケア施設，病院の外来サービス――にも拡充されることとなった。しかし，DRGが医療の根幹部分にまで拡張できるかは疑問がある。

〔と言うのは〕医師への支払は，病院へのそれよりもはるかに複雑である。メディケアの病院償還システム考案のために，7,000の病院への1,100万の入院例を475もの診断別グループに分ける必要があった。しかし，50万人の医師の7,000通りの診断方法を巡る3億5000万ものメディケア患者の請求例に比するならば，そうした数も大したことはない。その上，病院の場合には，多くの症例を通じて事前支払システムによる損益をならすことができるのに対し，医師の場合には症例も少なく専門分化も進んでいるから，そのような平均的処理には難しいものがある。かかる相違からして，医師へのメディケア償還の方法の改革ははるかに――分析上も運営上も――困難なことになるであろう[34]。

このような難点ゆえに，政府は医師に関してDRGを考案することは放棄したようであり，代りに「相対的価値基準」として知られる出来高払い償還の修正形態を発展させている。メディケアにおいて採られているバージョンは，「資源依拠型相対的価値基準」（RB-RVS〔recourse - based relative value sale〕）と称されるものであり，医師の医療サービスの相対的費用を――その

---

(34) Roper, *Perspectives on Physician-Payment Reform*, 319 NEW ENG. J. MED. 865 (1988).

時間的・精神的努力，必要な技能，さらには医療過誤のための保険料・特殊訓練のコストなどを踏まえて——評価することにより，医師の請求する償還額相互のある種の均衡をはかろうとしている。しかしながら，そのようなシステムは，医師サービスを膨張させる従来のインセンティブをあまり大きく変えるものではない。

　DRGにはいろいろ操作の抜け道があり，現状のままでもその有効性は怪しまれることとなる。〔例えば，〕DRG は入院した患者毎に病院に償還されるので，不必要な入院を促す可能性を孕む。さらに，入院を要する患者についても，DRG の下では診断が大袈裟になされるインセンティブがある。病院は医師に重度の診断をするように促すわけであり，これらは「DRG 上の変形（葡萄）」と呼ばれる現象である。そして終には，病院は医療診断の歯止めを取り払って，医療サービスの償還額が最高になるカテゴリーに位置付けようとする。具体的には，入院に先立って診療検査を行ったり，退院後に提携するナーシング・ホームに転院させることにより，病院は余計に償還を受けることができるのであり，かかる行為は広汎になされていて，これが DRG 導入とともに外来費用が急増したことの一因ともなっている。

　このような濫用的行為は別としても，DRG 制度の中核（根幹）部分で，——それと相容れないインセンティブや障害因子がわが医療システムに内在するために——あまり有効ではないようだ。すなわち，病院費用は医師の治療判断に多くを依存しているが，医師に関しては従来どおりの出来高払い式の費用高騰が続いているために，病院側は事前支払制による節約のインセンティブに対して，社会的に望ましい形で順応していくことには困難を伴うのである。本書で後に議論する法理によっても，医師はその医療判断に関する外側からの財政上の影響に対しても充分な保護を受けている（これについては，第5章A（無認可の団体的医療実践），第5章E（転医・照会報酬の禁止），第3章B（医療スタッフへのアクセス）参照）。仮にそのような〔財政的〕影響を受けることがあったとしても，医療過誤法及び質を巡る競争志向が医療サービスの濃度を低減することを拒むのである。

　DRG システムはさらに，その潜在的な負の帰結ゆえに厳しい批判を受けている。〔第1に，〕最も深刻なのは，事前支払制は不充分な医療を導くという主張である。病院はその利益に過敏になる余りに，患者を拙速に退院させているとの苦情が出されているのである。また，患者たちはまだ疾病が治らな

いのに，メディケア償還期間が終了したことを理由に退院すべきことを告げられているとの報告もしばしば聞くところである。

　もとよりDRG償還がなくなることはなく，その定義からしても，償還は必要な医療サービスすべてにつき完全になされるはずのものである。そしてこのシステムは平均化原理に基づき運用されているために，ある場合には得をして，ある場合には損をするということが予想される。しかしながら，病院には入院患者を「拙速に，疾病が治らないうちに」退院させようとするインセンティブが生ずるのである。確かに，コスト依拠型償還の下でしばしば見られた不要な病院医療（例えば，より安価なナーシングホームや在宅ケアという選択肢の方が適切であるのに，回復期間は完全に病院に滞留するようなケース）を削減することが狙われているわけであるから，このインセンティブこそ本制度の目的なのであろう。しかしDRGの下では，代替措置が整っておらず，またそれが適切ではないのに，患者たちが退院させられてしまうという危険性に対して警戒の目を向けていくことが必要であろう。またそれゆえに，メディケアでは，患者たちには，もし退院決定が時期尚早であると考える場合には不服申立できる権利を認めていることを助言すべきこととしている。

　〔第2に，〕別の——やや微妙な——潜在的問題は，DRGシステムが各患者の平均費用を支払おうとするところに存する。すなわち，この支払は，診断に応じた調整がなされるものの，各患者には単一のDRGが確定され，主要な診断に基づく単一の支払がなされることになり，この事情は当該患者が重篤で複数の疾病に罹患していても変わらない[(35)]。各診断カテゴリーは，疾病の重篤な場合をも包摂する広汎なものであり，このことから病院には軽微な疾病患者を受け入れようとする強いインセンティブが生まれることとなる。そしてこのことは，過度に差別的な入院手続実務を招致することとなっており，その有効性は次章で述べる諸原理に照らしてチェックされることとなる。しかし厄介であるのは，病院側は「ケース・ミックス管理」という，法的審査

---

(35) ここに述べたことの重要な例外は，アウトライアーと位置づけられる事例であり，これは患者の治療費用が通常の範囲を遥かに超える場合である。かかる場合には，病院は追加償還を受けることになるが，この支払は，拡張医療費のごく一部をカバーするのみである。

をクリアできる絶妙の手法を生み出していることである。それは例えば，火傷部門，救急治療室，その他重篤症例が集まりやすい医療サービスを廃止したり，疾病が重い患者の多そうな低所得の都市部の医療センターを移転したりするというテクニックなどである。長期的に見て，かかるインセンティブは，既に生じている医療へのアクセスを巡る深刻な問題をさらに悪化させる帰結を導くであろう。

　〔第3に，〕その他の医療アクセスに関する問題は，医療緊縮財政に対するリアクションに由来する。かつては貧困者にも寛大な医療サービスを行っていた病院も，――その慈善的医療を付保患者財源から代替補填することに制限が課せられるようになって――今後は同様の立場を維持することは難しいであろう。さらに，病院は，同じ事情から，医療教育・研究を維持することにも関心を示さなくなるだろう。償還額が減らされて，医療の刷新・技術向上に対する意欲も減退するのである。〔第4に〕最後の問題として，批判者たちは，DRGは医療の商業化〔商品化〕を進める傾向を補強するのではないかと述べている。このような現象については，後に（第2章，第5章），不法行為法や租税法などの種々の法的手段を通じて，慈善的医療を行う義務を強化することの可能性・妥当性について検討することとしたい。

　DRGシステムは，この種の問題に対しては病院の種類・場所を反映する付加事情を考慮して支払レートを多様化することにより，ある程度対処しようとしている。例えば，費用が高額化する病院，より大きな社会的任務を持つ病院（すなわち，教育機関の病院，低所得者患者を多く抱える病院，賃金コストが高くつく病院，当該地域での唯一の施設であるような地方病院）に対しては，付加的な償還の増額がなされている。しかしこのように洗練化されると，当初の単純なインセンティブ・システムを複雑化させ，その運用上のコントロール（コスト）も大きくすることになる。

　〔かくして〕このような数多くの批判の結果として，DRGが医療費危機に対する最終的解決とはならないことは明らかである。連邦議会は目下，ヨリ行政的介入の軽く，私的なHMO（健康維持機構）及びその医療プランを競争させるシステムに依存する戦略を実現させようと試みている。かかる私的システムが実際上ヨリ単純で，公平で，ヨリ効率的なのかどうかについては，今後の課題である。

b．頭割り支払とHMO

「頭割り」として知られる，異なるタイプの事前的償還制度は，私的保険の市場において地歩を固めている。頭割り支払制の内で最も普及しているものはHMOであり，これは「健康維持機構（Health Maintenance Organization）」の略語である。医療政策分析者であるP.エルウッドが，従来「前払い集団医療」と称されていたものに，1970年にこの用語を当てることとしたのである。この新しい用語は，HMOにおける予防的医療の重視に光を当てたものであるが，〔この予防医療への重点移行は，〕医療提供者は登録された患者毎に（それゆえ「頭割り」である），特定期間（通常は1年間）に必要とされる医療すべてをカバーするものとして一定額が支払われるというところから生じている。HMOのタームは，このシステムが生み出す患者を健康に保つというインセンティブを強調しており，それは疾病が重い患者ほど多くを医師に償還するという伝統的出来高払い制がもたらすインセンティブとは異なるものである。

頭割り制は，医療保険から生じていた伝統的な財政上のインセンティブを劇的に逆転させるから，コスト抑制のための強力な武器となりうる。HMOは医療の程度・強度を低めることにより利益を得るのであり，それはまた最も情報を持つ治療意思決定——すなわち，担当医——のレベルでコスト意識をもたせるようにする。要は，HMOにおいては，第三者償還制と違って，治療部門と保険部門とを統一体に結合させるのである。

この頭割り制によるインセンティブが，医療判断にどのように影響を及ぼすかについては，正確なことはまだよく理解されておらず，HMOにおける金銭的取りきめが複雑で多様であることがその一因となっている。すなわち，頭割りにより，統一体としてのHMOへの支払がなされるのだが，HMOから医師及び病院への支払に関しては種々のやり方が選択されており，固定給，割引の出来高払い，罰則・報奨つきの出来高払いなどという形で経済合理化を促している。（これらは，留保財源と呼ばれて，契約で支払われる一部が留保されて，業績目標の達成如何により，年度末に没収されたり，支払われたりするのである。）

このような医師への支払の諸方法は，HMOの異なる諸形態とリンクしている。すなわち，集団的ないしスタッフモデルHMOにおいては，医師たちは同様の状況で団体的に業務を行い，これに対して，個人的開業医組合（IPA

〔Individual Practice Association〕）及びネットワークモデルHMOにおいては，個人的医療施設で医療に従事する多くの医師たちを繋ぐ緩い契約的結合団体なのである。〔そして，〕スタッフHMOでは通例固定給本位で医師が雇われ，またIPAでは医師に割引の出来高払い制ないしは賞罰の合意付きのもので償還されるのが代表的であり，さらには，グループ・ネットワーク的モデルのHMOでは種々の態様での医師への支払がなされ，その内最も目立つのが頭割り制である。（HMOが頭割り的支払を医師・病院に行う場合には，財政上のリスクは直接，医療業務に携わる供給者に転嫁されることになる。）

　典型的取決めでは，例えばHMOが受領した頭割り方式による支払の内20％を確保し（保険売却費用，運営費に当て，また利潤を得るためである），残りを提携する病院・医師に分割する。そして例えば，プライマリー・ケアの医師たちが，その担当する患者のために40％を受け取り，医療サービス費，薬剤費，さらにはヨリ複雑な疾病患者を転送した先の専門医のコストに当てられる。その残りの40％は入院コストのための財源としてとっておかれる。仮にこの入院コスト財源に不足が生じたら，不足額はHMOにより負担されるか，あるいは部分的にプライマリー・ケア医師への支払額から控除される。別な取りきめの仕方として，グローバル頭割り制として知られるアプローチにおいては各部門の専門医師集団が，支払額の80％を収めて，その上で，病院及び専門医との契約をして分与するというものがある。

　具体的な取決めがどのようなものであれ，その帰結として医師たちは，健康を増進させ，また疾病患者の治療を最小化させることによる費用節約の強いインセンティブが生ずる。実際，HMOでは，伝統的な医療提供者に比して，入院についてははるかに少ない費用しか使われていない。入院施設に関しては，伝統的な出来高払い医師の場合よりも40％少ない額の費用に止めており，また外来患者治療の――それに伴う――費用上昇ということもないのである。そして，後に（第５章Ｂ３）述べるように，患者に対する不利益も示されておらず，むしろ見方次第では良い結果をもたらしている。この財政的・治療的成功ゆえに，このHMO産業は急速に成長してきており，HMOは今や私的保険に加入している人々の半分以上を占めており，さらにメディケイドやメディケアにおいても随分目立つようになってきているのである。多くの州のメディケイドプログラムは，程度の差はあれ，HMOを用いて貧困者への医療提供をはかるようになっており，またメディケアにおいてもHMOへの登録

が推進されているのである。

　医療提供者への償還〔支払〕構造におけるこの根本的転換は，数多くの深刻な法的・社会的問題を生起させており，その多くは本書の別のところでも検討されるので，ここでは，HMOが財政的インセンティブを用いて医師に影響力を行使できる限界に絞ってみておきたい。頭割り制は，患者の医療上の最良利益と医師の経済的利益との間に深刻な相剋を産むわけであるが，多くの倫理学者は，この臨床の〔ベッド脇での〕割り当てへの各種経済的誘引，すなわち医師が費用との見合いでの最適医療を考えようとするインセンティブに対して断固反対する。これは，医師の献身的な患者擁護者としての倫理的役割に根本的な妥協を許すものであり，治療に向けた病魔との対決が成功するために決定的に重要な信頼を減退させて，ひいては濫用にいたるだろうとそこでは説かれるのである。〔これに対して〕別の倫理学者，評論家たちは，割り当ては不可避のことなのであり，割り当て決定はベッド脇で，裁量的でニュアンスをもって，患者に適応した判断を通じてのみヨリ良くなされるのだと答えている。ベッド脇での割り当てがなされるとすれば，何らかの財政的動機づけは——望ましくないにせよ——許容されるのであり，これに対する法的対応も禁止的なものでなく規制的なものでなければならないと説かれるのである。[36]

　この基本的な見方の対立は，多方面の医事法の生起する問題の背後にある。それは，医療過誤法，インフォームド・コンセントの義務や患者の権利立法にも——それらがHMOに関連する限りで——影響する。ここでは，財政的インセンティブを直接的に制限し，その開示を要請する規制立法に焦点をあててみよう。ここでの主たる関係法令は，病院やHMOにおけるメディケア・メディケイド患者に向けられた法律及びその実施規則であり[37]，病院に対しては，この法律は禁止的アプローチを採っている。それははっきりと，「医師の直接のケアを受ける〔メディケア・メディケイド患者〕に関して提供される，(医療サービスの減少の誘引としての) 医師への直接的・間接的支払」を禁止しているのである。

---

(36)　See, Mark A. Hall, *Rationing Health Care at the Bed Side*, 69 N.Y.U.L.REV. 693 (1994).

(37)　42 U.S.C. §§ 1320a-7a(b)(1), 1395 mm (8)(A);42 C.F.R. § 417.479.

しかしながら，HMOに対しては，この法律はヨリ許容的な，規制的アプローチを採っている。そこでは，特定の患者に向けられ，しかも医療的に必要なケアを制限するためになされた経済的インセンティブを禁ずるに止めている。その他のインセンティブは，その強度・直接性に関わる種々のパラメーターに応じて許容されているのである。例えば，医師の時間及び努力のみに影響し，その所得（プライマリー・ケア医師のサービスに対する頭割り支払額）に関係しない財政的インセンティブは制限されていない。また数多く（2万5000人）の患者を治療する医師集団の間でプールされるインセンティブも規制の対象から外れているので，特定の患者につき医療を控えても，担当医は実質的罰則を受けることはなく，同集団はあらゆる医療を倹約するインセンティブを有するのである。さらに，メディケア上の規制でも，医師への支払いの25％以上が関連するインセンティブの取決めにつき，何らかの安全装置，監視手段，損失拡大防止の保護を要請しているのである。

　このような複雑な規制アプローチは，あるインセンティブは許容し，ある場合には禁止し，またあるインセンティブは制限するというものであり，このようなルールが各州で採用されまた私的保険者に適用されるならば，法的規範となっていくものである。財政的インセンティブが許容されるか否かということとは別に，法はそのようなインセンティブの開示の程度も定めなければならない。後に（第2章B3）論ずるように，原告側の法律家たちは，医療過誤訴訟において，HMO医師の財政的合意は利益の対立を孕むものであり，それを開示しないのは診療関係の信認的性格に反するもので，治療へのインフォームド・コンセントの欠如となると論ずるようになっている。多くの州も法律で，このような開示などは，HMOの保険購入者に対してなされるべきことを求めるようになっているのである。

4. 公共事業体的規制

　DRGの事前支払制やHMOの頭割り支払いは，医療コスト抑制のための市場依拠的な受身の償還上のインセンティブを作り出す〔ことは以上に見たとおりだが，〕これに対して，もっと重い「命令及びコントロール」式の規制的アプローチも採りうる。これが，1970年代に制定された「必要証明書」（CON〔certificate of need〕）式法律（これについては第3章A.2で見る）に具現化

されているアプローチであり、そこでは資本の費消及び新たな医療サービスの提供以前に、担当行政庁の承認を得ることが要求されている。さらにこのアプローチは、いわゆる「皆の支払いによる」(all-payer)〔公共的〕病院のレート規制においても採られているところであり、多くの州（ほとんどは北東部）で1970年代及び80年代に制定された。このレート規制は、DRG やグローバル財政取決めのような事前支払い方式を採り、統一的にすべての支払い財源——すなわち、私的保険や自前による支払も含めて——に対して及ぼそうとする。要するに、病院を規制されるべき独占業として捉え、電力会社や地方電話サービス業者、その他公共事業体と同様に対処しようというわけである。

〔しかし〕このアプローチは今日においてはあまり支配的とは言えない。万人支払式のレート規制は非効率的であることが明らかになっており、この方法を採った州のほとんどで廃止されるに至っている。州の CON 法に対する連邦的規制も廃止されている。しかしながら、公共事業体的アプローチの要素は残存している。ほとんどの州で CON 法自体は尚存在しているし、メディケアやメディケイドにより課せられる事前的支払の手法においては、かなりの連邦・州のレート規制が含まれている。公共事業体的アプローチが将来的に復権するかどうかはわからない。この手法は実は、カナダやイングランドやその他の包括的医療システムをとる各国で採られる病院の捉え方なのであり、また多くの批評家が説くところではクリントンの改革プランにおける医療保険者に対する扱い方もそうなのである。

E　まとめ

本章における政策論に見られるいくつかのテーマは、次章以下で扱われる法理上の問題と重要な関連を有する。第1に、伝統的な医療制度・診療関係を支えてきた法的下部構造を勉強することは、医療費支払の危機の原因をよく理解するために役立つこととなろうし、第2に、数々の試み、実験、変化の時期において、過去の法理を新たな状況に適合させようとするときには、この動揺が伝統的法思考にもたらす多くの挑戦を認識しておくことが重要である。第3に、肝をつぶすほどのコスト抑制及びアクセス拡大のための立法的・市場的諸戦略があり、他方でこれまたうんざりするほどの予想される、

保険者，医療提供者及び患者サイドからの反応も見られる。この複雑に織り成す模様を理解するために，改革手法を市場依拠型アプローチか規制型アプローチかに選り分けることは有用であろうが，それによってどのアプローチが最良で地歩を占めるであろうかを判断できるわけではない。実際上考案された各々の改革手法は高度に断片化されたものの複合体としての諸制度，諸法律・政策という形で存在しているのであり，そういうものがアメリカの医療システムを形成しているわけである。

第2章　診療関係

　医事法を扱うには，いかなるトピックについて論ずるかを選び，それらをどのような順序で行うかという難題が控えている。医事法の過去40年間の発展の様相を見ると，個別の法理・公共政策の雑多な寄せ集めとなっており，それゆえに，これを一貫して統合できる法思考・職業実践となるような統一的構造や中核的観念はないとする法律家や学者もいる。各テーマはそれぞれ医師・病院・医療保険に関わる偶然的事態なのだと彼（彼女）らは説くのである。〔確かに〕この分野は，ロースクール1年生向けの古典的科目のようには固まったものになっていないことは認めるが，個々のトピックスを貫流して織り交ざる幾つかの組織原理ないしテーマがあって，それらが個別分野を繋ぎ，そうして医事法と他の法分野とが区別されるのである。

　そのような組織的なテーマの中で最も目立ったものは，医療の営みが独特に重要かつ困難な法領域となっている所以の一連のその属性である。医事法は，極めて重要で，かなり高額且高度に特殊化された職業的サービスの提供に関わるものである。医事法を独自のものとさせているものとは，医師・患者関係の双方のサイドから見た診療的交わりの固有の諸側面でなければならず，医事法の各場面において，疾病，治療，医者とは何かについての現象を考慮するものでなくてはならない。こうした人間的現実は，この医事法領域を，それ以外の商事的・社会的営みと区別させる永久的特徴となるのであり，それにより，類似の法原理や伝統的経済・政治理論を，ここでの問題に対応するようなものに改鋳してゆくのである。

　従って本章では，医師・患者関係に焦点を当てることとして，前半では，診療関係の構造を規律する法的ルール——すなわち，診療義務や診療関係の形成・終了——を検討する。また後半では診療関係の中身に立ち入り，その関係の信認的性格から生ずる法原理や政策，つまり，守秘義務，インフォームド・コンセント，治療上の義務についての契約上の修正などを扱う。

A 患者を受容し治療する義務

　医療サービスに対する支払能力の有無は，医療へのアクセスに関する法的権利に強く影響する。しかし他方で，何らかの治療義務は〔患者の〕支払能力とは独立したものであり，また人種・身体障害その他の要素に基づく差別的医療に対しては何らかの制限が設けられるべきものである。以下の議論では，とくに貧困者の医療へのアクセスの問題及び患者の財産状態に関係なく適用される治療義務を巡る一般的原理に留意することとする。

1. 医師の場合

a．「義務不存在」のルール

　医師は一般的に患者を受け入れる義務を負っておらず，そのことは患者の状況の重篤さ，支払能力の有無，医師の側の拒否の理由に関わらない。初期の判決例では――そしてそれが今日でも妥当する判例法なのだが――，当該医師がかつては家庭医であり，治療を行うことができ（そして他に行う者がいないことを知っていた），当該患者の疾病が重くて診療を期待していることを聞かされ，拒否する理由もなく，報酬の支払いも提供されていたにもかかわらず，その患者の治療を拒んで死亡させたという事案につき，裁判所は患者〔となる者〕のための賠償請求の棄却を支持している。判決では，医師の伝統的な患者選択の自由は，州の免許法制の登場によっても何ら変更されることはなく，それは医師にそもそも治療を命じたりするものでもなく，また同人が選択するのとは別条件での治療を行う義務が課されるわけでもないと述べられるのである。〔さらに〕もっと新しいテクサス州の事例では，救急治療室で黒人の妊婦が出産前駆の出血があり陣痛が始まっているのに，医師が診療を拒んで，その結果として出生児は12時間後に死亡したというものであるが，裁判所は次のように述べることに躊躇しない。即ち，医師・患者関係は，明示又は黙示の契約に依存するというのが疑いなく判例法の立場であるから，医療的・外科的支援の緊急の必要性がある者からの電話に対して，

（1）　Hurley v. Edding field, 59 N.E. 1058 (Ind. 1901).

その者が電話ないし来訪した時点で医師・患者関係が存在しなければ，医師は恣意的に対応を拒否しても責任を負うことはないとされる。[2]

この「義務不存在」のルールは歴史的にアメリカ不法行為法においては，苦境にある他者に対する法的義務〔作為義務〕が認められていないことに端を発する。職業的医療倫理においても同様の政策が反映されており，「全ての医師を道徳的に義務づけるヒポクラテスの誓いですらも，医師・患者の既存の関係を前提とし，その関係ははじめから基本的に契約的なもので完全に任意的なものだ」とされて[3]，アメリカ医師会の医療倫理原理では，医師に「誰にサービスを行うかにつき選択する」自由を認めている（もっとも緊急の場合の例外を認めるが）。

こうした「義務不存在」ルールの定式化において暗黙の前提とされるのは，医師・患者（または病院・患者）の関係が存在する場合には，診療を行う法的義務が存在するという格率である。そしてこの診療義務は性質上信認的なものであり（後述B．1），関係が適切に終了するまで存続しつづける（後述A．6）。〔かくして〕治療関係の形成は，医事法の全ての問題（医療倫理やほとんどの医の倫理も含む）において基礎をなすから，何により「生成」されるかが重要となる。

b．診療関係の生成

裁判所は前掲判決（注(1)）において，エディングフィールド医師を，彼が死亡患者の「家庭医」であったにもかかわらず，免責させたが，これは，過去の診療は医師に将来的に患者の疾病治療を義務づけるものでなく，医師・患者関係は各疾病毎に形成され更新されるべきものだという一般的ルールを反映している。

しかし，一連の疾病が生じた場合，患者と医師（病院）の診療関係が生成される際に，それほどコミットすることが法的に求められているわけではない。患者が電話で症状を説明し，医師が簡単に指示を下したり，又は診療開始・予約スケジュール設定のために，〔患者が〕診療所に電話を入れることで，医師や病院が医療提供することを引き受けたと事実認定するには充分だとさ

---

(2) Childs v. Weis, 440 S.W. 2d 104 (Tex. Civ. App. 1969).
(3) Agnew v. Parks, 343 P. 2d 118, 123 (Cal. App. 1959).

れる。あまり一般的には多くは要求されていないが，裁判例は統一的ではない〔もう少し要求するものもある〕。すなわち，診療所に予約するため電話をするだけで医療アドバイスを求めるものではないときには，まだ診療関係は生じていないというものもあるし，患者の電話連絡に対する医師の回答が医療拒否と〔患者が〕解釈するときにも，そのやりとりの客観的内容に関わりなく，診療関係に必要とされる「合意的」要素が欠けているとするものもある。

　医師のインフォーマルな「道端での」同僚との相談も，相談を受けた医師と患者との関係定立を通常導くものでないとされる。本判決（注(4)）では，限られた日常的相談（そして，それについて患者はしばしば知らない）に診療関係を認めるのは，有用な医療実践を萎縮させることともなり，それは患者・医師双方にとってマイナスになるとするのである。もとより，ヨリ公式の医師紹介の場合には，法的に診療関係が認められることは言うまでもない。

　最後に，第三者の利益のために患者を検査する場合にも通常診療関係は生じない。それゆえに，保険上の資格チェックや雇用上の目的のための身体検査を行う医師は，検査者に対する不診療，その他の医療上の落度や情報非開示について責任を負うものではないとされる。しかし，例外的な場合は存在するのであり，雇用事例において，裁判所は限定的な診療関係を認め，検査結果が検査者の身体的・精神的状態に差し迫った危険性を示すときには，それを開示する義務を負い，また医師が積極的に治療を引受け又は忠告を与えた場合には診療関係を認めている。少なくとも，（検査医と違って）使用者自身は，雇用に先立つ検査で明らかとなった重篤な医療上の問題に関して過失で開示しなかった場合には，責任を負うとした判決がある。これに対して，最近の事例で，生命保険者は，HIV の検査結果が陽性であったことを保険申請者に対して開示する義務はないとしている。しかしその判決では——おそらくこのような場合に通例適用される「義務不存在」ルールを認識していなかったのであろうが——傍論で，会社と違って医師の場合には「直接的関与」があれば，医療問題に関する患者の期待，職業倫理，専門的判断から，その

---

(4)　Reynolds v. Decatur Memorial Hospital, 660 N.E. 2d 235 (Ill. App. 1996).

(5)　See, e.g., Green v. Walker, 910 F.2d 291, 296 (5th Cir. 1990).

(6)　Dornak v. Lafayette General Hospital, 399 So. 2d 168 (La. 1981).

ような情報を開示する義務を負いうるとしている(7)。このような保険法上の理由付けが説得的となる限りで、それはかかる場合に通常適用される「義務不存在」のルールと抵触し否定することとなる。

2. 病院の場合

　上述の医師の「義務不存在」ルールは、病院についても同様に妥当すると時々説かれる。この点は、確かにかつてはそうだったかも知れないが（古い判例法は、そのように述べるようだが、曖昧さを残している）、この一般的な「義務不存在」ルールは疑いなく今日の判例法ではない。病院やその他の医療施設の場合には、医師と違って、患者の受け入れを恣意的に拒否することを禁ずる種々の法領域（立法及び判例）がある。

　そのような展開の検討に進む前に、付保されていない患者は伝統的には公的・私的病院で施される無料医療に頼ってきたことを理解しておくことが肝要である。ほとんどの大都市では市立病院があり、支払能力に拘らずすべての患者の診療を行うよう義務づけられており、それより小さな市町村でも無保険者〔貧困者〕を診療した私立病院に償還する形で医療提供している。しかしながら、かかる地方公共団体の慈善事業はすぐに無理がきて、いくつかのカウンティは破産の危機に瀕している。私立病院には貧窮者診療の長い伝統があるが、近年は付保患者からの収入も削られて償還が制限され、慈善医療の余力も縮減してきている。このような社会的要因の結果として、しばしば報道される緊急治療室の重症患者に対して私立病院が拒否して、公的市立医療施設に移送されるというショッキングな一連の事例にわれわれは遭遇している。この「患者放擲」実務は、一方で私立病院の貧困患者に対する救急医療義務を巡る訴訟をもたらしており、他方でこれに関する新たな連邦法も招来させている(A節2．b.)。このような歴史及び根強い医療アクセス格差ゆえに、以下の2つの項目では、病院の治療義務一般を考察するとともに、貧困者の医療へのアクセスの問題をとりあげる。

a．医療提供の一般的義務

（7）　Deramus v. Jackson Nat. Life Ins. Co., 92 F. 3d 274 (5th Cir. 1996).

マンローブ判決(8)は，病院の患者選択決定に関する合理的行動義務を判例上認めた端初的なものであり，本件は，病院の緊急治療室が重篤な疾病患者(幼児)に──その病院の医療スタッフメンバーでない別の医師の診療をかつて受けていたことを理由として──診療を拒んだために，その結果同幼児が死亡したという事案であった。裁判所は，無償サービスの過失による終了の不法行為に類比させて，疑いの余地なき緊急の事例において，「確立した慣行」上開設されている緊急治療室を擁する病院は，患者の診療を拒んで，病状が悪化して時間が失われたことにつき責任を負うと判示した。信頼による損害が本件訴訟の核心を占めており，同判決（注(8)）は緊急医療のみに適用されて，かつその場合でも射程は限られている（A節2b．1で後述する）。

　潜在的にヨリ強力で包括的でもある判例は，病院医療のす・べ・て・をカヴァーするものであるとし，私立病院もその医療サービスの重要性・公共的財源の受領・公的許可・共同体における独占的地位享受のゆえに，「準公共的」であるという理由から，公衆一般に対する〔診療〕義務を負うと説く。いくつかの州で採られているこの概念については，3章B．4で詳論するが，この「準公共的」地位は，医師の病院へのアクセスにおいて重要でありさらに患者のアクセスとの関連で一層意味を持つ。しかしながらマンローブ判決(注(8))は，このような見解を斥けていて，今日それほど広く支持されているわけではないが，いくつかの裁判例は好意的である(9)。

b．緊急（救急）医療へのアクセス

　〔このように，〕一般的な救助義務は存在しないとされるが，特定領域においては，法（判例・法律）は徐々に（曖昧ですらあるが）目に見える形で，急性の回避できる疾患を減らすべく行動を行うべきだとの道徳的課題に対処することとなっている。この傾向が見て取れる一場面として，救急患者に関する──その支払能力に拘らない──病院の診療義務の法的承認を挙げることができる。

（8）　Wlimington General Hospital v. Manlove, 174 A. 2d 135 (Del. 1961).

（9）　See, e.g., Leach v. Drummond Med. Group, 192 Cal. Rptr. 650 (Cal. App. 1983)（このリーズニングは，町の医師集団医療には妥当するとされる）．

(1) 判例法及び法律上の権利

　マンローブ判決（注(8)）は，病院の緊急医療を拒否された患者の救済理論を展開した最初の事例であるが，その主眼は無保険の患者に対して緊急〔救急〕医療へのアクセスを保障するところにあった。さらにそれに加えて，半数の州では支払能力の有無にかかわらず病院に救急患者を診療する義務を明示的に負わせる法律を制定しており，連邦法もヒル・バートン法（Hill-Burton Act）の下で連邦の援助を受けている病院に対しては同様の義務を課しているし（もっとも体系的にその強制的実現がなされているわけではない），また慈善的税控除を受けている病院に対しても〔この義務は〕課せられている（5章Dで検討する）。

　しかし，これらの確立された法的保護は，──「緊急性」及びその際に求められる「診療の範囲」の狭い定義ゆえに──限定されたものである。例えば，多くの州で採られているマンローブ理論は，単に「疑いの余地なき〔一見して明らかな〕（unmistakable）」緊急の場合に限って治療拒否を問題としており，それは，他の医療を求めていては診療が遅滞して患者の状態が悪化する場合や緊急治療室の門戸開放慣行に信頼して時間的遅滞が生じているような場合に限定されるものなのである。多くの州法においても，「緊急性」を生命や手足の喪失という事態回避のために即時の治療が求められる状況と定義しており，多くの──前記場面よりは軽微だが──重篤な疾病状態は除外されてしまいかねない。

　この点で，2つのアリゾナ州の判決は緊急医療提供義務に関するヨリ広汎な立場を指向している。アリゾナ州最高裁判所はマンローブ判決（注(8)）の信頼依拠的アプローチは採らずに，「緊急医療を求めるすべての人に対して緊急医療を施す」包括的義務を導いており（傍点の強調は判決文による），州法の規制上あらゆる総合病院は許可要件として緊急医療施設を設けるべきであることを表向きの理由としている。そしてその10年後，同裁判所は，支払財源による差別を禁止するJCAHO（the Joint Commission on Accreditation of Healthcare Organizations〔医療機関の評価・認定の合同委員会〕）の基準（それは州立病院許可法のみに組み込まれている）に拠りつつ，病院は財源的理

---

(10)　42 C.F.R. § 124. 603(a),(b).

(11)　Guerrero v. Copper Queen Hospital, 537 P. 2d 1329 (Ariz. 1975).

由から救急患者を転送してはならないと判示している。[12]

　ゲレロ判決（注(11)）及びトンプソン判決（注(12)）は以下の2つの理由から重要である。第1に，それらは特殊な州規制法というよりも，前述した「準公共的地位」の理論の緊急治療室への適用という公序的判例により理解できるという点であり，それゆえに特殊地域的というよりも一般的関心の対象となる。第2は，この判決を通じて，緊急性及び要請される治療の程度を再定義することができ，病院は「緊急の診療を必要とする」すべての患者を診療し，その際には「医療的に求められる」すべての治療を施す義務を負うこととなる。かくして診療義務は，既述の患者の状態悪化の抑止に必要な医療よりもはるかに広汎なものとなる。「検討すべきであるのは，『病状安定』ないし『転送可能性』ではなくて，緊急的状況の性格および時間的継続である。」[13]このような拡充された法理は未だ他州では採られておらず，その理由はおそらくその後 EMTALA（これについては次述する）が制定されて，それに拠ることが多くなったためと推測される（本法律自体，射程が限られることについては後述するが）。

(2)　緊急的診療・分娩法（The Emergency Medical Treatment and Active Labor Act 〔EMTALA〕）

　緊急的診療・分娩法（EMTALA）[14]は，元来は1985年の予算調整関連統合法（COBRA）の一部として制定されたものであるが，この連邦法は，国家的に統一的に適用され且その救済方法のゆえに，緊急医療へのアクセスに関わる唯一の最重要の法的手段となっている。すなわち，メディケアの償還を受ける病院は，すべての患者について EMTALA の定める要件を充たさねばならず，その要件に違反する場合には病院は私人からの損害賠償請求に服することとなる（医師個人に対する請求はできないが）。そしてさらに，病院・医師の双方につき，過失による同法不遵守の場合に最高5万ドルの民事罰も規定されている。

　EMTALA は，貧困で無保険の患者に対する広汎な「放擲」を抑え込むには

---

(12)　Thompson v. Sun City Community Hosipital, 688 P. 2d 605 (Ariz, 1984).
(13)　*Id.* at 611.
(14)　42 U.S.C. § 1395 dd.

州法だけでは不十分だとの考え方に基づき立法されたが、その保護の程度は、それ以上のものとなっている。すなわち、病院の救急医療部を訪れたいかなる者に対しても——その者のメディケアの受給資格の有無や支払能力を問わず——その適切な検査・診療を拒んだ場合には、この法律による保護が問題となる。同法によれば、第1に、病院は、当該患者の医療上の緊急性の有無を確定するためにその「救急医療部のできる範囲で、適切な医療上の振り分け検査」を行う義務を負い、〔そして第2に、〕もし緊急性がある場合には、症状が「安定」するまで診療が施されるべきことが規定されている。さらに、妊婦に関しても類似の諸規定が適用されるのである。

(a)振り分け検査

先に引用した法文を少し検討してみるだけで、診察による振り分けは、様々の形で(また種々の理由で)(不)適切になることがわかる。この法律上の文言が、いかなる病院の対処を指し、どのような行為基準を設定しているのかについては不確実なところがあるわけである。

多くの裁判例では、EMTALAの振り分け違反の判定は、当該患者が非統一的な異別取扱を受けたかどうか、つまり類例の患者に施されるのとは逸脱した医療実践がなされたかどうかの証明によりなされるとされる。このアプローチは、病院が自らの診療手続基準に従っているか否かのみを問題とするものであり、多くの事例ではそのような立証はないとしてEMTALA上の請求は棄却されている。これとは異なるアプローチとして、異別取扱の不適切な動機を問題にする考え方があり、ここでは人種・性別・民族集団・政治活動・個人的特徴などという要因(動機)による差別が問われる。しかしこの見解に対しては、そのような解釈をする法文上の根拠を欠いており、その場合には事実上制限〔意味〕がないまでに包括的になり、しかもその立証は難しく結局EMTALA上の請求ができないこととなるとして批判されている。

判例は、EMTALAにつき、元来の州のネグリジェンス法理に取って代わるような連邦医療過誤法にすることを連邦議会が意図していないとして、それ

---

(15) Brooker v. Desert Hospital Corp., 947 F. 2d 412, 415 (9th Cir. 1991).

(16) Power v. Arlington Hosp. Ass'n, 42 F. 3d 851, 857-58 (4th Cir. 1994).

(17) Vickers v. Nash General Hosp., 78 F. 3d 139, 142-43 (4th Cir. 1996)(関連先例を検討している)。

を回避するために,前者〔「異別取扱い」分析〕の立場を採っている。しかし,統一的な取扱いを司法的に要請するならば必然的に何らかの医療過誤法は生じてくるだろう。統一性ということには,病院が準拠すべき標準的医療実践が含意されており,それに沿って問題となる逸脱が判定されるのであり,事実しばしばそうされている。病院は多くの諸要因——例えば,州の許可法制,病院理事会及び内規,医療機関評価委員会（JCAHO）の基準,その他医療過誤責任の懸念など——から,類似の規模・性格・条件下の制度で受容されている,規範的な職業的判断基準に依拠すべきことが要請されており,独自の低水準の状況や実践が野放図に放置されているわけではない。そしてこれは正しく医療過誤法の範疇に属する事柄である。(18) 裁判所は,逸脱を判定する基準などはないという病院側の抗弁は受け付けないであろうし（それを認めることは,逸脱行為を促進することとなろう）,むしろ逆に,病院施設に不法行為的な注意義務基準を課そうとしている。(19) かくして,当該病院で平等的で（他施設とも）整合的な医療を求めることに努めることにより,この「異別取扱い」の基準は現実的には無過失医療の実質を要請することとなるのである。

しかし,病院が医療ミスや手抜かりで（無過失の）基準から逸脱した場合に,多くの裁判例では,緊急医療に関する不法行為法を連邦法化することへの躊躇から,EMTALA を適用してはいない。むしろ故意的な逸脱が要求されている。例えば,医師が胸の聴診をしなかったため,胸骨・肋骨の骨折がわからずに X 線撮影もなされなかった場合につき,裁判所は,X 線不撮影は端的に過失（ネグリジェンス）なのであり,EMTALA の請求理由となる「異別取扱い」ではないとしている。(20) このアプローチと前掲判決（注(19)）とを対比せよ。そこでは,原告に対して血液検査による診察を病院が行わなかった（それ自体過失的不作為の）事案につき,「異別取扱い」だと捉えて EMTALA

---

(18) 実際のところ,医療過誤タイプの基準は,EMTALA の〔病院〕施設の「できる限りでの適切な」振り分けという法令上の文言とも両立する。すなわち,前者〔医療過誤基準〕は,医療過誤法の規範的・客観的内容を反映し,他方で後者〔EMTALA 要件〕は,注意義務の基準が,病院における診療の種類や利用できる資源などにより異なることを承認することを示している。

(19) Power v. Arlington Hospital Ass'n., 42 F. 3d 851, 858 (4th Cir. 1994).

(20) Summers v. Baptist Medical Center Arkadelphia, 91 F. 3d 1132 (8th Cir. 1996)（全員一致）。同旨, Vickers, *supra* note 17.

の請求理由があるとするのである。同判決では，EMTALAと医療過誤との形式的区別維持の根拠として，過失ある不診断〔不作為〕のみがEMTALAの請求を根拠づけて，過失ある解釈・実行行為はそうではないとする如くだが，事実上は不作為の緊急医療事例においては，EMTALAと医療ネグリジェンス（医療過誤）とを混然とさせている。

(b)診断と症状安定

　上記振り分けの結果，「医療上の緊急状況」であることが明らかとなれば，病院は診療を引き受けなければならない。EMTALAの定義では，「緊急」性とは，「即座に」治療しなければ，健康に深刻な危険が生ずるような状態とされており，州の判例法や州法での多くの定義と同様に包括的なものであり，そのような状況の範囲はかなり広い。

　さらに問題となるのは，症状を「安定化」させるために法律上どこまで治療することが求められるかということである。そして，「安定」については，搬送時に疾病状況が「実質的に悪化する」ことがない程度まで治療することと定められている（安定していない患者の搬送は，書面による要請がある場合か，医療上の利益が期待される場合などのように，限られた特殊な状況下でのみ認められる）。EMTALA制定前の事例だが，以下のような事案は参考になろう。すなわち，自動車事故の被害者が私立病院の救急治療室に担ぎ込まれたが，「顔面に数多くの裂傷があり，頭部挫傷・歯損傷及び多くの身体打撲傷も認められ，その結果かなりの失血があった」。そして病院側は，退役軍人病院に本格的医療を委ねて転送するまでに，単に包帯をかけ，X線撮影をして，ショック反応をチェックして，血圧を安定させるために点滴を行うに止まったというものであるが，この一連の行為はおそらくEMTALAとは全く整合的であろう。つまり，多くの場合にはEMTALAにおいては，州の判例や立法上求められているよりも広汎な医療まで要請されてはいないのであり，皮肉なことに幾つかの先例における治療義務の方がEMTALAの「安定化」要請よりも実際には上回っているかも知れないのである。しかし，この領域においてはEMTALAは支配的であり，それが判例法上の主張を斥けることはないとしても，それが妥当すると説かれることはあまりないであろう。

---

(21) Joyner v. Alton Ochsner Medical Foundation, 230 So. 2d 913 (La. App. 1970).

(22) See, Guerrero and Sun City, *supra* notes 11, 12.

さらに判例は一般的に，EMTALA の安定化治療の要請は，患者の「入院後の放擲」にも及んでいるのであり，救急治療室での診療だけに限られないとしている(23)。もっとも，この安定化の要請は「当座の」救急治療にだけ適用されるのであり，入院患者にまで及ぼせないとした判決例も存在している(24)。

(c)「疾患予防に関わる」放擲

EMTALA によれば，救急治療部に「担ぎ込まれた」いかなる患者に対しても，振り分け検査や安定化治療を施すことが求められている。その反対解釈として，裁判所は，病院に現れない患者からの EMTALA 上の請求を棄却している(25)。厚生省長官（Secretary of Health and Human Services）は，規則により，「担ぎ込まれる」とは，病院の（建）物に物理的に現前していることを要することを確認しているが，病院の救急車であっても病院の所有物であるとし，病院以外の救急車を調達することは（その容量を越えるなどの理由を除き）許されないとされている(26)。

EMTALA については，見解が分かれている。一般的でない問題，また，もはや存在しない問題に対応していて，ぎこちない解決を与えているとして批判する者もいれば，他方で効果的であると信ずる者もいる。さらには，EMTALA にもかかわらず，患者放擲は見過ごせないほどに存在していると説く者もいる。しかしながら，いずれの立場においても，EMTALA が，救急医療へのアクセス法の中心を占めることについて異論はなく，その役割が低下するとも考えられない。

---

(23) Smith v. Richmond Memorial Hosp., 416 S.E. 2d 689 (Va. 1992).

(24) Bryan v. Rectors and Visitors of the University of Virginia, 95 F. 3d 349, 352 (4th Cir. 1996).

(25) E.g., Johnson v. University of Chicago Hospitals, 982 F. 2d 230 (7th Cir. 1992)（病院の遠隔測定スタッフが心停止の子どもの治療のために別病院のパラメディック〔落下傘医〕を送ったという事例につき，EMTALA 上の請求を否定する）．同旨，Miller v. Medial Center of Southwest Louisiana, 22 F. 2d 626 (5th Cir. 1994)（病院が，電話で，経済的理由から転送を拒否した場合につき，患者は「担ぎ込まれて」いないとする）．

(26) 42 C.F.R. sec. 489. 24 (b).

3. 医療組織体における医師の場合

　医療提供を医師に頼る病院は，医師は患者を自由に拒否できる（注（1）判決）とすると，どのように制度上の前記治療義務に応ずることができるのであろうか。第1の解決は規制的なものであり，EMTALA が制定されて以降，医師はもはや完全に自由に救急患者を拒絶することはできなくなり，過失による EMTALA の文言の不遵守の場合には民事罰を負うこととなるとされる。また第2の解決（EMTALA 以前のもの）は契約的なものであり，病院は医療スタッフのメンバーとなる条件として，医師に救急の貧困患者の治療を支援することを要求するというものである。そして，もし医師が医療スタッフとなり又は救急治療室で働くことによりこの条件を受諾したならば，この契約上の義務は，受益者〔第三者〕である患者に拡張しうるとされるのである。(27)

　これと類似の解決策は管理医療にも適用することができる（即ち，医療プランが契約上提携する医師を義務づけて，契約的に治療義務のある患者を診療するよう義務づけるとするのである）。裁判例の中には，(医療プラン的に）適用される契約に依拠して，提携医師との診療関係を認めるものがある。(28) そこでは，当該医師は，救急治療室からの電話での依頼に示された症候や病歴では医療プラン病院への患者の受入れを認められないとして拒絶したため，その結果として，その患者は自宅で脳卒中となった。判文では，プラン購入者〔登録者〕は必要に先立って医療を購入して，プランに保険料を支払い，プラン側は医師に金員を支払うことにより，医療提供義務に応ずるように取り計らった結果として，そうした医師はプランのメンバー〔登録者〕の診療に同意した。〔従って〕偶々，救急入院が要請された医師の個別のアイデンティティは重要ではなく，医療プラン上，患者と医師は結び付けられて，「直接会って医師・患者関係に入った」のと同様の状況になっているとされている。(29)

---

　(27)　Hiser v. Randolph, 617 P. 2d 774 (Ariz. App. 1980) により示されている。

　(28)　Hand v. Tavera, 864 S.W. 2d 678 (Tex. App. 1993).

　(29)　864 S.W. 2d at 679.

4. 不法な診療拒否──反差別法との関係

　既述したように，医師は（そして，かなり限られてはいるが病院も）正当な理由又は不当な理由により，あるいは何ら理由なしに，患者の診療を拒否する実質的な法的裁量権をもつ。〔しかし〕幾つかの領域（それが本節の対象となる）では個別的に，連邦法により診療拒否が認められていない。その上，州でもしばしば同様の規制立法があり，「公共施設」に適用されている（病院をカバーするが，しばしば診療所には適用されない）。また，医療機関評価委員会（JCAHO）の認定基準においても，人種やその他の特徴（例えば支払財源）に基づく病院の差別的医療を禁じているし，連邦の病院に対する慈善的免税措置においても，支払能力ある患者に対する差別なき医療提供義務を課している。

a．公民権法第6編──人種及び民族

　1964年制定の連邦公民権法第6編は，連邦の財政的支援を受けるプログラム・活動において，人種・肌の色・国籍を理由に差別・排除・利益拒絶することを禁じている。(30) それ故に，連邦のメディケア・メディケイド・プログラム（1965年に制定された）に参加し，その他財政的援助を受けている医療施設が，明示的に差別を行うことは禁じられている。しかし第6編があるにも拘らず，人種又は性別による緩い形での差別的医療は疑いなく存続している。マイノリティの人々を主に対象とする病院の移転や閉鎖の決定を問題にするような事例においては，第6編は援用されている。しかし，医師に対して差別を禁ずる法律は事実上存在しないのである。

b．ヒル・バートン法上の義務

　ヒル・バートン（Hill-Burton）法は，第二次大戦後数十年に亘り米国の病院建設の財政支援を認めた法律であるが，その関連条文では，支援を受けた医療施設は担当地区のすべての人々が利用できるようにしなければならない旨義務づけている。(31) この「共同体的医療サービス」を義務づける規定では，

---

　　(30)　42 U.S.C. § 2000d.

支払能力ある患者に対して，人種・肌の色・国籍・信条その他「患者の医療サービスへの必要性とは無関係の事柄」によって差別を行うことを禁じており，また，そのような差別的「結果」となるような入院受入れ方針は認められないとしているし，さらにメディケイド・メディケア上の患者に対して病院へのアクセスを保障する旨要請している[32]。これらを見ると影響力が大きそうであるが，実際にはこれらの義務を強制するような努力はあまりなされていない[33]。

c. 障害者差別

　この領域では，2つの密接に関連する法律（その双方ともに医療の領域に止まらず，幅広い活動に適用される）が，急速に重要なものとなっている。すなわちそれは，1973年のリハビリテーション法（Rehabilitation Act）504条及び1990年のアメリカ障害者法（Americans with Disabilities Act）[35]である。エイズ問題により初めて障害者法の医療への適用が注目されるようになり，その後もHIV事例は生じて適用を受けているが，障害者差別法の医療への適用はそれよりもかなり広いものである。

　両法律で最もはっきりと異なっているのは規制領域の範囲である。すなわち，504条の方は連邦が財政支援する「プログラムや活動」（ここではメディケア償還を受ける病院は含まれるが，医師はおそらく含まれない）に適用されるのに対し，障害者法の方は種々の公共体に射程が及んでいる。つまり，連邦による財政支援さらに州・地方公共団体の支援を受けているか否かに拘らず適用され（同法第2編），さらに公共的施設にも妥当する（第3編）。さらにここで重要であるのは，後者〔障害者法〕の場合には「医療提供者の診療所，病院，その他のサービス施設」について適用されていることであり，医師個人の診療所も対象にされているのである。従って，504条は過去長期間妥当していたのでそれを巡る判例の方が従来は多いが，今後は障害者法の

---

(31)　42 U.S.C. § 291 c (e)(1).
(32)　42 C.F.R. s, 124. 603 (a),(c),(d).
(33)　一般的に，see, Kenneth R. Wing, *The Community Service Obligations of Hill-Burton Health Facilities*, 23 B.C.L.Rev 577 (1982).
(34)　29 U.S.C. § 794.
(35)　42 U.S.C. §§ 12101-12213.

方が適用範囲の広さゆえに，504条を凌ぐ重要なものとなってゆくであろう。

(1) 保護される階層

障害者差別事例のほとんどで，まず問題となるのは，個々の患者が〔法文で〕保護される階層に該当するか否かという点である。504条は「ハンディキャップのある者」を保護するとするが，さらに「物理的・精神的障害があるため，その者の主要な生活行動を実質的に制限する」場合，またはそのような障害についての「記録を有し若しくはその存在が推認される」場合であると，それを定義している。アメリカ障害者法の「障害」の定義も，(効果に関する文言の選択を別とすれば) ほぼ同様である。[36]

これらの字句は極めて広汎なものであり，単に偏見からのみならず危惧や作り話から生ずる差別に対しても保護しようとする連邦議会の意図を反映している。[37] そのような政策を承けて，最近（連邦）最高裁は，兆候の見られないHIV感染についても障害者法を構成するとの立場を示した。[38]

事案は，HIV陽性反応の患者につき，歯科医が自身の医院で虫歯を削り取ることを拒み，(病院の方が安全だとか，病院で行う特別の権限があるとの立証はないのに) 病院でそうしようとしたという場合につき，障害者法違反があると訴えたものであるが，裁判所は，症候の出ていないHIV感染であっても，感染時より法文上の「物理的障害」(①) に該ると述べている。原告の生殖能力は侵害されるから，生活における生殖及び性的関係の中心性に鑑みて，感染は「主要な生活行動に影響する」(②) とするのである。この「主要な生活行動」のカテゴリーが開かれた性質のものであることは，他の原告が，HIV感染により別の生活行動にも影響の出ることを主張することができる旨，判決が示唆するところにも示されている。そして裁判所は，結論的にHIV感染により，原告は（男性）の性的相手方にも感染リスクをもたらし (20～25%)，さらに妊娠・出産を通じて子供にも感染リスクを及ぼす (8～25%) ことを指摘しつつ，同人の生殖行動に対して「重要な制約」(③) を及ぼすと述べて，その際に「〔生活行動の障害によりもたらされる〕困難が克服できないもので

---

(36) 42 U.S.C. § 12102(2).
(37) School Bd. of Nassau County v. Arline, 480 U.S. 273, 279, 284 (1987).
(38) Bragdon v. Abbott, 118 S.Ct. 2196 (1998).

ないとしても」この③の要件は充たされることを強調するのである。

本判決(注(38))は，504条やアメリカ障害者法の下における HIV 陽性感染者の地位に関する司法・行政当局の過去10年間の一貫したコンセンサスを確認するとともに，重要なことは，法文が示すとおり「障害」に関する広汎な構成を推し進める点である。従って例えば，生殖が「重要な生活行動」であることが承認されることにより，医療保険者が不妊治療を保険対象から排除することは，障害者差別として攻撃されかねないこととともなるのである。

(2) 中心的規定

ハンディキャップや障害を認定することは第1ステップに過ぎない。504条は規制を受けるプログラムや活動が，「さもなくば資格のある障害者に対して，そのハンディのみを理由として」排除・利益提供拒否ないし差別をすることを禁じている。(39)「さもなくば資格がある」とは，個別的に事実に即した診断で認められるハンディキャップが「あるにもかかわらず」プログラムの要件を充たしていると言うことを意味している。当初プログラムや活動の要件に該当しなくとも，そのプログラム（活動）設営者が「不当な財政上・運営上の負担なく」または「プログラムの性格を基本的に変えることなく」，措置をとるなどして，「合理的な受け入れ」を認めるならば，「さもなくば資格がある」とされる(40)（その場合には，要件を充たすこととなり，設営者はそのようにしなければならない）。アメリカ障害者法におけるルールも，同一ではないが類似している。ある解説者は，この2法律の運用上の核心につき次の如くまとめている。〔すなわち，〕「資格のある」障害者を不利益に扱い，且，その結果として障害「に基づく」差別にいたるという行為を問題にするというように外見上別個の要件を課していても，通例それは一つのことを検討することに帰着してしまう。アメリカ連邦最高裁が指摘するように，(41)「さもなくば資格ある」者とは誰かということと，何が不当な「差別」であるかという両問題は同一の事柄の表裏をなしている。正統な資格を欠く者に対しては不当に差別されることもないのである。両法律の下では，合理的修正を加え

---

(39) 29 U.S.C. § 794.

(40) Arline, *supra* note 37.

(41) Alexander v. Choate, 469 U.S. 287, 299 n.19 (1985).

て当該プログラムの「本質的な」（又は「必要的な」）資格要件を充たす者は，医療などのサービスを受ける「資格を有する」のである。

障害者法の鍵となる問題は結局，ある者が利益・サービスにつき「さもなくば資格ある」か否かの判定であり，この基準の古典的適用例は，教育及び雇用へのアクセスに関するものであり，そこには次の2つの顕著な特徴がある。すなわち第1に，利益やサービスが，その設営者により示される文言の下で一般的に一定の資格ある人により利用されることが暗黙に前提とされているということであり，第2に，障害は利益・サービスを受ける理由ではないので，当該個人が，障害にも「かかわらず」，（相応の修正を施しつつも）同資格を備えているかどうかを問うことが一貫しているということである。

医療の領域では，ある個人がその障害とは無関係の問題につき医療へのアクセスを求めているような場合に，このような分析は論理的に充分適用できる。例えば，中耳炎の患者を診療していた医師が，その者がHIV陽性だと知るに及んで，その後医学的に要請されている手術を行うのを拒否したという場合がそれにあたる。〔そして上記分析をあてはめれば，〕①耳の手術の利益は一般的に一定の条件の下でそれを必要とする人々が受けられるのであり，そして，②当該患者は彼の障害（HIV感染状態）とは別の状況につき医療を求めているから，合理的な調整の下で（ここでは彼の感染及び免疫システム弱化に対する措置を採った上で），障害にも「かかわらず」，その医療利益を受ける資格を有しているか否かを問うのが一貫していることとなる。

しかし，障害がまさに医療へのアクセスの必要を生んでいる事例では，これが「さもなくば資格ある」につき一貫したアプローチとは言えない。例えば，多くのアルツハイマー患者を抱えるナーシング・ホームが，徘徊して暴力的な65歳のアルツハイマー患者に対して当該ホームがそのような患者の医療介護には十分のスタッフを備えていないことを理由に入所を拒否したという事例を見てみると，そのナーシング・ホームが現実に提供している医療サービス（即ち，非暴力的なアルツハイマー患者に対する医療）を額面どおり

---

(42) Philip G. Peters, Jr., *Health Care Rationing and Disability Rights*, 70 IND. L. J. 491, 507 (1995).

(43) Glanz v. Vernick, 756 F. Supp. 632 (D. Mass, 1991).

(44) Wagner v. Fair Acres Geriatric Center, 49 F. 3d 1002 (3d Cir. 1995).

受け取れば,原告が求めたサービス(即ち,暴力的な患者に対する医療)は端的にホームが一般的に一定の資格ある者に対して提供するサービスではなかったこととなる。そしてかように捉えると,「さもなくば資格ある」に関する分析の第1の要件が充たされないことになる。これにつき積極判断を下した陪審の立場を裁判所が支持するには,司法的に有資格階層を定義し直して,暴力的患者であってもホーム入所が認められるべきであると判断しなければならない(それはホームの不合理な費用負担なく受け入れられるとの証拠があれば,支持できる結論である)。しかしながら,有資格につきかかる拡張された立場を採ったとしても,伝統的分析の第2の要件が一貫しないものとなるのである。つまり,「アルツハイマー病に罹患しているという事実『にもかかわらず』,その患者が,あらゆる種類のアルツハイマー患者を引き受けるナーシング・ホームにおける医療に対し資格があるか」どうかを問うことはナンセンスであろう。

このような事例につき,もっと意味のあるアプローチを採る幾つかの裁判例も見出しうる。すなわちそこでは,医療提供者が障害者であることだけを根拠として医療利益を施すのを拒否することを禁じようとする。つまり,ある医療上の利益につき「さもなくば資格がある」とは,「障害の存在を別とすれば,その医療利益につき資格を喪失させてしまう何らの因子(善意の医学的理由以外のもの)も存していないこと」だとされるのである。[45]

5. 診療義務に関するその他の根拠

a. 憲法上のアクセスの権利

政府には医療を財政的に支援する連邦憲法上の義務はないことは,はっきりしている。妊娠中絶に関する裁判例でも,「憲法は合衆国に貧窮者の医療費の支払を義務付けてはいない」点明言しているし,デュープロセス条項(第[46]

---

(45) Woolfolk v. Duncan, 872 F. Supp. 1381, 1389-90 (E.D.Pa. 1995)(HIV 感染につき医療を求め,それに基づく差別が主張されている)。この決着の付いていない問題に関する示唆深い検討を行うものとして, see, Mary A. Crossley, *Of Diagnoses and Discrimination: Discriminatory Non-Treatment of Infants with HIV Infection*, 93 COLUM. L.REV 1581, 1645-54 (1993).

(46) Maher v. Roe, 432 U.S. 464, 469 (1977).

14修正）は伝統的に個人を政府の不当な介入・干渉から保護する（「消極的」自由論）として捉えられ，国家からの支援・利益を受ける権限（「積極的」自由論）を生み出すものではないとされている。[47]

消極的自由の侵害は，医療規制の多くの場面で主張されうるだろう。〔例えば〕ある判決例[48]では，医療決定への州の不当な制限から自由になる憲法上の一般的権利を認めて，許可された医師のみ鍼治療を行うことができるとした法律を，医学的治療を受けるか否かについての患者の権利（これはロウ判決で認められたプライバシー権にも包摂されるとする）の侵害となるとして排斥した。しかしほとんどの裁判例においては，合理的正当化のみを要求するに止まり，ともかく健康増進は差し迫った国家の利益だとされて，前述のような議論はほとんど成功していない。例えば，無害ではあろうが効きめがないとされる代替的な癌セラピーに対する州の禁止規制を判例は支持している。[49]

（幾つかのヨーロッパ諸国とは違って）アメリカ合衆国では，憲法上の一般的な医療への権利は認められていないが，「国家が医療の提供により，貧困問題を部分的に軽減しようと決めた際には，利益提供の仕方は，デュープロセス条項及び平等保護条項による憲法上の制約に服する」とされる。[50]従って，公的に財政支援を受けている病院は，診療患者及び医療サービス提供に関して恣意的差別をすることはできないことになる。[51]

「消極的自由」のみが一般的に憲法的保護を受けられるとする原理に対する別の例外としては，国家が個人に対して「コントロール」を行う場合を挙げることができる。つまり，施設収容される人々，とくに精神障害者の治療に

---

(47) E.g., Wideman v. Shallowford Community Hospital, 826 F. 2d 1030 (11th Cir. 1987). See also, Deshaney v. Winnebago County Department of Social Services, 489 U. S. 189 (1989)(上記に対応して述べている。父親による子の虐待のケースである).

(48) Andrews v. Ballard, 498 F. Supp. 1038 (S.D.Tex. 1980).

(49) People v. Privitera, 591 P. 2d 919 (Cal. 1979). Cf. United States v. Rutherford, 442 U.S. 544 (1979).

(50) Maher, *supra* note 46, 432 U.S. at 470.

(51) See, Memorial Hospital v. Maricopa County, 415 U.S. 250 (1974)(一時的居住者に対して，カウンティの医療サービスを拒絶することは違憲だとする).

対する権利を巡って有名な判決例が出されている。連邦裁判所は，患者を非任意〔強制的〕に治療目的で収容して，治療を行わないことは違憲になると判断している。最も著名な事例は，アラバマ州立病院が持続的に何らの意味ある治療も行わなかったとして，その運営を直接的に問責したフランク・ジョンソン判事の議論多い行為である。その他収監されている者も，その拘束ゆえに，残酷で異常な処罰の禁止条項（第8修正）の下で一定の医療への権利を有するとされる。

b．患者の権利

患者のアクセス権の最後の法源は，いわゆる患者の権利章典である。病院は，JCAHO（医療機関評価委員会）の設定基準を充たすために，医療へのアクセス・患者の尊厳・守秘義務などの患者治療に関する種々の事柄について諸宣言を採択しなければならず，こうした宣言は自主的に示されたものとは言え，裁判所はおそらくそれに病院と患者との診療契約関係の一部をなすものとして法的拘束力を付与するであろう。さらには，これらの宣言が自主的で任意なものでないとする州も幾つか存在する。例えば，ミネソタ州は強行的な（患者の）権利章典を定めるようにする司法管区の一つである。また連邦レベルでは，メディケアやメディケイドの財政支援を受けるナーシング・ホームの患者に関しても，詳細な保護規定が適用される。

近年は管理医療が急速に成長を遂げて，医療プランにつき，転医の制限，填補の範囲限定，保険対象とならず提供されない診療に関する情報の不開示（いわゆる「さるぐつわ」条項（gag clause）の問題）など，種々のメカニズムによる，購入者〔患者〕の医療アクセスの制限が懸念されるに至っている。その結果として，患者の新たなアクセス権を提案し，立法化しようとする各州の立法活動が無視できない動きとなり，そうした法律では，通例，広範な医師選択が求められ，填補を制限する決定に対する不服申立の手続を提供し，

---

(52) O'Connor v. Donaldson, 422 U.S. 563 (1975).
(53) Wyatt v. Stickney, 325 F. Supp. 781 (M.D.Ala. 1971); 344 F. Supp. 373 (M.D. Ala. 1972).
(54) See, Estelle v. Gamble, 429 U.S. 97 (1976).
(55) メディケアについては，42 U.S.C. § 1395i-3, メディケイドについては，42 U.S.C. § 1396r.

さらには，医師の患者との交流を限定することを禁じている。また本書執筆の時点では，連邦レベルでも諸種の形で類似の患者の権利立法が考案されている状況にある。

6. 診療関係の終了

　本章は，医師の職業上の義務は診療関係の形成とともに生じ，それが適切に終了されるまで継続するとの指摘を皮切りに始められたが，その関連では，患者の「放擲」（放置）は意図的な診療の不適切な終了に用いられる用語であり，これに対して医療判断の誤りによる終了は通常の医療過誤法の問題となり，この両者の区別はしばしば混同される。

　診療関係が存在する場合には，医師又は病院は必要なあらゆる医療の提供をすることが要請されており，それが終わるのは，同関係が(1)患者又は(2)医療提供者により終了するときであり，後者の場合には，患者に対して適切な通知がなされ且代替の医療確保の機会が提供されることが「放擲」に関する法により求められている。放擲法は，通常理解されている以上に許容度がはるかに広いのであり，医師又は病院の患者放置の自由に対する唯一の明示的な制限は，手続的な通知要件なのである。伝統的に理解されている如く，放置を巡る法においては放擲の理由は問われないから，同法の実質的内容は実際上ないのである。すなわち，放擲法に関する限り，医師は適切な通知をするだけで，引退や休暇，さらには患者の好き嫌いを理由に診療を中止することもできるのである。

　患者に対する通知及び代替的医療の機会の適切さを巡り問題が生じないようにするために，慎重な医師は実際には代替医療の調達のために積極的な措置をとるのが通例である。つまり，休暇をとる医師は提携医師に自分の患者を引き受けるように取り計らい，また引退する医師は通常，所定の特定医師が引き受けることに同意している旨，患者に伝えようとする。同様に周到な病院も，疾病患者を放擲することはせず（充分な通知をすれば放り出すというわけでもない），当該患者が転送されうる代替の施設を用意することまで行おうとする。

　このような実際的な調整措置は，放擲法上の不確実性をもたらしている。すなわち，この領域の法は，黙示の契約上の引受ないし信認上の責任の観念

に依拠しているために，その明確な外延は固定的に定められているわけではないのである。従って，判例法は州が異なれば相対立する立場を示しており，単なる診療終了の通知だけで足りるとするか，それとも医療提供者に代替的医療の調整まで要求するかについては見解が分かれるのである。

この点は，医師や病院が受ける医療費償還上の制約が益々厳しくなるという今日的状況においては深刻な問題となってきている。〔例えば，〕医療関係者は，患者の保険が終了または当該治療をカバーしないために，医療を終えようと考えるかもしれないが，そのような場合に，患者が（終了の旨）「通知」され，そして不服申立の権利が与えられれば，放擲法理の通常の手続的要件を充たしたことになるのだろうか。それとも，原告は新たな法理を生成して裁判官に働きかけて，同法理に実質的要件を読み込み，支払能力を理由に診療を終了することを禁ずることができるであろうか。

3つの裁判例が，「経済的放擲」の合法性の問題につき，相異なる曖昧な光を投じている。まず第1の事例において，裁判所は以下の事実の下で原告の主張を認容した。すなわち事案は，バッジ医師が，リックス氏に対して，手が感染・化膿しているため病院に行くように勧めつつも，自らの診療を中断して，同人〔リックス氏〕が過去の診療代金を支払わないことを理由にそっぽを向いたというものであり，この判決は，評釈者により，経済的不払いを理由に患者を放置することは違法だという命題を示したものとして，しばしば引用されている。しかしながら，本件の事実は経済的放擲の一般的禁止を支持するものではなく，むしろ本判決のレイシオ・デシデンダイ（真の判決理由）は，医師に他の医療機関にかかれるように充分な通知を行い，診療途中の重篤な状況下で放置することのみを禁ずるという純粋「手続的」な放擲法理とも完全に整合的なのである。

このような見方を支持・補強するものとして，近時の放置に関するリーディングケースがあり，そこでは裁判所は，代替的医療が利用できない状況であるにもかかわらず，非協力的な患者の診療を中断した医師を支持したのである。本件は，腎臓透析患者に関するもので，同人はしばしば遅くに不定期に麻薬使用の泥酔状況で現れ，しかも下品で粗野な言葉を用いて，ときに

---

(56) Ricks v. Budge, 64 P. 2d 208 (Utah 1937).

(57) Payton v. Weaver, 182 Cal. Rptr. 225 (1982).

卑猥にスタッフをののしるなど破滅的な行為を行ったという事案であった。そしてウィーバー医師の代替的機関をさがす試みは成功しなかったものの,判決では,「診療終了の意思につき充分な通知がなされて,医師の義務から解放された」と述べられたのではあるが,本判決が純粋手続的な放擲ルールを採っていると断ずることはできない(なぜなら,本件事案は,治療中断の決定についての実質的正当化理由をも示しうるものであるからである)。

3つ目の事例では,裁判所は,精神病院が青年期患者の保険が終了するからとして,その退院を促し,その結果として3週間後に患者が自殺したという事例につき,同病院は医師の医療判断に対する不法な介入・侵害を行ったと論じた。本判決の意見では放擲法理には触れられていないが,保険が終了するときに患者を退院させるという病院の「政策〔方針〕ないし実践」につき検討がなされており,本判決には前記判決と同様の不確実性が含まれている。すなわち,病院の責任が肯定された根拠が,本件退院の方針がそれ自体として不法であるからなのか,代替的医療を確保すべく患者の不安定な状況につき両親に充分な通知をしなかったという手続に問題があるためなのかは,われわれにはよくわからない。そして,そのような完全な通知がなされたとしても,経済的理由から退院させられた患者は代替的医療を求めるのに困難を伴うことも予測されるところなのである。

B 診療関係の法的内容

本章の残りは,診療関係が形成されたときに生ずる法理にあてることとする。すなわち,守秘性やインフォームド・コンセント(利益の対立・相剋も含む),さらには診療義務の契約的修正などが,その具体的中味である。そしてこのような法理の各々における医師の義務は,診療関係の信認的性質によって形作られることとなっている。

1. 診療関係の中核としての信認的性質

---

(58) Muse v. Charter Hosp. Winston-Salem, Inc., 452 S.E. 2d 589 (N.C. App. 1995), aff'd mem., 464 S.E. 2d 44 (N.C. 1995).

「信認」関係は，種々の法的・社会的領域で存在しており，信認義務は個別的な一法理というよりむしろ一般的な不法行為法・契約法の高められた局面として現れるものである。そして受託者は，その法的義務を履行するにあたり，高度の忠実・注意・配慮の義務の基準を充たす必要がある。⁽⁵⁹⁾

診療関係においては，患者はしばしば疾病により依存心も強くなり体力も減退して，患者の福祉，時には生命にとって重要な知識・技能の複合体を会得する専門家〔医師〕からの医療を求めることとなり，彼（彼女）〔患者〕は自己の診療につき医師を信頼し，診療に際してはしばしば親密な情報の共有及び身体的・精神的なプライバシーへの深い侵襲が要請される。〔かくして〕これらの特徴からして，診療関係は信認関係の射程に入ることとなり，裁判所も一貫してそのように判示している。すなわち，「患者の医師に対する信頼により信認的関係があり，伝統的にそこでは，距離を置いた取引上の義務以上の義務が求められてきた。患者自らの福祉についての情報に関する医師への依存度は，企図されている診療との関連で，ほとんど卑屈とまで言えるほどである。」⁽⁶⁰⁾そして，このような特質ゆえに，本章の残りで考察する諸法理の共通の基礎が形成されるわけである。

2. 秘匿性（守秘義務）

秘匿性は診療関係の信認的内容の中心的要素であり，本節ではそれが保護する価値・法がそのために認めている手段，他の競合する諸価値との間の緊

---

(59) BLACK'S LAW DICTIONARY (6th ed.) (West, 1990) 625-626,298 では，「信認」につき以下の如く説明されていて，有益である。すなわち，①「用心深い誠実さ及び率直さ」，②引き受けた義務との関連で，「他者の利益を第1次的に考えて」行動する責任，③自己の利益を他者の利益に服従させること，④支配力・影響力を行使する他人の高潔・誠実さに由来する「信頼・信認」に基礎づけられる関係，⑤法律で賦課される義務の最高基準，⑥信託統治。また少し弱い形での信認的地位は，一方の圧倒的影響力があり又は他方に弱さ・依存性もしくは信頼が正当に生ずる場合に生れる，「信頼関係」(confidential relation) と呼ばれるところに存在するとされる。これらの観念と，通常の距離をおいた市場的関係とを対比してみよ。

(60) Canterbury v. Spence, 464 F. 2d 772 (D.C.Cir. 1972).

張関係について検討する。

a．患者に対する義務

　医的診療における秘匿性の期待は基本的なものであり，患者及び医療供給者双方とも一般的にそれが守られるべきことを前提としており，個別的に議論がなされているわけではない（もっとも臨床精神療法医は，セラピーを始めるに際して，一定の情報は秘匿できない旨通知している）。守秘義務は，医療倫理の基礎的原理であって，ヒポクラテスの誓い[61]及びアメリカ医師会の医療倫理原理[62]のいずれにおいても承認されている。

　医療上の守秘義務遵守の主な理屈づけとしては功利主義的なものがある。すなわち，守秘性〔秘匿性〕は，それがなければ苦悩の元となる疾病の漏洩に対する恥ずかしさ，当惑，恐怖などから医療にかからなくなるであろう諸個人に対して，受診することを促すこととなると考えられる。そしてこのことは疾病患者及び健常者（将来的な疾患に対する診療にあたり同様な保護を受けられることの保障が与えられることによる），ひいては公共の健康が改善される形で，社会全体を益するとされる。哲学者のS.ボクは，秘匿性遵守のための付加的な，しかしヨリ一般的に適用される3つの理由を挙げており，それはすなわち，第1に，個人情報に関する自律性の利益の承認，第2に，秘密を持ち，さらにそれを共有する――つまり，開示及び関係的親密性の尊重――ことの正統性，及び第3に，開示しないことを約束したことの行為から生ずる特別の義務ということであり[63]，これらの理由から，守秘義務は，種々の法源によって保護されているのである。

(1) 判例法上の保護

　医療提供者による患者情報の権限なき開示に対する救済には種々の理論が用いられており，例えば，感情的損害〔苦痛〕の誘発，医療過誤，信頼関係

---

(61)　「わが職業の遂行過程において，私が見たり聞いたりするものが，……広く公表されるべきもので……ないならば，私は決してそれを明かさず，神聖なる秘事として保持する。」

(62)　「医師は……法の制約の範囲内で，患者の守秘を確保する。」

(63)　Sissela Bok, Secrets: On the Ethics of Concealment and Revelation (Pantheon, 1982) 119-124.

及び信認的義務の違反,プライバシーの侵害,契約違反などがある。このような多様性は,個々の管轄により,いかなる理論がもっともふさわしく通用しているかについての考え方が分かれているという不確実性を反映するものであろうし,さらに,鑑定証言が必要とされる(例えば,医療過誤上の請求)か否か,損害賠償の利用可能性,賠償額の上限の存在,及び期間制限などとの関連での戦略的考慮も関係しているかも知れない。〔例えば〕不法行為上の請求がなされた場合,裁判所は,守秘義務が,確定した法政策により強制できるものとして確立されていることを要求し,前述のような職業的倫理基準やその管轄内の法律規定の検討がなされて,同義務及び限界の証拠が探られることとなる。

(2) 法律上の保護

多くの州の〔医療機関〕許可法律では,患者の信認違反が職業的にあるまじき行為となるとして,その場合医師は懲戒や許可取消に服すると規定されていて,そのような法律においては,違反とするには故意まで要求するか,単なる過失による開示で足りるとするかについて立場が別れているが,例外を認めることについては一般に認められている。

さらに,ほとんどの州で証拠法上のルールとして所定の医療提供者(通例は医師及び精神療法医)が患者の信認〔秘匿〕情報を開示することが禁じられており,かかる「特権」的ルールは,司法手続における証言及び診療記録の開示・証拠提出に関してのみ一般的に適用されることとなっている。従って,それによる患者の守秘保護は限定的なものに止まる。訴訟においても,いかなる職業専門家に守秘特権が適用されるかにつき立場が別れており,さらに,患者によって簡単に放棄されるし,また多くの例外にも服しているのである。連邦証拠規則上は医師・患者の守秘特権は認められていないのであるが,最近連邦最高裁は精神療法医と患者の守秘特権を同規則501条の下で認めるに至っている。

---

(64) Humphers v. First Interstate Bank of Oregon, 696 P. 2d 527 (1985) 及びそこで議論されている諸判決を参照。

(65) See, e.g., Buchanan v. Mayfield, 925 S.W. 2d 135 (Tex. App. 1996)(歯科医師とのやりとりについては,守秘特権は適用されないとする)。

疾病(及び問題)に特化した法律により,守秘義務が定められる例が近年拡張してきている。すなわち,HIV患者に対する差別・排除への懸念からHIV保護立法をする州は多いし,連邦法では,連邦支援の麻薬・アルコール治療プログラムの患者記録について,守秘要件が課せられている。さらに,半数以上の州で,保険者及び雇用者による遺伝情報の差別的使用を巡る立法が近時なされてきており,連邦的な規制立法もあり,遺伝情報の保護の適切さ自体についても一般的に多くの議論があるところである。そして,このような保護法律との関係で,立法の射程が明確でないこともしばしばである。

これらの種々の保護法律のパッチワーク的性格及び医療情報の増殖・コンピュータ化により,包括的な医療プライバシー法をできれば連邦レベルで構築する努力がなされることが切に求められている。

b. 第三者の保護義務及び守秘性の限界

状況によっては,医療提供者は診療関係外の第三者に対する義務を負い,それは患者に対する義務と拮抗する重要な利益・価値から生ずるものである。その拮抗する義務に応じないと民事(さらには刑事)的責任を負いかねず,逆にそれに応ずることは時々(不可避的にではない)患者への守秘義務に反することが求められる。大雑把に言って,適用されるルールは三種のものに分かれ,そのうち2つは法律によるもので,残りの1つは判例法である。

(1) 法律上の報告義務

最もよく知られた以前から確立している例外は,種々の伝染病に関する州の公衆衛生局への報告義務である。いかなる場合がそれに当るかは州によりいくらか違っているが,エイズも——そして多くの州ではHIV感染だけでも——近年は報告義務の場合に加えられている。子供・老人虐待,アルコール・麻薬濫用,及び州によってはコントロールできない癲癇の運転免許者に関す

---

(66) Jaffee v. Relmond, 116 S. Ct. 1923 (1996).
(67) 42 U.S.C. § 290dd-2.
(68) E.g., Doe v. Marselle, 675 A. 2d 835 (Conn. 1996) (HIV情報の「意図的な」開示は,認識及び故意を意味して,単なる不注意の場合にはあたらないが,患者への加害の意図まで求められていないとする).

る報告もこの部類に属する。報告の場面が医学的診断の専門家の判断だけに依存しないときには，法律上の報告義務はその他の医療提供者や時には素人にも及び，そうした場合には，守秘義務との緊張関係は弱められ又は消滅するかも知れない。〔ともあれ〕そのような報告義務が課せられる所以は，公衆衛生局を通じて当該個人及び社会〔共同体〕を保護するところにある。

　これらの報告を義務づける諸法律では，時々明示的に守秘〔信認〕義務違反による患者に対する責任が免じられることが定められており，ともかく，患者の状況からして明らかに報告義務が課せられるときには，そのような免責が黙示的に推認される（もちろん，この免責にも拘わらず，実際問題として，この開示要求により診療関係が害されることは充分予想されるところである）。幾つかの法律によれば，報告を懈怠すると，民事的・刑事的制裁を受けうるとされ，報告しなかった医師はそれだけで被害者に責任を負うことになろう。

　第2の部類の強制的報告義務は，単なる事故とはみられない刀創・銃創の場合に生ずる。ここでの政策目的は，継続的・将来的加害に対する第三者の保護というよりも不法行為者の捕獲及び科罰という点にある。本場合には，それほど守秘違反を基礎づける切迫性はないと論ずることもできようが，他方で，秘匿性を保護し診療を促す用具的目的も――そのような暴力的加害の場合には被害者は（他の緊急の場合と同様）必要性に迫られて治療を受けることが多いであろうから――ヨリ弱い程度にしか侵されないとも言えよう。

(2)　第三者保護の判例法上の義務

　法律上の義務を欠いていても，第三者を保護する法的義務は，判例法上，患者の状況が他人に重大なリスク・危険をもたらす場合には常に生ずる[69]。例えば，伝染性の疾病に罹患する患者，暴力的な精神病患者，さらには医学的理由からの運転障害者などがそれにあたり，かかる状況の判例法上の解決はきわめて難しいことが多い。第三者に対する義務の存否及びその射程はしばしば明らかではなく，加えて，この義務が守秘義務と対立・拮抗する場合には，緊張関係はとても大きく差し迫ったものとなり，信頼破壊が診療関係にもたらす帰結は正に破壊的である。その場合，実際のところ医師には何ら法

---

　(69)　Tarasoff v. Regents of University of California, 551 P. 2d 334, 340 (Cal. 1976).

的に安全な方策が残されていないことがしばしばである。

　最初に断っておきたいのは，こうした判決例は間々第三者に警告する義務を課したと説かれるが，本カテゴリーはむしろ第三者の保護義務に関わるとして捉えた方がよいということである。何となれば，この義務履行のために必要又は十分な手段は直接の警告以外にもあるからであり，そのような手段をとるときには守秘義務を侵すこともないかも知れない。

　概括的に言えば，医師が第三者に損害賠償責任を負うのは，以下の3つの要件が満たされる場合である。すなわち(1)まず当該医師の患者から何らかの形で生ずる，認識され又は合理的に予見可能な危険があり，(2)第2に，それが1人又は予見できる複数の第三者(必ずしも個々に判別できる必要はない)を危険に陥らせ，原告もその一員であること，そして(3)第3に，医療提供者〔当該医師〕が合理的な保護行動をとらなかったということである。第1の要件は，義務の存在をもたらすものと考えることができ，第2の要件では義務を負う相手方当事者を決定し，そして第3の要件では義務の射程を決するものである。

(a)　義務の基礎——「危険」かそれとも「特別の関係」か

　よく知られた基本的な不法行為ルールとして，単に他人が回避できる危険に直面していることを認識している（又は認識すべきである）ことを理由として，その他者のために保護行為を行う義務を負わないというものがある。〔しかし〕判例は歴史的に，「特別の関係」についての例外を認めて，第三者の利益のために行動をコントロールする義務を肯定している（例えば，精神病入院患者と病院との関係）。実際にも（しばしば注意深い説明なしに），裁判所は広範な様々な場面で保護義務を認めており，患者の危険性と医師の保護措置能力とを混合させた正当化——すなわち，「特別の関係」よりも上記類型論における「危険」という用語を用いたそれ——を行っている。

　事例としては，①伝染性疾患に罹る外来患者と医師の関係（裁判所は介護者及び家族の人々に，その疾患のリスクを警告すべき義務を課した），②危険な精神病外来患者と医師との関係（著名なタラソフ判決（注(69)）に始まる

---

(70)　一般的には，RESTATEMENT (SECOND) OF TORTS §§ 314, 315 (1964) 参照。

(71)　Bradshaw v. Daniel, 854 S.W. 2d 865, 871 (Tenn. 1993)（諸判決を検討している）．

が，そこでは，第三者の保護義務を臨床精神療法医に適用しているところが新しいが，実際には，上述の伝染性疾患の外来患者の事例を先例として依拠している），③さらには自動車運転能力に支障をきたす医学的状況にある患者と医師との関係に関するものがある。近時の裁判例は，医師・患者関係はいかなるものであれ「特別な」ものであり，危険の種類・程度に関わりなく保護義務が生ずるとの立場を示唆している（注(69)(71)判決参照）。この定式化によれば，危険の種類を問わず，それに対して第三者を保護するという開かれた医師の義務が課せられている。また，医師が現実に危険を創出してい・る場合には（例えば，運転能力を一時的に害する薬剤の投与），裁判所は時々「特別の関係」を認定する必要がないとする。

　最近の裁判例は，患者が第三者に対して何らかの個人的な物理的危険性をもたらしかねないという要件を超えて〔＝緩和して〕，単に他者が（その由来はともかく）危険にさらされていることを認識し又は推測する場合には，医師の義務が生ずるとしている。すなわち，ブラッドショー判決（注(71)）は，非伝染性の疾患（ロッキー山紅斑熱）により死亡〔した患者〕に関するものであるが，裁判所はそれにも拘わらず，その医師は患者の妻（その後に同疾患で死亡している）に対して，その疾患を人間に伝搬するマダニが「集中発生」する傾向があり，彼女もまた危険であったことを警告すべきであったと述べている。また最近の２判決は――急速に登場している問題の先駆的なものであるが――遺伝的問題につき家族に対する類似の保護義務を認めている。[72]この問題は，そうした保護義務と「知りたくない権利」（これは，遺伝的問題の家族史ゆえに罹病に直面することからの精神的もつれを回避するために多くの人々が主張しうることである）との潜在的緊張関係ゆえに，とりわけ厄介である。この緊張関係の解決のために，医師はおそらく，現実の開示に先立ち家族史に基づく遺伝的知識を望むかどうかを家族メンバーに尋ねる方式を発展させていくであろうが，それすらも，患者の信頼又は知りたくない権利を侵すことは充分予想されるのである。

---

(72)　Safer v. Estate of Pack, 677 A. 2d 1188 (N.J. Super. 1996)（医師は，家族メンバーに対する警告義務を負いうるとする）; Pate v. Threlkel, 661 So. 2d 278 (Fla. 1995)（家族に対する義務が肯定され，患者へのアドバイスによりその義務は履行されるとする）.

医療提供者が正確に（患者の）危険な状況を探知し診断するという義務は，職業人の過失基準——すなわち，医療提供者がその状況及び危険性を「知り又は知るべきであった」か否か——により判定され，これは通例専門家証言を必要とする検討事項である。〔もっとも，〕タラソフ判決（注(69)）の事案の場合（精神病による暴行），多くの精神科医及び精神療法医は，職業人が正確に危険性を予見する能力を有するかを疑うかも知れないが，しかしながら，ここで問題とする〔過失〕基準は，正確な予見まで要求せず，単に「過失なくして」——職業人的注意基準に従って——なされた予見であることが求められるにすぎない。

　第三者保護義務の継続的拡充は，前述の「救済」エトス[73]により導かれてきたのであろう。すなわち幾つかの場面では，第三者の保護の要請は充分に強い道徳的主張を伴い，裁判所は伝統的な不法行為ルールや強く拮抗する患者守秘の価値にも拘わらず，行為義務を認めることにもなりうるのである。

(b)　予見可能な原告

　医師の義務は，いったん認められると，合理的に予見できる原告に及ぶ。多くの場合，このような原告となるのは，既に知っている1人ないし数人の特定個人である。例えば，精神病的危険性があるとき，特定個人への脅威がしばしばある（タラソフ事件（注(69)））。また，伝染性疾患の場合には，近親家族及び介護者が，危険に晒される主な人々であろう。そのような場合には，加害の切迫性及び保護義務を課す合理性は，多分明らかで充分に理解できるものである。

　しかしながら，すべての場合において保護される原告に該当する個人は，現実に既知のものであったり，個人的に特定できたりする必要性はなく，例えば，障害ある運転手は，路上のすべての運転者，乗客，歩行者に危険をもたらす。もっとも，医師の第三者保護の義務は広く社会全体に及ぶわけではなく，状況毎に保護される集団の範囲を特定する合理的限界が自ずと存在するであろう。そしてまさに，誰が合理的に保護されるかに関する多様性は，最後の要件である保護義務の履行の態様と関係してくるのである。

(c)　保護義務の履行

　まず注意したいのは，患者の守秘義務に違反しない措置でも，この医師の

---

(73)　本章 A. 2b.

保護義務の履践となることも度々あるということである。具体的には，視力がひどく減退した高齢の患者に対して，医師が私的に自動車運転を断念するよう説得することもあろうし，また HIV 陽性の患者には安全なセックスや禁欲，麻薬針の共用の禁止について説くこともあろうし，遺伝子異常がある者に対しては，その家族特有疾患の特質を述べて，その近親者への開示については本人の判断に委ねるとすることもあろう。〔しかし〕他方で，保護義務の履行には守秘義務違背を伴う場合もあることも確かなところである。つまり，視力障害者であるのに任意に運転をやめようとしないとき，また，HIV 陽性であるのに安全な性生活を拒否するとき，精神病患者が前の愛人に危害を加えようとしているときなどがそうである。そしてかかる場合には，守秘義務と保護義務とは不可避的に矛盾相剋することとなり，相対立する義務のスキラとカリブディス〔シシリー島沖合の危険な岩と渦巻き〕の関係が現前化することとなる。

　もっとも，このようなときでも守秘義務違反の細かな態様〔方式〕は状況に応じて異なるであろうし，個々の個人に対する「警告」が必要でも有用でもないことはあろう。すなわち，①視力障害の運転手の場合には，医師は配偶者や子供，そして道路交通部局に連絡をとることとなり，そもそも全ての運転者・歩行者に「警告」することなど無理であろう。②また HIV 患者については，医師がその愛人又は州の衛生局（州によっては，ここが「パートナーへの連絡」や人的関係の調査につき責任をとることとなっている）と連携をはかるであろう。HIV のような伝染性疾患の場合に，性交渉の複数の相手方・感染に晒される人々につき医師につきとめる責任を負わせることは合理的ではなかろうから，州の公衆衛生局に保護義務を代替的に負わせることはまさに論理的であるのである。③さらに精神病患者の場合には，医師は直接的に潜在的被害者に警告したり，警察の助力を得ようとしたりするであろう。要はタラソフ判決（注(69)）が認める如く，保護義務の履行には——それが守秘義務違反になるときであっても——警告それ自体がアンブロックに求められるのではなく，「当該状況において合理的に必要だとされる措置」が要請されるのである。

　〔しかし〕こう考えたとしても，何が「正しい」選択肢〔対処措置〕なのかに曖昧さがあり，また各決定につき責任が問われかねないという意味で，安心できるわけではない。〔従って〕この領域では，各々に対処措置を善意で講

じた医療提供者については法律で免責するというやり方が有効であろう。つまり，医師は患者の守秘義務違反の主張からも，第三者の保護措置義務違反の主張からも保護されて，その代りこの「緩衝的ルール」に拠るならば，最も望ましい対処行動を巡り，注意深く検討し，代替選択肢を調査し，さらには（匿名による）倫理的相談を行ったことなどを立証することが（免責要件として）要求されているのである。州によっては，そのようなルールを，HIVに関わる行動だけに特化させて立法しているが，この種のルールは，他の場面にも立法的に拡充しうるものである。さらにまた，判例として裁判所が同様の免責を創り出すこともできようし，選択肢相互に優劣を認めるときには当座の事例における不公正を回避するために，将来的な責任ルールを宣言するということもありえよう。

3. インフォームド・コンセント

過去数十年間に亘り，おそらくインフォームド・コンセント法ほど学問的関心を集めた医事法理は他にはないであろう。そしてその理由の1つとしては，診療関係の法的内容を定める際にそれが中心的役割を演じていることが挙げられよう。

インフォームド・コンセント法理の背後にある中心的価値は自律である。医師に情報を開示させ，患者が複数の合理的な医療の選択肢を了解しつつ選択することができるようにさせることで，インフォームド・コンセントは患者にその医学的治療のコントロールを得させようとするわけである。本ルールは信認法の背後にある代理原理を反映しているのであり，医師は情報やアドバイスを患者に提供するエイジェント〔代理人〕なのである。それにより患者は自己の個人的選好・利益に応じて採るべき医療を決めるというわけである。

よく指摘されるように，自律を志向する裁判官・弁護士・法学者により主張されるインフォームド・コンセントの法理・要請と医療実務の現実（そこでは，恩恵などの拮抗する価値も認め，また多くの場合にインフォームド・コンセントの目的達成の有効性を疑う）との間には相当の緊張関係がある。本法理の中心的前提は経験的に疑問視されうるのであり，例えば，患者の関連情報の咀嚼・吸収能力に問題があり，また人々が自らの医療決定を現実に

望むのかどうかも怪しく，さらに，相異なる集団・文化間及び特定個人による医療決定において自律が主たる価値として重視される程度にも限界があるという具合である。そしてインフォームド・コンセントの主張は，医療不法行為訴訟全体の中では極くわずかの役割しか担っておらず，現実になされた医療が基準以下であったという医療過誤の主張とは独立に説かれることは稀である。しかしながら，この法理は，「書かれた法」への形式的貢献という意味でも，さらに診療関係の内容の交渉の際の武器となるということからも，重要なものである。

a．古典的法理

インフォームド・コンセントは故意不法行為類型の暴行（battery）に由来するが，今日のほとんどあらゆる司法管轄における同法理は基本的に過失不法行為（ネグリジェンス）に依拠するものである。すなわち，賠償請求するために通常患者が主張・立証する必要があるのは，(1)診療過程に隠されたリスクが存在し，(2)医師の同リスク不開示は患者に対する注意義務基準に違反し，そして(3)隠蔽されたリスクにより患者への加害が——（損害発生という）物理的意味でも，（適切な開示があれば患者は異なる診療選択をして損害を回避できたという）行動的意味でも——もたらされたということである。以下ではこれらの要件につき簡潔に検討することとするが，インフォームド・コンセントが有効であるためのそれ以外の重要な要件としては，患者には必要な精神能力が備わり，同意ないし承諾〔コンセント〕が任意的であるということである。そして最初に注意しておきたいのは，診療行為の実施における医療上のネグリジェンスの存否は，インフォームド・コンセントの主張とは関係がなく，同法理は別個の理論，別個の立証内容に依拠しているということである。

(1) リスク——いかなる情報が共有される必要があるか

一般的に言って，医師は，①患者の診断，②提案される治療の性質・目的・成功の蓋然性，及び③治療に伴う顕著なリスク，患者の医学的受容能力に応じたリスク，④代替的治療及びそれによるリスク・帰結・成功の蓋然性を開示する必要がある。そしてこれらの事項はまさに全ての医師が最良の診療を決定する際に考量すべきことであると期待され，医師にこれらを患者に伝達

することを要求する理論的目標は，医師の優越する知識・専門的技能の利益を患者にもたらすというところにある。しかし，現実には医師は他の職業専門家と同様に，個々の決定を左右する種々の因子につき明示的に考量しているとは限らず，むしろ多くの黙示の前提に依拠した経験則，即ち「臨床的帰納法」を採っている。従ってインフォームド・コンセント法理は，医師の思考様式及び発言内容を変化させるものであるが，実際にはそうなってはいない（なぜなら，開示は法律家により書かれ承認された書式によりなされるのが通例であるが，医師はそのような書式のことは疾うに忘れてしまっているのである）。

(2) ネグリジェンス（過失）――医師の行為の評価

主に2つのルールが形成されてきている。すなわち，〔第1に〕半数より少し多い程度の州で採られているのは「職業専門家的」基準であり，これによれば，類似の状況で合理的に有能な医師であれば有する情報を開示しなければならないことになる。そしてこのアプローチは，医療過誤の場合の診療や外科的手術の行為を巡る法的要求基準に類似するのであり，同様の特徴を有していて，法は基準を設定するに際して，（規範的な）医療実践に委ねることとなる。そして，インフォームド・コンセント訴訟においては，かかるアプローチは，患者にとって2つの意味で不利益となる。第1に，医療過誤の場合と同様に，そこでは，適用されるべき職業専門家的開示の基準は何か，及び当該事例でその基準違反があったかにつき，専門家証言が必要となり，第2に，専門家基準により開示が求められていなければ救済は与えられないこととなって，患者サイドの情報への期待がたとい合理的なものであっても理論的には無関係だ〔考慮されない〕とされることになる。

評者の中には――そして幾つかの裁判例でも――近年の医療専門家は充分に患者志向的な開示基準を採用するようになり，専門家基準をとっても開示に通例適切なものとなると指摘するものがあるし，さらには，専門家基準〔専門家ルール〕によれば，情報開示と医療・手術治療との間の適切な時間配分に関する医師の判断を保護することになると述べて擁護する者もある（もっとも，医師以外の医療提供者の場合，開示し，相談に応ずることはしばしばであり，上記の情報開示と医療との間の緊張関係は必然的なものではない）。ともかく，職業専門家基準には，――自律を高めるべくして生成された救済

法理なのに，(改善の必要性のある医療行動に従事する)医師などの専門家の集団的判断に依存することになるという——「皮肉」がある。

〔第2は〕，(数はそれより少ないが)幾つかの司法管区で採られている「患者志向的」な開示基準であり，そこでは規範的な医療実践のみならず患者の必要性から医師の開示の適切さの評価をすることとなる。「合理的な患者」の意思決定にとって「重要な〔関連する〕」すべての情報は「隠されてはならない」というわけである。このアプローチの核心にあるのは，必要な情報が備われば，いかなる医療を行うかの決定は医療専門家に依存したそれというよりも，〔患者の〕個人的な，価値観にも左右される非技術的な判断であるという考え方である。そして多数の論者は，このルールの方が自律に基礎づけられたインフォームド・コンセント法理の本質に適合的であると考えている。

この素人志向的な基準によれば，開示の適切さを巡る専門家証言の必要性も免れることができる(もっとも，因果関係及び開示されなかった情報が当該診療のリスクなり代替選択肢なりになるか否かに関しては，専門家証言は，なお必要となるであろう)。そしてこの〔患者志向〕アプローチを採る諸州では，一般には主観的〔当該患者の〕基準ではなく客観的〔合理的患者の〕基準により情報の重要性の範囲を決めようとしている。それにより，当該個別の患者の窺い知れない情報の要望につき正確に察知できなかった医師につき責任を負わせることを回避しようと言うわけである(裁判所はこうした立場は正規のネグリジェンス法理〔過失不法行為〕では「事後的」というより「事前的」な基準が求められるということとも整合的だとする(カンタベリー判決(注(74)))。しかし，本ルールが行っているように，Aの行為の適切さを，合理的なBの期待によって評価することは筋が通っているのであろうか)。また，医療提供者が，事前的に個々のリスクが「合理的」患者にとって「重要である」か否かをどのように判断するのかは明らかではなく，性質上，この基準は多くの問題を陪審に委ねることとなり，(医療提供者に)多くの不確実性を招来させている。

(3) 因果関係

インフォームド・コンセントの事例では，2つの次元の因果関係が問題と

---

(74) Canterbury v. Spence, 464 F. 2d 772 (D.C. Cir. 1972).

なる。すなわち第1は，患者が開示されないリスクにより現実に損害を受けるという関係が必要だということで，この立証にはしばしば専門家証言が必要となる。そして第2は，そのリスクが開示されていたならば，異なる医療の決定がなされて当該損害は回避されたであろうことを原告は示さなければならないということである。この第2の因果関係の方は非技術的問題であって専門家証言を要しない。ほとんどの裁判例では（当該患者ではなく）「合理的」患者ならば異なる医療の選択を行ったであろうか否かが問われて，自己利益追求的な結果論的〔事後的な〕当該患者の証言のもたらす危険を回避している。つまりアプローチにおいては，患者自身の証言は重要であろうが，決定的ではないのである。しかしながら，このような患者の本人証言のリスクは通常の真実確定の手続（交互尋問，証言の一貫性のチェック，有識者の証言など）によって適切に克服できるものであって，〔前記リスクゆえに〕客観的な患者基準を採ることは，インフォームド・コンセント法理が（具体的患者基準ならば）有するであろう自律原理の多くを減殺してしまうのではないかと反論することもできるであろう。

(4) 開示義務に対する例外

　幾つかの場面では非開示が正当化されることも判例は（しばしば傍論により）認めてきており，そのような〔非開示の〕特権及び抗弁の立証責任は一般的に医師側にある。〔もっとも〕その種の例外はインフォームド・コンセント法理を掘り崩すことにもなりかねないので，概して狭く解釈されている。すなわち第1に，「常識」の部類のリスクは開示されなくともよいし，第2に当該患者が既に知っているリスクについても同様である。また〔第3に〕，緊急時において開示義務を負わないことがあり，とくに当該患者が無能力者となっているような場合がそうであるが，そのような時でも近親者による「代替的な」同意があることが望ましいであろう。さらには〔第4として〕，裁判例の中には，情報の開示が患者を損ない情緒的に混乱させ，同人の福祉を「害する」ような場合には，「治療上」の特権を認めるものがある。しかし，カンタベリー判決（注(74)）は，そのような例外原理を広く認めることはインフォームド・コンセント法理を飲み込んでしまい，充分説明すれば拒絶されかねない「必要な」治療を患者に押しつけるための手段として治療的特権が援用されるという医療的家父長主義（その意味でのパターナリズム）に警

告を発している。最後に〔第5に〕,裁判例の中には付随的に,自律思想がその本来の意味で理解されるならば,インフォームド・コンセントの権利の放棄も認められてもよいと説くものもある。と言うのは,それを望まない患者にインフォームド・コンセント法理の通常の自律理念を押しつけることは,同法理に関する皮肉でパターナリスティックな立場に他ならないというわけである。

b．利益の対立と信認法理

　裁判例では縷々診療関係は信認的なものと特徴づけられるが,責任を認めるに際して現実に信認法理に依拠されているわけでない(選択的である)。とは言うものの,キャリフォーニア最高裁は著名な事例で,「患者の健康に関わらない」経済上・研究上の利益であっても,それが医師の意思決定に影響することならば開示されなければならないと述べており,(75)この結論はインフォームド・コンセント法理,ヨリ直接的には信認法による利益対立禁止原理から導かれているのである。このムーア判決(注(75))では,当該医師は患者の脾臓の病変部位から採取した細胞からバイオテクノロジーの製品を開発することに関心〔利益〕を有していたわけであるが,こうした事情は手術前及び手術後の医療の過程で——それは必ずしも直接的な治療上の目的があったわけではなかったからこそ——開示されるべきであったと,判決では説かれた。

　信認法理はさらにエリサ法〔被用者退職後所得保障法〕上の規制(それは信認法の一環をなす)にも影響を与えており,すなわち管理的医療会社はそのメンバーに対して,プライマリー・ケア〔掛かりつけ医療〕の医師の特別専門医への転医・転送をいつ行うかに関する決定を左右する経済的インセンティブにつき開示しなければならないとしている。(76)信認原理又はインフォームド・コンセント法理はまた,伝統的な出来高払いシステム(そしてこれが過剰診療のインセンティブをもたらしていた)の下では問題とはならなかった経済的事情の開示をも要求するかも知れないが,この種の経済的インセンティブはもっと赤裸々になることもある。〔かかる場合〕信認法は時々利益

---

　(75)　Moore v. Regents of the University of California, 793 P. 2d 479 (Cal. 1990).
　(76)　Shea v. Esensten, 107 F. 3d 625 (8th Cir. 1997).

対立があまりに消耗となる時には開示や同意にもかかわらず，そうした対立は禁ぜられるとしている（医療を巡るいかなる財政的〔経済的〕な取決めが現行の規制法で禁ぜられているかについては既に検討した(77)）。

c．インフォームド・コンセントの適用事例の拡充

　伝統的なインフォームド・コンセント事例は，医療及び手術のリスクに関するものであったが，近年の裁判例は，開示義務の中に新種のリスクも含めてもよいかを問題にしている。例えば，医療を行わないことのリスク，上述の経済的ファクター，あるいは個々の医師の個別な特徴などと言うものがそれである。この種の事例は，概して「患者志向的」な基準をとる司法管区で──そこでは，職業専門家的慣行よりも，「重要性」基準によって，刷新の余地が広く認められる──登場してきているのである。患者による診断検査の拒否につき，インフォームド・コンセント法理を初めて適用したリーディング・ケース(78)では，患者が拒否したパプ塗抹標本試験〔子宮癌早期検査法〕に関し，それを行わないことの潜在的帰結について医師は充分に説明を行っていなかったという事例につき，裁判官は，陪審の判断を仰ぐこととなった。この種の「インフォメーションを受けた治療拒否」を巡る状況では，リスクは医療の実施それ自体からではなく，逆に医療手続を行わなかったことから生じているのであり，医師側は，このルールに対しては，診療に乗り気でない患者に対してどの程度積極的に説得しなければならないかにつき歯止めをなくすものであるとの不満を漏らしている。

　医師の個人的技能に関する開示も近年展開が見られる領域である。最近の事例として，外科医が患者の脳動脈癌をクリップで留めるという複雑でリスクある手術を行い，それがうまくいかず四肢麻痺になったというものがあり，ここで患者は，手術上の過失もそのリスク不開示をも問題とせず，その医師のこの種の手術実施の個人的経験不足に関する情報を不法にも明らかにしなかった（そしてそれが現実に患者の〔手術可否を巡る〕問いにミスリーディングな答えを導いた）と主張している。証拠によるならば，未経験の医師の場合には手術による後遺障害・死亡の割合は高く，代替場所として人的資源

---

　(77)　第1章 D. 3. b.
　(78)　Truman v. Thomas, 611 P. 2d 902 (Cal. 1980).

に恵まれた病院も90マイル以内で利用できた（が，患者はそのことを知らなかったと述べている）。裁判所は，かかる考慮は合理的患者の意思決定にとって重要であると判示して，同理論から右証拠を認めた予審法廷〔事実審裁判所〕の判断を支持している。[79]医師側は，かかる判示は若年の臨床医たちが必要とされる経験を積むことを妨げるように作用し，さらに年輩の臨床医にとっても，難手術事例が集まって問題も生じやすいことになって，負の烙印を押されることにもなりかねないとして反論している。かように，医療提供者に固有の診療結果の測定ができるようになると，この種の問題が愈々議論されるようになることであろう。

さらに，関連するヨリ厄介な問題としては医師の個人的な——非技術的な——特徴の開示に関するものがあり，HIV に感染する医師の場合が，重要なテスト事例を提供している。すなわち，医師が HIV を伝播させる統計上のリスクはきわめて低いが，他方で伝染可能性に関する大衆の憂慮は当然のことながら高く，現実に感染した場合の帰結も破滅的なものである。裁判所の中には，この調整の仕方として患者側優位の解決をしたものがあり，そこではHIV 陽性の外科医は自己のそうした事情を開示すべきことを求めている。[80]アルコール・麻薬中毒の問題をもつ医師についても同様の問題が生ずる。こうした問題は，病院許可決定，医療免許，職業倫理，または医療過誤訴訟の威嚇による方がうまく対処できるというのが医師側の主張である。

逆方向での重要な判決例として，キャリフォーニア最高裁は，癌患者の経済的・営業的残務処理のために同人の残された寿命が短いことを開示する医師の義務はないとした陪審の認定を支持している。医師の受託者としての信認的義務にも拘らず，インフォームド・コンセント法理は非医療的利益に関わるリスク又は患者が文字どおり知りたがるすべての事柄の開示を要請するわけではないと述べるのである。[81]キャリフォーニア州は，歴史的に見てインフォームド・コンセント法理の適用・展開について最もリベラル〔進歩的〕な司法管区の1つであることを考慮すると，本判決は同法理の適用の将来的射程に関する微妙な状況を示すものであろう。

---

(79) Johnson v. Kokemoor, 545 N.W. 2d 495 (Wis. 1996).

(80) Behringer v. Medical Center at Princeton, 592 A. 2d 1251 (N.J. Super. 1991).

(81) Arato v. Avedon, 858 P. 2d 598 (Cal. 1993).

4. 診療関係の内容の修正

　診療関係の形成の局面では性質上基本的に契約〔法〕的であることを思い出して欲しいが，一旦関係ができあがると，不法行為法や信認法〔信託法〕が一般的に両当事者の行為，相互の義務を支配しているようである。そこで本節では，患者や医師が自らの選好に沿うように・ど・こ・ま・でこのようなルールを修正し，診療関係の内容〔約定〕を決定していけるのかを検討することにしよう。

　判例は一般的に，医療提供者の過失責任を放棄する患者の合意を実現することは否定している。そのリーディングケースでは，キャリフォーニア最高裁は，病院の患者入院時の免責の合意は，附合契約の非良心性の問題の様相が全て備わっているとした。[82]

　トゥンクル判決（注(82)）及び類似の裁判例の説くところでは，完全な免責に至らない場合も含めて責任放棄を全て否定するというわけではなく，事実，当該医療が相当の理由があって標準的医療実践とは異なっている場合に免責の合意を認めるであろう（例えば，患者が医師の忠告に反して早期に退院したり，医師の勧める治療を拒否したりするような場合がそうである）。この関連で，外科手術の患者が「エホバの証人」であって，その署名する文書には，「私の輸血拒否から生ずる帰結に関する責任を医療提供者は負いません」と書かれてあったという事例につき，——前述の過失免責の合意が実現できないのと違って——（輸血していれば）回避できる死亡というリスクの引受があり，それは強制できると判示されていることを考えてみてほしい。[83]

　判例はまた，紛争解決の場及びメカニズムの変更に関する合意に対しても好意的に答えている。例えば，健康維持機構（HMO）はその会員に対して，医療上の過失不法行為の主張につき訴訟ではなく仲裁によるべきことを求めているかも知れない（とくに，強力な代表者（大企業の雇用者）による取引を通じ，他の複数の医療プランからの選択により合意された場合がそうである）。[84] しかし他方で，通常の医療に対する「医療プラン」相乗り型（point of

---

　(82)　Tunkl v. Regents of the University of California, 383 P. 2d 441 (Cal. 1963).

　(83)　Shorter v. Drury, 695 P. 2d 116 (Wash. 1985).

treatment）の場合の仲裁条項については，——それは，病院入院時に医療施設での受診時の署名の時に示されるが——判例の立場は分かれているようだが，その公正さへの懸念から必ずしも司法上の支持を受けてはいないようである。

〔さらに，〕トゥンクル判決（注(82)）のように全く責任放棄とまではいかないまでも，医療水準を変更する旨の合意の扱いも，一層厄介のようである。その事前の通知がなされ，複数の選択肢があるときには，例えば健康維持機構は，登録会員に対して契約上当該医療プランに提携する医療提供者については，通常よりも低い注意義務で足りる〔例えば，責任要件として「重過失」以上のものを要する〕として，コスト抑制をはかりその分会員への保険料を低くするということは認められるのであろうか。この問題に関する法的立場はまだ充分に展開されていないが，今後医療水準が管理医療的な契約上の取り決めの中に組み込まれることが増加するようになると，議論の焦点になっていくものと推測される。[85]

---

(84) Madden v. Kaiser Foundation Hospitals, 552 P. 2d 1178 (Cal. 1976). しかし Cannon v. Lane, 867 P. 2d 1235 (Okla. 1993) も参照（逆の結論を導いている）。

(85) 相対立する見解として，CLARK HAVIGHURST, HEALTH CARE CHOICES: PRIVATE CONTRACTS AS INSTRUMENTS OF HEALTH REFORM (AEI Press, 1995) （そのような契約主義的アプローチを支持している）及び Maxwell Mehlmnan, *Fiduciary Contracting: Limitations on Bargaining Between Patients and Health Care Providers*, 51U. PITT. L. REV 365 (1990) （契約主義的アプローチを批判する）を参照されたい。

第Ⅱ部　医療供給の構造

　医療産業は，以前はあまり変化のない安定業種であったが，今日では第1章に述べたコスト抑制の圧力の結果として途轍もない動乱の渦中にある。この圧力はかつてない新たな組織的形態・関係の実践的試みをもたらしているのであり，それは既存の法的カテゴリーとは容易に適合するものではない。すなわち，30年ほど前には病院・医師は，医療過誤訴訟を別とすれば，時折の税金面の相談程度の法的アドバイスを受けるぐらいであったが，今日医療企業法ないし規制法が発展著しい実践分野であり，独禁法・施設開業許可・保険規制・労働法という多領域における洗練した展開が求められている。本書の第Ⅱ部においては，かかる問題や，その他の現代医療供給システムの構造・機能に特有の法的問題に深く関わる私的・公的法理を検討することとする。

第3章　病院の構造及び規制

　医療施設の原型をなすのは，一般的な急性疾患向けの医療・外科手術病院であって，今や様々な型態・規模のそうした病院が存在している。ほとんどは私立且非営利のものであるが，政府により運営されるものや，あるいは投資家が所有するものも相当数ある。またベッド数50床以下のごく小規模のものもあれば，1000床もの巨大施設も存在している。公立病院は，日常的な出産や単純な手術等の基本的医療サービスを提供するのに対して，主要な医療センター及び教育病院［医科大学付属病院など］は包括的で最高（到達）水準のプログラム・技術を備えるべくしのぎを削っており，それ以外にも，精神医療や癌など限られた領域を専門とする病院がある。とはいえ，これらすべての型態の病院や医療施設が共有する重要な共通の特徴・機能がある。なお，本書ではナーシング・ホーム・在宅医療施設・診断クリニック・救急外科施設にはほとんど言及していないが，病院というタームを用いるときにはしばしばこれらの医療施設をも含めて使っている。最後に指摘すべきこととして，近時は，医療保険と医療提供の境界線が急速に見えにくくなっており，それはHMOなどの新機軸の組織的合意に由来するもので，ここでは医療サービス施設と財政部門がともに担われることとなる。従って，従来の医療施設に関する多くの法律は，HMOや医師・病院間のジョイント・ベンチャーにも適用される。

　本章では，伝統的な病院その他の医療施設の組織形成・運用に関わる基本的な法的環境を考察する。それは，医事法律家にとって最も馴染みのある法領域であり，大部分は単純形態の施設に関わるものである。本章はこうした基本法理のHMOその他の複雑化した組織への拡充をも射程に収めるが，このような構造刷新に対応する最先端の法理の展開のほとんどは，次章で取り上げることにする。

A 病院及び医療施設の規制

1. 開業許可・認証及び私的評価

　病院及びその他の医療施設（ナーシング・ホームなど）は厳しく規制されているため，しばしば公共企業体としてアプローチされるほどである。〔例えば，〕ある病院ではかつて，3ダースもの政府部局及び半ダースの私的部局に報告書を提出し，それらの定める規則に従わなければならなかったとのことである。その中でも主要な関連機関による認定とは，第1に州の開業許可，第2に私的な評価〔認定〕，そして第3は政府管掌の保険への参加のための認証である。これら3つの場面は各々法的に別個独立のものであるが，その実質及び手続はかなりの程度相互に関連している。

　〔すなわち第1に，〕20世紀半ば以降，事実上すべての州で病院・ナーシング・ホームその他類似の医療施設の運営を，開業許可立法・関連規則を通じて規律してきた。病院の許可規定は典型的には病院事業に関する巨大な建築規制法典の如きものであり，数多くの建築・安全・衛生面の詳細を定めていて，それが開業許可の発令・更新の条件となっている。

　〔第2に，〕病院その他の医療施設の私的（民間ベースの）評価（認定）制度は，上記の州による許可とかなりの程度オーバー・ラップしているが，それを担当する医療組織評価〔認定〕合同委員会（かつての，病院評価合同委員会。これはJCAHOとか単に「合同委員会」と呼称される）とは，アメリカ病院協会・医師会及びその他2つの医師集団により合同で運営されている私的な認定部局である。その認定基準として，各病院の構造・運営上の詳細な組織的・手続的基準が課されることになり，一定規模の病院は事実上どこもその認定資格を喪失しないように努めるので，JCAHOは強力な権威・影響力を有している。そして多くの州では，JCAHOの基準をその許可基準として引照することにより，許可機能をJCAHOに委ねることとなっている。

　同様に〔第3として〕，病院その他の医療施設は，メディケア・メディケイドに参加するためには，許可や認定（評価）の基準類似の「物差し」に照らして適合的であるとの認証を受ける必要がある。そして，連邦のメディケア・プログラムにおいては，JCAHOの認定を受けた病院はすべて自動的に，プ

ログラム参加の認証基準を充たすものとみなされている。〔このような形で〕病院産業に対する規制的監督を省略することは、望ましい政策なのか否かについて疑問とする向きがあるかも知れないが、このような「みなし」扱いは、合憲であるとして支持されている。[1]メディケイドにおけるナーシング・ホームを巡る認証基準は幾分要求水準が高いが、それはこの領域は伝統的な州の監督メカニズムが緩んでいると見られているためである。[2]訴訟への対応として、アメリカ厚生省は、ナーシング・ホーム患者の治療計画・生活環境・法的権利・人間の尊厳に関してかなり詳細に定める広範な一連の規制を課している。そしてそれらは、主に州の許可手続を行う官僚により実現されている。

かかる重複する規制システムからは、多くの法的問題が生じているが、ここではその内のほんの2、3だけを扱うことになろう（省略されることとしては、逆選択的決定に対する憲法的・手続法的問題がある）。第1は、管轄の問題である。施設許可において、医師のオフィス〔医院〕は、通例除外されるが（その理由は、医師オフィスは、医師の許可の管轄とされるためである）、医師オフィスが実際に医療施設となるときは、どうであろうか。例えば、（ショッピングセンターなどの）救急医療所（Doc-in-Boxes）のような、独立した緊急治療センター（FEC）を考えて欲しいが、このような店舗に構えた医療クリニックは、生死をさ迷うような症状を治療する病院ではないが、救急医療の必要がある場合に待ち時間なし、手続なしで対処している。また、足の骨折・創傷・突然の疾患などに対し、病院の緊急治療室に代わって、便利で安価な医療を提供している。このような独立救急医療所（FEC）は称賛すべき医師オフィスにすぎず、伝統的には施設許可法の対象とはならないと説くこともできようが、これらの場合及びその他救急外科クリニックのような新規の医療提供態様についても射程に入れるべく関連法律を改正しようとする州が現れている。

第2の問題は、これらの規制当局がどのように医療の質を定め監視するかということに関わる。公共政策論者は、3種類の医療の質の測定方法を区別しており、その第1は、会社・運営組織、関連委員会の構成という構造次元、第2が、ミス回避・エラー発見のために医療専門スタッフが遵守すべき取り

---

(1)　Cospito v. Heckler, 742 F. 2d 72 (3d Cir. 1984).
(2)　Estate of Smith v. Heckler, 747 F. 2d 583 (10th Cir. 1984).

決め・方式というプロセス次元，そして第3が，患者の現実の行動態様に目を向ける帰結〔結果〕次元の測定である。〔この枠組みに沿うならば〕許可・認定・認証手続は，ほとんど専ら構造・プロセス次元の測定に向けられており，それによって，運営者の官僚的文書と煩雑な仕事が過度に強調されているとの批判が出されている。

底辺をなす帰結次元の測定を行う試み——例えば，感染割合，死亡率，患者の満足度の究明——はなされつつあるが，そこには，測定と比較のあり方に困難を伴い，不運ないし困難な疾患リスクを引き受けたがゆえに，低得点の施設が不公正に制裁を受けるという問題もある。〔ともあれ〕今日では，合同認定〔評価〕委員会及びメディケア・メディケイドの認証の基準として，病院その他医療施設は帰結次元の質を測定することが求められ，HMO を評価する連邦質保証委員会 (National Committee on Quality Assurance〔NCQA〕) も同様の測定を要請している。しかし，こうした帰結測定への圧力は新たな構造・プロセス測定を促すこととなるだろう。すなわち，許可・評価組織にとっても，絶対的な（帰結）実施基準を賦課することは難しい。なぜなら，数多くの因子（多くは施設のコントロールの外にあるが）が患者の行動を左右するからであり，それゆえ，新たな帰結基準の多くは，施設が単にこれらの実施基準を採択・監視を求めるだけで，その特定結果の実現が要請されるわけではないのである。

2. 必要証明書（CON）法律

ほとんどの州で存在するもっと立ち入った規制法制としては，病院やその他の医療施設は，新たに施設を設けたり，主要な医療機器を購入し，新たな医療サービスを始めたりする際には，政府部局から「必要証明書（Certificate of Need〔CON〕）」を取得しなければならないというものがある。CON に関する法律は，1974年全国医療計画・発展法により制定され，各州に一定の連邦からの医療財政支援を受けるために「必要証明書（CON）」制度を採用すべきことを求めている。しかし，1987年には連邦議会は（以下に示す理由か

（3） National Health Care Planning and Development Act of 1974, 42 U.S.C. § 300k（これは今では廃止されている）.

ら)「必要証明書」による規制的アプローチには関心を示さなくなり,連邦からの要請を廃止し,そのモデルに従うか否かを各州の任意に委ねることとした。その結果,CON 法律を完全に廃棄した州も数多く,その他その規制を実質的に緩めた州も多い。しかし他面で過半数の州では「必要証明書」はなお重要な位置を占め,今後当分の間も医療規制手段の持続的なものとして維持されることが期待されている。

「必要証明書」に関する法律は,資本を過剰に備えることへの対策である。すなわち,病院には通常必要とされるよりもはるかに多くの空間が確保され,しばしば容量の50％以下で運営がなされている。また,医療技術が過剰・余剰であることも有名なところであり,例えば,ある病院が最新の医療機器(かつては,CT スキャナー〔コンピュータ X 線体軸断層撮影装置〕,その後,磁気共鳴断層撮影装置（MRI）,そして今日では,陽電子放射断層撮影装置（PET）がそれである）を備えると,直ちに同じ町の他の病院全てにおいても同様の機器を併行して購入し始めるという具合である。同様のことは,心臓移植プログラムのような魅力ある医療サービスについてもいえる。

通常は,そうした資本への過剰投資に対しては,市場が制裁を加えることとなる。すなわち,過剰の容量を備えた企業は,負債の利子を払い又投資株式の支払いを行うために,ヨリ高い価格を設定することとなろうし,そうすると保守的〔慎重な〕企業は高額の支出を急激に削減することもできるが,その結果として所得も減少することになるのである。しかしながら,医療界においては,伝統的には上限なしのコスト依存的償還がなされたために,医療費が高額化してもそこから自動的に事業損が生ずることはなかったのである。〔これが,過剰投資がなされた第1の理由である。〕

第2の資本支出膨張の要因は,多くの病院事業が非営利でなされていることである。慈善的病院が収益の使用として許されているのは,ただそれを施設に再投資することだけなのである。非営利事業の管理者たちの名誉は,その企業の利益によってではなく,当該企業〔病院〕のコミュニティにおける存在感及び規模によって生ずることとなる。かくして,執拗なまでの建設・支出への願望——しばしば言われる病院産業における（エディプスコンプレックスならぬ）「建物（エディフィス）コンプレックス」——が招来されるわけである。

われわれが見ているのが,上層だけが富裕で他は質素である病院産業であ

るならば問題はそれほど深刻ではないが，〔実際はそうではなく，〕重要で注目される現象は，浪費的な資本投資を拡大させていることである。医療はいわゆる「レーマー（Roemer）の法則」に支配されている如くであり，同法則によれば，空きベッドがあるほど医療サービスの需要が高まるとされる。医療は，最もその収容力に余裕があるところで利用度が高まるという明白な逆説を最初に見抜いて説いたのが，レーマーなのである。病院が拡充されるとき，そこでの医療スタッフは施設の賢明な利用方法に意を払い，一旦施設利用が満杯状態になると更なる拡張が目指される。レーマーの法則の基本的な要点は，実際の建設費以上のものが問題となっているというところにある。すなわち，資本支出が運営コストを釣り上げ，それが延いては償還額の上昇，そして更なる拡張という無限の運動につながるとされる。

CON法律は，まさにこのような過剰支出を抑えるために制定されたものであり，病院やその他の医療施設（例えば，ナーシング・ホーム，救急外科クリニック，在宅介護施設）に対して，相当額の費用支出を伴う新たなプロジェクトについて，その「必要性」の証明を求めている。その基準額及びプロジェクトの種類は州毎に異なるが，一般的に言ってその額は100万ドル以上である。

病院側は，このCON規制の網を免れるために幾つかの手段を案出しており，最もよく知られたテクニックは，病院ではなく医師主導の新プロジェクトとして示すことである。というのも，ほとんどのCON法は医療施設のみに適用されて，医師の個人的診療を巡る支出については特別に除外されているからである。〔そういった方法で，〕医師グループが，通常は主要な医療施設にしか見られないような何百万ドルもする機器である磁気共鳴断層撮影装置（MRI）を，承認なしに購入することに成功したという事例もあるのである。[4] しかし，幾つかの州では，法令の改正がなされて，この種の病院患者に係わるプロジェクトについても包括的に規制が及ぶようにしている。

プロジェクト（例えば，新病院の建設）が審査される場合，議論は，病院の収容量（病床数で測定される）の増加の必要性が，どのように適切に判定されるかというところに移る。病床数の必要性を測定する方法は，通常は州の医療プラン又はCON規制において示され，既存の所有病床数とプロジェ

（4） Boulware v. State, Dept. of Human Resources, 737 P. 2d 502 (Nev. 1987).

クトで考案される需要とを対比させつつ数学的に算出する定式によるものである。例えば，単純な定式としては，指定地域において1000人の人口につき病床数の上限を4床とするものがあり，もっと洗練された定式としては，各地域人口集団の年齢・健康状態の相違に応える形で，過去の医療の利用状況に応じて割合を定めたりし，さらにはヨリ洗練した手法として当該地域における患者の出入りを考慮するというものもある。

かかる数学的定式により病床数不足が示されない場合には，「必要証明書」申請者はしばしば当該定式が不当に厳格で，法令上の非定量的因子（例えば，考案される医療サービスの質や医療アクセスの増大）が無視されるきらいがあるとして攻撃する。そのような批判の擁護は難しいところもあるが，批判を認めた司法管区〔州〕があることも注目されよう。[5]

「必要証明書」申請者のなすべきことは，医療サービスが不充分な患者がいることを指摘するだけではまだ序の口である。多くの場合，そうした申請者は競争相手を斥けていかなければならないだろう。かかる対比を行う（競争的）審尋の場合には直ちに，些細な事（例えば，どちらがすぐれた駐車場の設計をしているかとか，いずれが病院建設にあたり伐採する木が少ないかなど）を巡る対立と化してしまいかねない。CON審査プロセスでは手続は複雑さに充ちることとなり，しばしば長時間に及び，またお金もかかる。

このような理由から，CON（必要証明書）規制は事実上，医療上の投資・支出にもはや何らの効果もないとする報告が幾つかなされている。この失敗は主としてCON法の設計・実施における諸欠陥に由来する。同法が設計し想定するところでは，既にその射程はかなり限られている。第1に，それは医療の資本上の損失のみを対象としており，従って病院は望んだ額を自由に請求することができ，また支出の圧力を別方向に，例えば給与や運営上の費用に振り向けることも自由である。第2に，新しい施設の「必要性」は通例は現時点での膨張した治療状況を基準に測定される。CON法律はせいぜい過剰容量の上澄みのみを除去するだけであり，過去何十年もの「レーマー循環」の過程でもたらされた，医療の密度に内在するインフレ的根幹をくつがえすことができないのである。さらに同法は，憲法上医療サービス産業の過密さ

---

(5) Statewide Health Coordinating Council v. General Hospitals of Humana, 660 S. W. 2d 906 (Ark. 1983) 参照。

を除去することができないとされる。「必要性」が主たる関心事になることにより，利益が生ずると捉えられる財産・技能を拒否することは難しい。

そして,「必要証明」制度は単なる企ての挫折に止まらず，純然たる損害も与えている。最も明らかであるのは，この複雑で広汎な規制プログラムを実施することにはコストがかかるということであり，それほど明らかではないがもっと厄介なこととしては，新規の病院の市場参入を制限することによる反競争的効果というものがある。すなわち，病院業界には競争が求められているにもかかわらず，必要性の証明を欠く新たな建設を禁ずることにより，既存の病院は市場参入を試みる新企業との競争から保護されることになるのである。さらに，新たな建設が認められるときでも，CONの担当行政官は，競合する申請者間の選択の際に，新規参入者よりも既存の地域病院の方を重視することもしばしば指摘されている。これは，汚いやり方の結果そうなるというわけではなく，既存の申請者の方が低いコストで拡充することができるからである。かくして,「必要証明書」制度は，永続的フランチャイズの如く作用して，一旦病院が市場に地歩を占めると，その後の必要性増大に対応する形で拡充し続けることに有利な地位を持つわけである。そしてこのようなCON法律の保護主義的性格ゆえに，病院業界がこの規制的コントロールのスキームを強く支持していることも了解できるであろう。

B 病院及びHMOの医療スタッフの問題

1. 医療スタッフの構造とスタッフ選択のプロセス

北アメリカでは，病院医療スタッフに関して独特の制度が存する。他の諸国では，病院は特定の専門医師集団を雇傭し，それらの医師たちは当該病院に専属で，給与をもらいながら医療に携わるわけであるが，アメリカ合衆国（及びカナダ）においてはそうではない。ここでの伝統として，事実上すべての医師は複数の病院において病院とは独立に医療を行っているのである。医師たちは病院から給与を支払われているわけでもないし，また病院の施設使用の特権につき利用料を支払っているわけでもない。医師と病院との関係は共生的であって，一方が他方に暗黙に利益を提供することにより，互いを支えあう関係に立つ。つまり，病院は医師に仕事場を提供し，医師は患者たち

を病院に提供するわけである。

　かかる病院と医師との基本的区分は，アメリカの医療提供システムに広く浸透している。例えば，病院の患者（又はその保険会社）は，医師の医療サービスについては，病院の医療サービスとは別途に請求書を受け取ることとなろうし，メディケアも二分されて，パートAでは病院（その他の医療施設）のコストを扱い，パートBは医師の報酬に関するものを扱う。また医療保険業界の大きな部分を占めるブルークロスとブルーシールドの医療プランにしても，この二分論に沿う区別である。

　病院と医師とが交錯する唯一の場面は，病院医療スタッフとなるときであり，同スタッフとは病院で患者受入の権限を行使できる医師集団のことである。病院は形式上，直接的に患者を受け入れるわけではなく，医療スタッフとなっている臨床医が受容した患者を受け入れるという事情があることを理解すれば，この「受入権限」の重要性はわかるであろう。従って，アメリカの病院医療スタッフは，ヨーロッパのそれよりも「開かれて」はいるものの，あらゆる医師がすべての病院に患者を受容することが認められているわけではない。病院の医療スタッフによる内規に定められた基準に適合する医師のみが，参加することが認められているにすぎない。

　医療スタッフ内規は，病院の内規〔規則〕とは別の組織規範であり，JCAHOの評価基準においては，そのスタッフ内規は病院（又は医療スタッフ）により一方的に修正・変更することは許されない旨強調されている。選抜基準に関する医療スタッフの有効な拒否権は，次節で説明する資格認定プロセスを巡る医師のコントロールを補強するものである。こうした組織編成上の様式は，20世紀初頭に慣行上発展し同世紀半ばにはJCAHOの基準を通じて公式に制度化されたわけである。患者受容権限に加えて，医療スタッフは「臨床上の決定権限」も有しており，これは医師を病院のどの部門に所属させ，いかなる臨床医療手続まで行わせるかを決定するものである。その他にも，医療スタッフの特権〔権限〕としては種々のものがあり，それは病院における各医師の医療実践の定着の度合――すなわち，常勤的スタッフか，支援的スタッフか，訪問スタッフか――も反映している。

　医療スタッフメンバーの選抜及び定期的再評価のプロセスは，「資格認定」又は「同僚審査」として言及されている。つまり，病院の医師資格認定は，臨床医の医療実践能力に依拠するので，病院はその評価・意思決定権限の多

くを，医療スタッフの現員に委ねることとなり，それが「同僚審査」と呼ばれる所以である。新規の申請者に対しては，種々の医療スタッフ委員会はまず当該申請医師に関する事実収集を行い，スタッフが受入の投票を行えば，病院の幹部メンバーに対して推薦する形でその決定を伝えて，幹部会は通常それを受け入れることとなる。また現員のスタッフメンバーについては，もっと簡素化されたプロセスにより，2年毎に再評価される。そしてもしこの評価プロセスにおいて当該医師に不利な事実が明らかになった場合には，その申請又は再評価対象の医師は，その事実を争う，証拠上の聴聞手続が保障されている。そこでもし，その事実が覆ることがなければ，病院はスタッフメンバーの権限を否定し，中断し，又は制限することができる。

〔しかし，〕ここに述べた医療スタッフモデルについては3つの重要な留保・制限が付せられることに注意を要する。第1は，病院における前記スタッフ権限を有する医療専門家は医師だけではないということである。1984年から，JCAHOの評価基準は改正されて，病院は精神科医・助産師・整体指圧師（カイロプラクター）・足治療士その他の関連医療専門家（限定された医療を行うことのできる認可専門家）を受け入れることができるようになっている。第2の限定は，病院ベースの専門家に関わることであり，それは病院が便宜上専属的に雇うことの多い放射線科専門医・麻酔医・病理医・又は時に緊急治療室医師などを指す。ほとんどの臨床医師と違って，このような病院ベースの医師は患者を受け入れることはせず，単に当該病院と直接的に——パートナー，独立的請負人又は被用者として——経済的取り決めを行うのが通例である。最後〔第3〕に，教育機関的病院又は政府病院の場合には，伝統的アメリカのモデルとは違って，数多くのメディカルスタッフを雇傭している。

それ以外の重要な展開として指摘されるべきであるのは，上記の医療スタッフの構造がその他の医療制度，特にHMOにも波及し模倣されていることである。HMOは財政上の事項や内規の内容につき医師に同様の自律性を認めてはいないが，HMOネットワークへの医師の採用及び継続更新の意思決定に際しての資格認定及び同僚審査手続については，〔前述したところを〕倣っているのである。従って，病院に関して本章で論ずる問題の多くは，HMOについても少し違った法的枠組の下で存在しているわけである。

2. 経済的資格認定,排他的契約及び制度的コントロール

　医師が財政的にも組織的にも病院制度から自律しているという伝統的な医療スタッフモデルに対して魅力を感じなくなった病院が急増している。こうした病院は,抜本的に構造変革を試みて,もっと階層的(ハイアラーキー的)構造として,臨床医は上層執行部に従属すべきものとされる場合もある(当然のことながら,そこには医師と医学的素養のない病院執行部とがいるわけである)。〔しかし,〕医療スタッフの独立性は,実践的にも法的にも様々な形で堅固に制度化されていて,多くの場合はそうした試みは成功していない。法的にいえば,医療スタッフの独立性は,既存の団体内規に書かれているため事実上保障されているのである。ほとんどの裁判例では,医療スタッフの内規は契約を構成するから病院執行部によって一方的に修正することは許されないと述べるわけである。またそう述べられないときでも,伝統的な取り決めを変更することは許認可法の一環をなすJCAHOの評価基準に違反するとされかねないであろう。

　こうして抜本的構造改革を行うことは難しいため,病院側は,医療スタッフメンバーを定義し直す新基準を内規に盛り込んだり,排他的契約を通じて医療スタッフ資格認定の手続を回避したりして,事実上の構造変革を行おうと努めており,こうした努力は「経済的資格認定」という用語の下に議論されている。この用語の要点は,医師と病院との関係を決定する基準として,医療の質とともに経済的(倹約的)なものを用いることにも留意するところにある。例えば,病院は,メディケアやHMOの患者について絶えず金銭を注ぎ込んでいるような医師を,スタッフから排除し又契約の終了を試みようとするかもしれないのである。

　病院がその公式的内規を直接的に修正しようとするルートをとると,通常は成功しない。病院が医療スタッフの現員に対し内規修正に賛成するよう説得できなければ,病院は一方的に内規を修正して医療スタッフの決定を正統な資格認定プロセスから排除しようとする権限を欠くと判例は解している。しかしながら,病院は別のテクニック,つまり排他的契約を結ぶことにより,もっと成功を収めている。これはすなわち,医師(集団)選択の前記「臨床(配置)権限」を,——病院との契約により——特定の部局に制限しようとする

ものであり,伝統的にも病院ベースの医師についてはかかる取扱はなされてきた。ある医師の契約が終了し又は他者に移されたりすると,その者〔医師〕はしばしば,これは事実上の医療スタッフ構成員の終了になると不服申立を行うが,これに対して多くの裁判例は,契約終了の問題は医療スタッフの特権とは別問題であると答えている。契約処理は性質上,病院運営上の範囲内の事柄であるので,病院側はこのテクニックを通じて,自ら希望する基準を用いて〔医師の〕病院へのアクセスを制限することができるわけである。

このような法的立場はどのようにして維持されるのであろうか。これについて裁判所は,医療スタッフ構成員保持の地位・名声的側面と特権行使の実際上の機会とを技術的に区別して,前者のみが資格認定プロセスに関わり,後者は病院運営上のコントロールに服すると述べる。これは一見あまり説得力のない超技術的区別のように映るが,裁判所は何らかの実質を伴うもののように考えている。すなわち,スタッフの特権を有する医師は,病院に対するアクセスが制限されたとしてもなお,その地位の名声的利益を享受することができるとし,また病院側としても,特定の臨床部門が医師過剰となったり,非協調的になったりしないように,何らかの医師アクセスのコントロールをする機会が与えられる必要があるとされるわけである。例えば,緊急治療室で働きたい医師をいつでも受け入れるような病院を考えてみられたい。〔そこでは,〕あるときには医師が誰もいなくなり,別のときには,医師がごった返すバザーのようになり各々が新たな患者を求めて鎬を削るということになりかねない。しかしこのような言い方は明らかに誇張であろう。

ともあれ,経済的・運営的問題は,将来的には医療スタッフ決定に対してヨリ明示的な形で影響を与えていくことが予想される。[6]そしてその場合には,裁判所は判断の実質的正統性の有無の問題に直面することとなろう。今のところ,この点を正面から問題とする実際の訴訟は少ない。間接的に関わる一判決[7]では,過剰に検査・手術を行うことを理由に医師を排除することは許されるとするが,この事件では不必要な医療を行うことの医学上のリスクに焦点を当てて,不経済な損失についてはあまり論じられていない。目下のとこ

---

(6) 一般的には, M. Hall, *Institutional Control of Physician Behavior: Legal Barriers to Health Care Cost Containment*, 137 U.Pa.L.Rev. 431, at 518 (1988) 参照。

(7) Knapp v. Palos Comm'y Hosp. 465 N.E. 2d 554 (Ill. App. 1984).

ろ，その点を検討して，患者への医療の質と——対立はしないが——無関係の基準に基づく病院の排除決定を明瞭に支持する判決は出されていない。しかし，こうしたことはHMOにおいては日常茶飯事となってきているのである。

3. HMOによる「除籍」と管理医療契約

医療制度の用語がどのように使われはじめ，その後展開していったかを知る必要がある場合もあろうが，「除籍（deselection）」はそのような興味深いタームの1つである。この言葉は，特定の医師をHMOのネットワークからはずす決定を指すものとして受け入れられているものである。当然のことながら，この決定はかなりの訴訟を生むこととなり，医師側は充分な理由もないのに，また，（患者の利益を強固に擁護したり，彼（彼女）らが誤っていると考えるHMOの政策に反対したりするというような，）公序〔公共の利益〕に適う行為と相容れない理由により〔HMOから〕排除されたと説くのである。

当初HMOは，経済的資格認定を行う病院が直面するディレンマを回避しようとした。つまり，医療スタッフに，医師主導の資格認定プロセスを通じてのみ決定させるのではなく，HMOは中間的なプロセス——すなわち，時には古典的に医療の質に依拠した資格認定を行うが，他方で「無理由」の契約解除の権利を明示的に医師との契約に盛り込もうとする——立場を採るのである。これによって，HMOは，真の理由を公表したくない場合には何ら説明することなく当該医師を除籍することが認められることとなり，他方医師側も当該HMOシステムに不満なら責任を負うことなく同システムから解放されることが可能となるわけである。

このように所定の手続きもなく除籍される医師たちは，訴訟において，この無理由解除条項がHMOの邪悪・不埒な意図を糊塗するために用いられていると説くのである。例えば，当該医師が人種又は住所が好ましくない患者を呼び込んでいるがゆえに〔その医師は〕「はずされた」として，HMOを問責するわけだが，これに対する裁判所の判断は分かれている。〔すなわち〕契約条項を字句どおりに実現させるものもあれば，他方で公序違反による無効を説き，公的利益に反し又は黙示の誠実・公平な取引則に反するという理由

から，HMO が医師の除籍を行うのを拒否しようとするものもある。そのリーディングケースは，患者医療の方針を巡る意見の対立が真の理由となってはずされた医師からの HMO に対する請求が容れられたものである。この判例は，「無理由」解雇を認める判例法理に対する近年の司法的制約の影響を受けたものであり，こうした公序的制限ゆえに，医師側はうまく請求すれば，解除（除籍）の真の理由の聴聞を受けられるわけである。とはいえ，立証責任を負うのであり，その理由が単に恣意的であるとか誤っているとか言う以上のものであることを示すことが求められていて，これは次節で扱う病院医療スタッフに関する判例法で求められる立証以上のかなり重いものである。

〔しかし〕そのトピックに移る前に，HMO の医師の契約においては，何故無理由解除条項が普及しているのかを考えてみることは有益であろう。医師たちは，かかる条項を挿入することは自身の多くの権限を HMO に委譲することになり，取引交渉力の不均衡を示すものだとして，強硬に反対することが予測されるかもしれない。確かに，幾つかの場合にはそうしたことは言えるだろうが，しかし医師側がそうした条項を挿入したがる場合も存在している。医師たちは，当該 HMO の事態の進展〔その事業の浮沈〕を気にしつつ，即座に手を引きやすいようにして HMO との契約に臨むこともしばしばなのである。また，HMO が医療の質を理由に契約解除を求めるような場合にも，医師側はあまり明示的でないプロセス——すなわち，全国臨床医データバンクに解約行為を報告しなくともよい手続——の方を好むということもあるのである。

取引交渉力の問題に関して考えれば，多くの市場において HMO 側には，医師の方が上位の——少なくとも対等の——地位に立っていると映るようである。ほとんどの医師は HMO と非排他的に契約を結び，〔状況に応じて〕HMO との提携関係をシフトさせることができ，この点は，恰度複数の病院に対する医師の関係と類似する（もとより，ここでは提携 HMO を変更する際に，自己の患者をも引き連れていくことはできないが）。従って，医師たちは，ネットワーク参加を誘いかけてくる複数の HMO に対して，積極的・主体的に交渉できる立場に立つことも多く，とりわけ患者が，その者がネットワークに帰属していることを理由に，当該保険プランを選択してくるような人気の

（8） Harper v. Healthsource New Hampshire, 674 A. 2d 962 (N.H. 1996).

ある医師については，そうしたことがいえる。

　管理医療契約の交渉に関しては，無理由解除以外にも重要な問題が生じている。第1に，医師側は，いかなる支払及び医療内容・項目を行うことに同意しているのかにつき，注意深く契約を読んでおかなければならない。しばしば管理医療契約では，HMO に白紙委任状を与える形で医師を拘束し，同機構が雇用者及びその他の（保険プラン）購入者と交渉して導いた支払額や医療内容［事項］に従わねばならなくなるのである。また第2の問題点としては責任問題がある。すなわち管理医療契約ではしばしば損害賠償条項が存在して，そこでは HMO は，保険対象の治療範囲の判断に起因する悪結果が生じたような場合でも，その責任すべてを医師に転嫁できるとされるのである。

4．病院医療スタッフの紛争

a．序

　HMO の除籍紛争が現れる遥か以前から，病院は医療スタッフとの関係を巡り，幾つかの法的・経済的潮流の交錯する渦に直面していた。すなわち，〔一方で〕「病院団体責任」として知られる不法行為法理の展開により，病院は（及び潜在的には医療スタッフも），その施設内で臨床が認められた医師の資質について患者に責任を負うこととなる[9]。しかしこれに対しては，医療スタッフメンバーであることが医師にとって経済的に重要なために，これと相反する強い圧力が作用する。病院へのアクセスは，ほとんどの医療実践を行うにあたり決定的に重要なのである。主要な病院から排除された医師は，——しばしば，あるコミュニティにおいて病院は一つしかないのであるから——その専門家的実務の存立が問われることとなる。とくに近年，医師市場がその「過剰」問題に遭遇しているので，医師たちは，患者供給を巡って効果的に競争しようとするためには，数軒の病院にアクセスできることが重要だと考えている。

　しかしながら，以上のことだけが，医療スタッフ選択に関わる利益だとすると，医療スタッフを巡る消極的判断の是非に関する医師の不服申立につき，裁判所が大きな関心を寄せていることの意味がわからなくなる。有能な医師

（9）　Darling v. Charleston Comm'y Mem. Hosp., 211 N.E. 2d 253 (Ill. 1965).

を排除することは——病院は主として医療スタッフを通じて患者を獲得していることに鑑みると——病院の基本的な経済的利益にも反することとなろう。そしてこのような経済的インセンティブは，病院の過剰なスタッフ選抜に対する有効なチェックとして作用することが期待されるであろう。〔しかし〕このような前提に潜む欠陥とは，スタッフを巡る決定が完全に病院制度の利益のみに依拠するものではないところに認められる。つまり，既存の医療スタッフは，こうした決定に多大な影響力を持つが，明らかにこれと反する利益を有しているのである。すなわち，新しいメンバーがスタッフとして認められると，現員の医療スタッフは仕事を失うことになるのであり，かかる内在的な経済的利益の偏りゆえに，有能な医師が，患者治療とは無関係の理由から排除されることにもなりかねないわけである。

　このような，3種類の強力な利益の交錯・衝突，すなわち，病院，新規参入者としてスタッフ申請する医師，及び現員である医療スタッフの各利益の対立を踏まえると，医療スタッフの資格取得を巡る紛争は沸騰して数多くの訴訟事例となり，医療過誤訴訟に次ぐ医事法領域となっていることは何ら驚くべきことではない。本節においては，こうした問題に対する判例法上の対応につき検討することとする（なお，ここに「排除」とは新規の申請の拒否又は既存スタッフの特権の取消を指している。また独禁法上の理論は，次章で扱うこととする）。

b．司法審査における法理論

　排除された医師としては，種々の伝統的な請求の方法があるが，その各々には相当の制約がある。〔例えば，〕憲法上の適正手続（デュープロセス）及び平等保護の違反を衝くこともできるが，この議論は公的病院〔州又は市により，所有・運営されている病院〕についてのみ使えるに止まる。[10]〔また，〕私立病院においては，医師はスタッフからの排除について，医療スタッフ内規に含まれる契約上の手続的・実質的権利を侵害していると説くこともできる。しかし，この法理は，スタッフとして認められなかった新規の申請者には用いることができないし，この法理自体を拒否する裁判例もあるのである。さらに不法行為法上，排除された医師は名誉毀損又は契約侵害〔債権侵害

---

(10) See, Blum v. Yaretsky 457 U.S. 991 (1982).

を説くこともできるが，こうした法理にも種々の要件があるから，スタッフ排除決定一般への適用は制約を受ける。

連邦法上は職場における差別に対する保護規定があるが，裁判例は医療スタッフメンバーの問題が機能的に雇用と同様にみうるかについて立場が分かれている。しかし，この法律は，人種・性別・宗教・国籍・障害に基づく差別を規定しているに止まるので，幾つかの州では州法レベルで病院における手続的・実質的な公正を定めることにより，それよりも幾分広い救済方法を臨床医に提供しようとしている。最も注目されるのは，学位・臨床の学派・許認可〔免許〕の性質に基づく差別を禁ずる州があることであるが，こうした法令上の保護は依然点在したものに止まっている。従って，排除された医師たちは，判例法理の刷新・創造により，私立病院の同僚審査の手続的・実質的公正さを広く審査できることを求めている。

排除された医師たちが主に依拠しようとした新たな理論は，私立病院を公共施設と構成するものである。この点で画期的な事例は，当該病院が医療スタッフメンバーたるためには医学士号を持つことを要求する方針を採っていたために，整骨医であるグライスマン医師を考慮から除外したというものである。これにつき裁判所は，ニューコム病院は私立病院であり，それゆえに憲法上の制限には服さないことを認めつつも，病院は「準公共的」施設であるとの認定に基づいて，医療スタッフ選抜の判断における公平に努める判例法上の義務を課した。これは，われわれの市場依拠的結論に深く根ざした自由な結合〔結社〕の原理——すなわち，私的な企業は本来，不当な差別や独禁法違反がない限りは，理由を問わず好きな者と一緒に事業を営むか否かを決めることができるという原理——からの明瞭な離反である。

同判決（注(11)）は，学界の注目するところとなり，また他州の裁判例も多くこれに従ったが，幾つかの州では私立病院の準公共的性質決定を行うことを否定した。この問題は概念的には，一体なぜ私的事業が「準公共的」なものに変わり規制が加わるようになるのか，を突き止めることであるが，先のニュージャージー州裁判例（注(11)）は，今日では不明瞭となった判例に依拠した。この判例とは，一般輸送業者又は宿泊施設を「公共の利益に関わる事業」だとして，その公共的サービスにおける顧客の差別を禁ずる公平的

---

(11) Greisman v. Newcomb Hospital, 40 N.J. 389, 192 A. 2d 817 (1963).

取扱義務を課するという，15世紀のイギリスの古い先例に由来するものであった。この領域の判例法は，20世紀の初めに公共事業体の法令的規制に統合される頃には休眠状態であったが，同判決（注(11)）では，一般運送業者の先例を現代的コンテクストの下でなお適用しうるとされたのであった。

こうした先例は，独占的地位に立つ公共的職種に一般に適用されていたのであるが，例えば15世紀のイングランドでは，宿泊所は道路に沿って等間隔に，すなわち一日の旅行の距離間隔で所在しており，また川渡しには特定のフェリーが運航していた。そしてしばしば，このような公共的職種は，排他的な勅許状を通じて君主からの支持を得ていた。従ってこの種の事業が恣意的にサービスを拒否すれば，顧客側としては他に選択肢を持たないこととなり，こうした特質ゆえに公共サービスの特別の義務は正当化されると考えられたのである。

先の判決（注(11)）では，ニューコム病院もその地域での唯一の施設であり独占的地位に立つとされ，また建設補助・免税・貧窮者医療助成などにより充分に政府からの支援も得ていたとされた。〔もっとも，〕一般輸送者の判例は顧客（すなわちここでは患者）の権利を保護するものであり，被用者（ここでは医師）の権利に関わるものではないとの反論があるかもしれないが，この点については裁判所は注意深く，患者はスタッフ医師を通じて病院に受け入れられるから，グライスマン医師に対する差別は患者に対する差別になるのだと述べている。

しかし，このような準公共理論に対しては，――判決中に明示されるか否かはともかく――〔さらに，〕重要な反論が出されている。第1に，他領域における公共施設の鍵となる特徴は，その事業の自然的な独占であるといえる。例えば，鉄道・電話会社その他の公共事業体はすべてその自然的独占のゆえに，公共施設として規制を受けるのである。〔これに対して，〕確かに病院が1つしかないコミュニティもしばしば見られるが，そのような存在形態だけが必然的で支配的というわけでもない。数軒の病院が競争している場合又はその可能性があるときには，何故病院だけが他の主要産業と違って，私的な事業決定について，ヨリ大きな規制を受けるのかが明瞭ではないのである。

第2に，公共サービスの義務が課せられるにしても，この義務による保護がすべての医師に与えられるわけではなく，患者受入の権限を持つ医師の保護に止まっている。こうした制限ゆえに，放射線医や病理学者のような病院

ベースの医師にはこの法理は適用されないのである。また第3に, 一般運送業者の先例が援用されるならば, 同先例のすべての（他の）帰結にも従うことが求められようが, そうなると驚くべき不安定な結果を導くことにもなりかねない。何故医師スタッフメンバーについてだけ適用されるのか, 他の被用者についてはどうなるのか, 何故患者の受入問題に止まるのか, その他の一般的な患者医療についてはどうなのか, という具合である。昔のイングランド裁判所では, 運送業者の顧客選択の問題に限らず, その運送費についても審理したことに留意して欲しいし, さらに驚くべきこととして, こうした運送業者はそのもたらした損害につき厳格責任を負うとされたのである。このような可能性については未だ裁判所で検討されてはいないが, そのような相談が持ち込まれた場合の法理展開の余地も秘められているわけである。

c. 司法審査の射程

公共施設の理論により司法審査がなされる州では, 議論は審査の射程及び程度の問題に移される。例えばグライスマン判決（注(11)）では, 整骨医は州から充全な医療活動を行う免許を得ていて, しかも病院側は整骨医の医療が劣ったものであるとの証拠を示していないにもかかわらず, 整骨医排除の方針を採るのは違法であるとした。「個人の資質の欠如ではなく, 健全な病院の基準とは無関係の理由から, 公共善の増進にならない形で, 医療スタッフメンバーの申請を排斥する」のは違法であると説くのである。しかし, この判示には答えられていない課題が数多く含まれている。例えば, 臨床医間の階層に基づく一般的区別は有効なのか, また所定の資格を有する者は個人的資質に基づくものと考えられなければならないか, さらに一般基準が認められるとすれば, その基準の有効性を示すのにどの程度の証拠や弁明が必要か, そしてその基準が個別事例に合理的に適用されることを保証するために, いかなる手続的保護が求められるか等である。

同判決（注(11)）は, 病院に対して医師の個人的資質に即して審査するように求めている。それでは資質評価の際には, いかなる基準が有効となるであろうか。判例は, この問題に答えて, いろいろな審査の考量事由につき正当なものかそうでないかを明確にしている。〔例えば,〕個人の履歴証明書や医療スタッフ内規の遵守を要求したり, 病院の近くでの居住を求めたり, 最低限の医療過誤保険を要請することは適切であるとする。〔しかし他方で,〕

当該地域の医師組合への加盟を求めたり，現員の医療スタッフからの証明書を要求することは適切ではないとされる。つまり，後者の場合の問題として，現職の医師たちに，その共同体への新規参入者に対する「反対投票」の権限を認めてしまうことになるからである。

　医療スタッフが，正当な考量事由（例えば，職業的能力の欠如）に基づき，ある医師に対して消極的判断を下す場合に，裁判所は，その判断の資料につきどの程度つぶさに審査するかといった態度決定をしなければならない。そして判例は医療専門家の判断につき結果論的に批判することにはきわめて慎重であり，以下の判示はその代表的なものとしてしばしば引用される。すなわち，「いかなる裁判所も，こうした問題について自らの判断を病院の評価委員会の判断に代替するべきではない。……人命が関わっているのであり，医師の選択については同委員会が裁量を持つべきで，そうして初めてスタッフの能力を信頼し，道徳的な紐〔コミットメント〕も生ずるというものである。医師の職業的能力の評価は，個別の専門的同僚に委ねるのが最良で，司法的監督は限られる。……結局，スタッフ選択が病院の責任ある準則の下に公平に行われ，無関係の事由によって歪められない限り裁判所は介入すべきではない。」[12]というものである。

　しかしながら，このような病院の判断を重視する態度は，医療スタッフ紛争すべてに一律に適用されるわけではない。主張される排除の理由が実際のところ個人的敵意なり偏頗的判断の糊塗であると疑われる事情があるときには，裁判所は，ヨリ厳格な審査をしているのである。その好い例が，個人的人格問題とされる事情に基づくスタッフ規律〔制裁〕の審査基準である。〔一方で〕判例は，個人的怨恨や関係破綻による医師の排除を支持しており，その理由は，貧しいスタッフ間の関係は患者への医療サービスの質を害しかねないからである。しかし，医療スタッフ間の不協和はしばしば，病院政策や同僚の臨床行動に対する適切な批判から生ずることもあり，また病院政策とは全く無関係な個人的・経済的な問題から生れることもある。〔そうした場合に〕判例は，他のスタッフ同僚との協調的就労ができないとの理由だけで当該医師を排除することの支持に慎重になり，さらにそのことが患者への医療に支障をきたすことを示すヨリ立ち入った証拠を求めているのである。

---

　(12)　Sosa v. Board of Managers, 437 F. 2d 173 (5th Cir. 1971).

グライスマン判決（注(11)）は，医師の個人的能力の評価以外の事由から医療スタッフ申請者を拒絶することを排斥したものと読めるかもしれないが，そうした読み方は明らかに広すぎる。「スタッフ権限を付与するための病院の基準が合理的に医療提供に関連しているときには，裁判所はそれを支持すべきだ」とされているのである。同判決（注(11)）の事案の問題は，病院側が整骨医を排除する合理的な根拠を示そうとしなかったところにある。仮に，病院側は医学士号取得者のグループは概して整骨医師よりも良質である（なぜなら，多くの整骨医は通常のメディカル・スクールに入学できなかったのであるから）との考え方を持っていたと想定するならば，それは，差別的取扱の正当化として充分なものであろうか。あるいは，整骨医は別種の臨床実践を支持するものであり，当該病院は同一の医療哲学を共有する医師たちに限定したいと主張することが，充分な根拠となろうか。

これに対する答えは，裁判所の「〔病院判断の〕合理性」審査のやり方の程度に依拠する。憲法的原理は私立病院には適用されないのであるが，それでも判例の公平性準則を理解するためには，平等保護条項に関する憲法判例の分析枠組みを想起しておくことは有用であろう。すなわち，臨床医に対する階層的差別については，排除認定のほとんどの説明を受け入れる「最小限の審査」基準によるか，又は医療スタッフの判断動機に疑念があるときには実質的根拠づけを求める「中間的な審査」基準によることとなろう（これに対して，病院が人種・性別・国籍に基づく「不当な階層差別」をしたのでない限り，「差し迫った利益」の証明を求める「厳格審査」基準を採用することは不適当であろう）。

ほとんどの裁判例では，整骨医の排除について前述のような正当化は受け入れておらず，前記の「中間的審査」を行っている。しかし，他方であまり正当化の説明なしに整骨医の差別がなされるのをそのまま承認した判決例もある。

---

(13) Nanavati v. Burdette Tomlin Memorial Hospital, 526 A. 2d 697 (N.J., 1987).
(14) E. g., Hayman v. City of Galveston, 273 U.S. 414 (1927)（州立病院での整骨医排除につき，平等保護に違反することはないとする）; Stern v. Tarrant County Hosp. Dist., 778 F. 2d 1052 (5th Cir. 1985)（全員一致）（逆症療法に支配された州立病院は，州法・連邦憲法にも事実にも聞く耳を持たない偏狭さが

医療証明書に基づいて病院が差別取扱いできるか否かについても，判例の立場は分かれている。無能の医師を排斥するのと違って，病院が医療スタッフを高質の医師たちだけに限定しようとして，そのために「委員会証明」を求める場合に，一方でそれは許されるとした判決例がある。しかし，この種の要求をすることの間接的帰結として，受入資格要件を充たさない特定のタイプの臨床医（例えば整骨医）を排除することになってしまい，こうした病院のポリシーは差別的だとして，その判断を覆した裁判例もある。[15]

医療スタッフ紛争に関する数多い判例では，その判断の中味よりむしろスタッフの権限を否定する際に手続的公正の見地から要請される諸要件の方に関心が注がれている。ここでの判例法の多くは基本的に行政法と同様の内容を持っており（私立病院は行政手続法や憲法に服することはないが），ここでは簡単に議論をしておくに止めよう。そしてこの領域の法は今日では多くが後述の連邦法により定められていて，そこでは同僚審査関係者は，手続を公正に行えば限定的免責を受けられることとなっている。免責のために必要な手続的要件の詳細は法令の定めるところであり，基本的に州判例法は実定化されているといえる。またその進め方についても，通例ある程度までは医療スタッフ内規にも定められている。

一般論として，病院側は排除するか否かに関して最終的な決定を下す前に，証拠収集上の聴聞手続を当該医師に提供しなければならない。この「聴聞」は，新規申請者の場合には，申請を拒否する病院当局の当初の判断の審査という意味があり，またスタッフ特権の更新拒絶・中断の場合には，当該医師に対する規律の制裁的行動をとる判断がなされた後に行われることとなる。この聴聞手続に先立って，病院は当該医師に対する不利益判断及びその証拠を示す必要があり，医師側はこれに対する反対証拠を提示することが許されている。聴聞手続のパネルメンバーは，事前に当該事件に関与したりして，予断・偏った立場を持つことは許されてはいない（この後者の禁止則は，小

あるとして，整骨医は激しく非難するのに対して，同整骨医を排除したという病院の判断を支持した）。

(15) 前者につき，Limmer v. Samaritan Health Service 710 P. 2d 1077 (Ariz. App. 1985), 後者につき例えば，Armstrong v. Board of Directors, 553 S.W. 2d 77 (Tenn. 1976) を参照。

規模の地方病院の場合には，病院外からパネルメンバーを募ることにもなりかねず，実施には厄介なところがある）。それ以外については，聴聞は裁判手続の方式による必要はなく，例えば，法律家をこの聴聞手続から排除したり，この手続を交互尋問の方式によらずに行うことについて裁判例は認めている。

5. 管理医療ネットワークメンバーとしての医師

　上述したことと同様の問題は，HMOなどの管理医療ネットワークのメンバーたる医師についても存在するが，その法的枠組は幾分違っている。まず生ずる疑問として，医師たちは既に許可機関や幾つかの病院によって選別されているのであるから，それに加えて何故にHMOが更なる資格認定をしなければいけないのかが問われるであろう。〔しかし〕実際問題としては，この種の議論はあまり意味がない。なぜなら，HMOは，おそらく団体責任の脅威に促される形で既にこの資格認定を任意に行い，かかる資格認定はHMOの認可法やHMOの評価機関基準により一般的に要請されているからである。そこで問題は，医師がネットワークから排除された場合の法的保護は何かということになる。

　これまでのところ法的な焦点は，申請者の拒否というよりは，専ら「除籍」として知られる，既存のネットワークメンバーからの排除の場合に当てられている。その理由として，1つには，利用可能な法理論では初めての申請者を——病院の場合と同様に——保護することができないという点が挙げられようし，また他方ではHMOはコミュニティ病院のように開かれたスタッフ制度としては見られていないからでもある。しかし，この法領域は今尚流動的に展開している。

　第1に，準公共施設論がHMOに適用できるかどうかを考えてみると，公立病院と比較してはるかに独占的ではないし，政府の支援の程度も小さいであろうから，こうした議論は通用しにくいこととなる。直観的に，大衆はHMOをコミュニティの施設と同様にすべての医師に開放的であるべきだとは考えないであろうし，HMOの方でも通例そのような約定を定めることもない。従って，ほとんどの裁判例では，病院に関する先例〔判例〕をHMOに拡充することを否定している。目下のところ，キャリフォーニア州のみが異なる立場をとっており，現在その問題は同州最高裁の審査を受けている。[16]

〔第2に〕しかしながら，別の裁判所では，HMO のスタッフ決定の司法的審査にあたっては異なる法理論が採られてきている。すなわち，公序違反の契約解消につき，解約自由の労働契約に関する先例〔判例〕を適用しようとするのである（注(8)参照）。この種の請求が認められるとき，その審理の結果はどのように準公共施設の法理の場合と異なるのであろうか。1つには，解約自由契約を巡る法理では既存のネットワークのメンバーに対してだけ適用があり，新規の申請には適用されないことに留意する必要がある。また2つ目に，本法理では明示的に「無理由」解約が認められることにも注意が必要である。公序に反する隠れた害意があるとの立証責任は排除された医師側にある。単に恣意的とか充分に支持根拠のない理由による解約は——準公共施設理論ならば問題となるが——本法理では許されることとなるのである。では，実際上いかなることが公序に反するのであろうか。例えば，後述の「告発者」事例の如き，患者の権利を擁護する医師への報復などがそれに当たるであろう。しかし，経済的理由や人格を巡る対立などは，それがはっきり不公平なものであっても，公序に違反するとまでは言えないから許されることとなる。

最後〔第3〕に，手続的権利に関しては，HMO の医師は，病院のスタッフメンバーと同様に，契約で定められる手続を受ける権利を有する。しかし上述のとおり，管理医療契約ではしばしば無理由解除の規定が含まれ，そこでは理由を示さない無催告解除も許されるのである。

6. 同僚審査の守秘性及び免責

医療スタッフ紛争を審理する裁判所は，病院や HMO 内部での動きに容喙することには消極的である。その理由としては，医療上の能力に関する判断を司法的に行うことには無理があると感ずることもあろうし，さらには，そうした訴訟が有効な同僚審査を妨げるのを危惧するということもある。密度の濃い同僚審査は医療の質を高めるには決定的に重要だと考えられており，この点は医療過誤「危機」の結果として関心が高まったところでもある。従

---

(16) Potvin v. Metropolitan Life Ins. Co., 63 Cal. Rptr. 2d 202 (Cal. App. 1997), review granted, 67 Cal. Rptr. 2d 1 (July 30, 1997).

って，多くの州及び連邦の立法においては，医療の同僚審査手続について守秘・免責の規定を置いている。

a．州の同僚審査守秘法律

病院の同僚審査委員会メンバーや証人につき，例えば名誉毀損訴訟から保護するなどの一定程度の法的免責を認める「遮断法」を定める州が幾つかある。さらにヨリ多くの州では同僚審査守秘法律があって，病院の同僚審査委員会の議事録開示がなされないように保護がはかられているし，そうした法律がなくとも同様の特権を判例法上導く裁判例も２，３存在する。かかる同僚審査特権により，内部的な病院審査記録は，制裁を受けた医師からの訴訟（不当な排除を理由とするそれ）及び医師に対する訴訟（医療過誤訴訟）から遮断されることとなるが，それは内部の審査委員会により生じた情報及び記録に関する開示だけを禁ずるものである。つまり，当該関連情報が独立の――審査委員会以外のところから明らかとなった――ものであるときは，訴訟手続から排斥されるわけではないのである。

b．連邦法上の同僚審査免責

連邦法である1986年医療の質改善法（Health Care Quality Improvement Act）[17]は，同僚審査につき包括的な免責を認めているが，かなり限定されたものである。〔すなわち〕一見したところでは，この法律は「〔医療に関する同僚審査〕行為に参加した者はいかなるものでも，合衆国及び各州の法（判例法）により損害賠償責任を負うことはない。但し，公民権法は別である」と定めており[18]，本章及び次章における議論の多くを無意味にさせるかの如くであるが，この免責には多くの重要な例外及び制限がある。

第１に，この連邦の同僚審査免責は，医師を巡る決定だけに妥当するとされ，その他の医療専門家を排除する決定につき保護をはかるものではない。第２に，医師についても，本法律は個々の医師の排除に関するもののみであって，一定の医師群を排除することになる資格認定の一般的基準を設けるような場合には，この免責は及ばない。第３に，個別の医師排除の場合であっ

---

(17) 42 U.S.C. 11101 et seq.
(18) *Id.* § 11111.

ても，患者の健康に悪影響を与えうる行為に基づく排除のみを本法律は扱っており，経済的節約やもっと一般的な倫理や病院〔施設〕福利に基づく決定については，別論となる〔即ち，免責規定は及ばない〕のである。

さらに本法律の「職業的審査行為」の定義に該当するときであっても，免責は当該排除決定が「〔本法律〕で明示する基準すべてを充足していた場合」に限って認められる。[19] そこでの詳細な手続的・実体的基準は大体において本法律が取って替わろうとした判例法の多くに倣うものである。〔即ち，〕免責を得るためには同僚審査行為は以下の形でなされる必要がある。第１に，当該審査行為が医療の質向上のために行われている旨の合理的信念があり，第２に，問題の関連事実を収集すべく合理的努力がなされ，第３に，当該医師に対して適切な通知及び聴聞手続がなされ，又は当該状況下で医師にとって公正なその他の手続が行われ，そして第４に，当該審査行為が上記事実により裏付けられていると合理的に考えられるという基準である。[20]

このような制限があるために，本章及び次章（４．Ｂ（独禁法違反のボイコット））で触れる医療スタッフ紛争の多くは，この連邦法による免責の要件を充たさない。充たすものであったとしても，本法律の影響は当初予想されたほど大きいものではない。排除に不服申立をする医師は，病院及びHMOの行為は誠実になされておらず，実質的証拠により裏付けられていないこと，そして公正な手続を踏んでいないことなどを主張するであろうし，こうした主張がもし事実であるならば，被告は免責特権を失うのである。かくして，この種の紛争の実質的核心部分は事件の入り口部分にシフトすることになる。しかしこのシフトにより，被告の証明の負担を軽減するという重要な手続的帰結がもたらされるのである。すなわち，「職業的審査行為は，証拠の優越によって覆されない限りは，要求される基準を充たしているものと推定されることとなる」からである。[21] また本法律には，同僚審査決定に対する泡沫的な不服申立に対して制裁を加える費用転嫁の規定も含まれている。[22] 最後に，本法律は損害賠償請求に対してだけ免責を認めており，差止請求は対象外とさ

---

(19) *Ibid.*
(20) *Id.* § 11112.
(21) *Ibid.*
(22) *Id.* § 11113.

れることも指摘しておく必要があろう。

C 労働（雇用）法

医療施設における労働法の重要性は高まってきているが、その理由は、このトピックスがすべての産業で重要だということのみならず、医療の場面に特殊な問題が含まれるからでもある。すなわち、考量すべき利益が単に被用者の労働権及び使用者〔雇用者〕の（自己の好んだように行う）営業権だけである他のほとんどの産業の場合と異なり、ここでは裁判所は医療サービスの劣悪化の回避という配慮も加えて法内容を決めていかねばならない。その上、伝統的雇用場面における判例は、時にそのまま独立性の強い免許を有する医療専門職に拡張することができないこともある。

1. 労働法

a. 患者医療への配慮

労使団体交渉法は、医療を巡る雇用の特殊な問題を占める好個の例を提供してくれる。連邦労働関係法（National Labor Relations Act〔NLRA〕）では、[23]包括的な労働規制スキームが定められ（それは、連邦労働関係局（NLRB）により管掌される）、労働者の(1)労働組合形成権（団結権）、(2)使用者が誠実に労働組合と交渉して労働協約を尊重することを求める権利、及び(3)労働契約の文言・条件に不満があるときには労働争議を行う権利を保護しようとする。1974年までは、非営利病院は本法律に服していなかったが、同年に連邦議会は医療産業に特化させた規定を加えることとした[24]。その際に議会が懸念したのは、組合活動により患者医療という病院の重要な使命を損なわないようにするということであった。具体的には、上院も下院も、単一の病院施設内にあまりに多くの労働組合ができることは、その営為を麻痺させる頻繁な争議を起こす危険をもたらすとの危惧を表明した。すなわち、「医療界における労使交渉主体が多極化しないように、労働関係局は適切な配慮をしなけ

---

(23) 29 U.S.C. § 151 et seq.
(24) 29 U.S.C. §§ 152, 158, 169, 183.

ればならない」としたのである。[25]

　「非多極化」の要請を労働法に体現するのは，厄介なことであった。議論の的となったのは，病院の交渉単位の適切な定義基準を労働関係局がどのように定めるかということであった。そして通例は，関係局（NLRB）はその単位を「利益の共同性」に沿って決定しており，例えば登録看護師と有資格実地看護師〔准看護師〕との間には密接な利益共通性があり，同一の労働組合に括ることができるとされる。しかし，この基準では「非多極化要請」を充分に斟酌していないという一連の取消事例に応えて，NLRB は医療分野では「利益の格差（不均衡）」基準を採用し，明らかに利益格差ある被用者を一緒くたに扱わないが，できるだけ大きく単位をとる立場を志向する。もっとも，利益不均衡基準の適用を批判し，拒否する控訴裁判所も存在する。こうした混乱を全て解決するために，（政策問題をすべて司法的に処理するとして目立つ）NLRB は，医療分野の労使交渉単位の決定のための適切な措置をとるべく，かなり思い切ったルール設定手続を開始している。その最終的規制においては，8つの独立した交渉単位が認められ，それは①登録看護師，②医師，③その他の専門医，④専門技師，⑤事務職員，⑥用務員，⑦警備員，⑧その他である。[26] このようなルールは，医療管理部門から強い反対が示されており，そこではこのように小さな単位に分断することは，労働組合の形成をあまりに容易にするものであり，非多極化政策と相容れないとされる。

　患者医療の配慮は，労働法においてはさらに2つの現れ方をする。すなわち第1に，労組幹部が組合文書〔ビラ〕をいつ・どこで配布できるかに関するルールは，——病院の平穏な雰囲気の維持への配慮から——とりわけ制限的なものになっている。一般論として，そうした勧誘活動は非就労時間に，そして病院の患者医療に関わらない場所に限って認められている。[27] 第2に，連邦労働関係法では，病院で争議行為及びピケッティングを行う際には，——やはり，明らかに医療への支障回避の配慮から——10日前の通知が要請されている。[28] しかし，NLRB 及び裁判所は，この要請を正規の労働組合によ

---

(25)　1974 U.S. Code Cong. & Ad. News 3950.
(26)　29 C.F.R. § 103.30, 54 Fed. Reg. 16336 (April 21, 1989).
(27)　NLRB v. Baptist Hosp. Inc., 442 U.S. 773 (1979) 参照。
(28)　29 U.S.C. § 158(g)

る正当な争議行為の場合に限定し，一部の被用者の無権限の山猫ストには妥当しないとした。

b．医師組合

　今後10年の内に重要な労働法上の問題となりうることとして，医師組合が連邦労働関係法（NLRA）上保護を受けるかという点がある。すなわち，増大する制度的・経済的圧力に対抗するために，HMO との関連で医師たちは組合を結成し始めているが，NLRA の対象の限定がかなりの障害となっている。第1に，被用者のみが組合形成権を有するとされていて，そのために，医療実習生（レジデント）及びインターンは本法律の保護射程外とされる（彼（彼女）らは，主に学生として医療に従事しており，被用者としてではないという理屈である）。またこの被用者への制限ゆえに，病院の医療スタッフである独立の医師にも NLRA の保護は及ばないようである。

　また第2に，雇用されている医師でさえも本法律は及ばないようである。というのは，この法律では長い間，「管理者的被用者」（政策決定・実現において管理〔経営〕を補助する被用者）については保護が否定されると解釈されてきているからである。この適用否定ゆえに，雇われている医師は——重要な医療政策決定を巡る多くの委員会に深く関与することが医療施設制度上求められているために——本法律の対象とはならないのではないかとの見通しも生ずる。類似の状況の場合に，連邦最高裁は，大学教授たちは重要な委員会に参画し，教官雇用決定に大きな影響力を有するから，管理者的被用者排除が妥当すると判断している（5対4の判断）。しかしここでは，本判決（注(30)）により全ての職業的被用者を排除することのないよう慎重な立場が示され，「意思決定が割り当てられたルーティン的な職業義務の遂行に限られるときには，本法律の対象から排除されない。……当該被用者の行動が，類似の状況下にある職業人がルーティン的に行う義務の範囲を超える場合に限り，管理者と同列に扱われる」とされるのである。

　それ以降，労使関係局（NLRB）は，この判断（注(30)）が医療施設にお

---

(29)　NLRB v. Bell Aerospace, 416 U.S. 267 (1974).
(30)　NLRB v. Yeshiva University, 444 U.S. 672 (1980).
(31)　444 U.S. 672, at 690.

ける医師に通例割り当てられる種々の行政的義務との関係で，いかなる意味を有するのかについて取り組んできており，2つの主要な決定例に示される相対立する立場が採られている。すなわち，一方の決定例では，関係局は大規模の教育研究病院で雇われる医師につき，前記判決（注(30)）とは区別して，医師たちの組合結成権を認めている（偶々本件は，同じイェシバ大学のメディカルスクールの教官に関係する病院である）。そこでは，当該病院の各専門部局のハイアラーキー的に高度に構造化された状況ゆえに，スタッフ委員会は単に部局長に答申を提出するだけであって最終的な政策決定権限はないとされ，さらに，スタッフによる医療政策の採用は「必ずしも患者医療に伴う主たる職業的義務の範囲を逸脱するものではない」ことが強調されている。しかし，別の決定例においては，関係局は前記判決（注(30)）に従って，HMOにおける医師組合は，——医師が関わる多種の委員会の広汎な意思決定・遂行の担い手であるから——〔組合結成権を〕認められないとしている。そこでは，「委員会レベルでなされる多くの決定はHMOの運営核心部分を占めており，委員会答申は常にではないにせよ通例採用される」と述べられるのである。もっとも，その後最近になって，労使関係局は再度方向転換し，異なるHMOに属する医師は管理的ではなく，組合を結成することができるとしている。

類似の混乱状態は，看護部長についても考えられる。1994年に連邦最高裁は，ナーシング・ホームに雇われる看護師は事実上看護補助者への仕事割当ての監督者であり，管理者として例外的な取扱を受けるため，組合結成できないと判示した。しかしその後関係局は，病院事例についてこの立場に従わず，病院の「病棟主任看護師」は，監督者的地位にあるというために必要な「独立的判断」を行ってはいないと述べた。そしてさらに関係局は，ナーシング・ホームについて同様の立場を示し，そこにおける有資格実地看護師〔准看護師〕は看護補助者に対して監督的権限を行使していなかったとした。

---

(32) Montefiore Hospital, 261 N.L.R.B. 569 (1982).
(33) FHP, Inc., 274 N.L.R.B. 1141 (1985).
(34) Thomas- Davis Medical Centers, 324 NLRB No. 15 (1997).
(35) NLRB v. Health Care & Retirement Corp. of America, 114 S.Ct.1778 (1994).
(36) 各々，Providence Hospital, 320 NLRB No.49 (1996); Ten Broeck Com

このようにして相異なる決定を一貫した形で調和させることは難しく，単に事実依存的で個別の立証状況及び弁護士の資質により，結果が異なると言って済ますことはできないであろう。実際問題として多くの場合，医師委員会と看護管理者〔看護部長〕の権限に大きな相違を認めることは難しい。こうした不安定な法状況は，伝統的なハイアラーキー的団体意思決定の概念を医療専門家の同僚集団的場面に適用することの難しさを示している。

2．（伝統的）雇用法

a．不法解雇

以上に見た公的規制法に加えて，連邦部門の雇用関係に関わる私法原理には重要な展開が見られる。その中で最も目立つのは，解雇自由の法理の否定である。歴史的には，雇用者〔使用者〕は，特定の契約期間を定めない限り，事由を問わず自由に労働者を解雇できるものとされてきた。そして過去20年余りは，裁判所はしばしばこの〔解約自由の〕判例法理の例外を認めてきており，そうした例外が原則を呑み込んでいると見る法律家もいるくらいである。こうした法理の展開をここで議論するのは，解約自由の雇用契約を巡る紛争が，理由ははっきりしないが，医療界において驚くほど多く生じているからである。

解約自由である使用者の解雇権を制限する方法は3通りある。第1は，被用者解雇の理由が公序に反するとするものであり，例えば，安全性違反の事情を関連機関に通告した者を「密告者」として解雇する場合がそうである（B．3でのHMO「除籍」を巡る議論参照）。また第2は，被用者便覧には時々，解約決定の際の手続的・実質的規約・条項が規定されていることから，これが黙示の雇用契約内容になっているとして，被用者も就労継続にあたり，このような規定による保護を信頼しているという考え方である。そして第3は，すべての契約に課される誠実取引原則から，使用者は解雇にあたっては正当な根拠を示し，また公正な手続による必要があるとするものであるが，これは少数の裁判例に止まる。

これらを一見して窺えるのとは違って，〔実際には〕ほとんどの司法区〔州〕

---

mons, 320 NLRB No.65 (1996).

で，解雇自由の雇用契約は一般的に廃止されてはおらず，例外的処理は文字通り，例外にとどまっているのである。〔つまり，〕被用者便覧が注意深く書かれていれば，使用者は〔古典的〕契約理論を免れることができるのであり，公序に関しては，疑わしい解雇事由がすべて公序違反になるわけでもない。また判例は，私的配慮による解雇と公的理由からの解雇とを区別している。しかし，医療被用者の「個人的良心」が保護される場面としては，妊娠中絶の例がある。すなわち，州及び連邦の「良心条項」は，医療被用者が中絶手術を拒むのを保護しているのである。[37]

b．競業避止条項

医療雇用法に関する重要問題として最後に触れておくべき領域は，医師雇用又は管理医療契約における競業避止条項である。

すなわち，臨床医集団の利益保護のために，あるグループに属する医師は通例，そのグループを離れた後も一定期間は同一地域内で医療行為を行うことを禁ずる制限的合意に従うことが求められている。しかし裁判所は，かかる競業避止の制限的合意を懐疑的に捉えており，このような制限は，自由な取引や労働権に関わる公序に違反しうると考えている。即ち，制限的合意は，その期間，地理的範囲，対象とされる行動様式の範囲が合理的である場合に限って有効とされ，そうでなければ原則として公的利益に反するとされる。[38]

医療の場面でとりわけ問題となるのは，当該医師の医療がその地域で必要とされているのに，それを制限することは公的利益に反することにならないかという点である。例えば，ある裁判例は，当該地域〔共同体〕における新生児医療の90%を行う2人の医師を排除するような制限的合意を強制することはできないとしている。[39]〔しかし〕別の裁判例は，当該医師が同じ州の別地区の患者を診ることを余儀なくされたとしても，公序〔公的利益〕に反することはないとしている。[40]

---

(37) 42 U.S.C. § 300a-7.

(38) See, e.g., Karpinski v. Ingrasci, 320 N.Y.S. 2d 1 (1971)（被告の歯科業行為を制約することは，（被告の）使用者が単に口腔外科臨床医に止まるときには，広汎にすぎるとされる）.

(39) Dick v. Geist, 693 P. 2d 1133 (Idaho App. 1985).

(40) Canfield v. Spear, 254 N.E. 2d 433 (Ill, 1969); Weber v. Tillman, 913 P. 2d 84 (Kan. 1996); Willman v. Beheler, 499 S. W. 2d 770 (Mo. 1973).

第4章　独禁法（反トラスト法）と医療

A　序論

　連邦の反トラスト法は，近年医療訴訟が最も急進展している領域の1つである。1980年以前には医療産業に関する反トラスト法の挑戦はほとんど耳にすることもなかったのであり，〔当時〕学識ある専門家には，独禁法〔反トラスト法〕は適用されず，医療は性質上地域的活動であって連邦レベルの立法には服さないと考えられていた。〔しかし〕1970年代半ばには連邦最高裁はこうした神話を論駁するに至っている。同裁判所は，法律専門家の事案につき「職業の性格だけではシャーマン法〔独禁法〕の適用のない聖域が認められるわけではない」としたのである。(1)そして翌年には，同裁判所は病院に対する独禁法の請求を認めるようになり，病院の運営はその設備の購入・供給・及び州外からの保険填補の受領などにより，州際通商に大きな影響力を有するとされた。(2)

　こうした判決による力強い一撃により，医療界全体が動揺することとなった。反トラスト法上の審査に晒されることとなり，その巨額の損害賠償の可能性ゆえに，医師や病院にとっては脅威になるのである。即ち，営業損害の賠償はかなりのものになりうるし，反トラスト法の下では自動的に賠償額は3倍にもなる（3倍賠償）。また反トラスト訴訟の被告は敗訴すれば，原告の弁護士費用の賠償まで求められうる。その上，ほとんどの医師・病院は，医療過誤保険により充分付保している場合でも，こうした独禁法上の責任はカバーされないこともしばしばである。さらには，政府による刑事的訴追もなされることがあり，収監にもなりうることも最後に付言しておきたい。

（1）　Goldfarb v. Virginia State Bar, 421 U.S. 773 (1975).

（2）　Hospital Building Company v. Trustees of Rex Hospital, 425 U.S. 738 (1976).

本章では，医事独禁法の4つの問題を検討する。すなわち第1は，病院又はHMOが医師を医療スタッフから排除することを巡る集団的ボイコットの問題，第2は，医療保険及び供給者のネットワークによる価格協定〔操作〕的問題，第3は，HMOの垂直的制限・独占の問題，そして第4は，種々の医療ベンチャーに対する合併法理の適用問題である。

B　ボイコットに関する反トラスト法

　医療スタッフ紛争が反トラスト法上の訴訟となる場合が増加しており，通例，州際的取引制限の共謀を禁止するシャーマン法1条が問題とされる。医療スタッフとなることを拒否され，またはスタッフの更新を拒絶された医師は，通常そうした排除行為を「集団的な取引拒絶」さらにはヨリ侮蔑的に「集団的ボイコット」だと説くのである（連邦最高裁は，別の独禁法の場面でしばしばそういう場合にはそれ自体として違法だとしている）。独禁法〔反トラスト法〕全体としては複雑だが，このカテゴリーの行為の理論は比較的はっきりとしたものであり，医師たちが競争者をその医療実践において重要な位置を占める病院施設から排除することは反競争的だとされている。

1.　共謀の要件

　シャーマン法1条の責任を追及するためには，原告は，一方的な単独行為ではなくて共謀の集団的行動によって医療スタッフからの排除がなされたことを立証しなければならない。病院評価の決定に関与する者が通例複数いることに鑑みると，このことは容易なことに思えるかもしれないが，反トラスト法は概して個々の人々よりも経済企業体を見ようとする。例えば，製造会社の経営者たちが集まって製品の価格を定めることは，その決定に多くの人々が関与していても，価格操作〔価格協定〕行為にならないことは明らかである。というのは，それらの人々はすべて単一の企業体（即ち，雇用者）の経済的利益のために行動しているのであり，「元々相異なる目標を追求していた経済的権力を突然に結合させる」ということもなく，反競争的な脅威を

---

　(3)　15 U.S.C. § 1.

もたらさないからである。同様に，医療スタッフ構成員を判定する場合においても，病院の同僚審査に参加する医師たちは，病院企業体のコントロールの下に同僚審査をしているのであるから，共謀要件を充さないように当初は映るかも知れない。

　しかしながら，医療の場面では特に問題のある「企業内共謀」のルール〔それは，シャーマン法1条の「共謀」には当たらないというルール〕に対しては例外がある。すなわち，同ルールは関係者が単一の経済的利益，つまり病院の利益を追求しているときに限って適用されるというわけである。そして医師たちは病院の被用者ではなく，自ら独立して臨床行為を行っているのである。つまり，医師は，病院における医療の質への配慮からではなく，患者たちを失いたくないという個人的な経済的理由から行動しているということも充分ありうることなのである。

　裁判例のほとんどは，独立的利益がある場合の（企業内共謀ルールに対する）例外を，事案により左右されるデリケートな判断と捉えて，被告の主観的動機についても検討を行っている。しかし，初期の影響力ある判決では[5]，同僚審査に関与した医師はすべて，法的問題としては共謀していると判断されているように読める。このケースの事案は，医学部卒業の医師により支配されている病院医療スタッフから整骨医を排除したというものであったが，裁判所は，「ヨーク病院の医療スタッフは医師集団なのであり，その全てのものが個人的力量により医療を行っており，各人が独立の経済単位として，ヨーク医療共同体における他の医師と競争関係に立つ」と述べたのである。

　このような分析には，明らかに2つの難点がある。第1に，すべての医師が他の医師すべてと競争する利害関係を有するわけではない。もしワイス医師〔ヨーク病院で免責を主張した医師〕が心臓外科医で，しかも患者を小児に限定していたとするならば，彼と競争関係に立つ医師スタッフの医師はほとんどいないことになろうし，一般の総合的臨床医であったとしても，麻酔医・放射線医・病理医と競争関係に立つわけではないだろう。第2に，反競争的となりうる独立的利益のある状況となる可能性があっても，法律問題として医師が自らの（独自の）利益を排除して医療の質に対する病院の考慮の

（4）　Copperweld Corp. v. Independence Tube Corp., 467 U.S. 752, 769 (1984).
（5）　Weiss v. York Hospital, 745 F. 2d 786 (3d Cir. 1984).

みから行為する余地を否定するのは公正ではないであろう。従って，他の判決例ではそれらの問題について事実摘示を認めているが，だからといって安全弁になっているとはいえない。それ故に，最も安全な方策は，非競争的な医師のみが関与するような同僚審査プロセスを構築することである。しかしこれは，審査機能を別部門の医師に委ねることを意味しているが，医療スタッフは通例このように支配力を委譲することには消極的である。

2. 取引制限となる医療スタッフ排除

a. それ自体としての違法性の回避

シャーマン法1条の訴えをする原告は，共謀要件を立証したとしても，次に，問題の行為が「取引制限」となることを示さなければならない。判例は，取引制限となりうる多様な経済的行動を評価する際の2種類の基準を区別している。〔第1に〕問題の行為が明らかに反競争的であり，事実上決して正当化され得ない場合には（例えば，競争者間の価格協定のような場合），判例は「それ自体として違法」とする部類だとして，法的に独禁法違反だとするのである。〔そして第2に〕それ以外のすべての事業活動の場合については，合理性の基準によって判断され，当該活動の反競争的帰結と競争的帰結とのバランシングがはかられるのである。

この「合理性」有無の検討は，伝統的に長時間の審理及び数多くの経済・産業界の専門家を必要とすることとなった。そしてこの責任成否の基準がはっきりしないがゆえに，この事案分析的判断において，病院側が略式判決段階で勝訴することは難しく，原告となった医師側に交渉上の強みを与えることとなっている。もっとも近年では，連邦裁判所は，合理性ルールに関してヨリ（病院側にとって）寛大な定式化をするようになり，被告〔病院〕側の略式判決の申立を却けるためには原告はヨリ多くのことを立証しなければならないようになってきている[6]。

集団的ボイコットは，「共謀的取引拒絶」としても知られるが，それ自体として違法とされる部類の活動とされている。典型的な例として，小売商が集

（6） 参考として，Matsushita Electric Indus. Co. v. Zenith Radio Corp., 475 U.S. 574 (1986).

団で，部外者の小売商と協調関係にある卸売業者との取引を拒否するという場合がある。しかし「集団的ボイコット」とは，ある者と関係することを共同で拒否することに対する侮蔑的な意味合いのあるレッテルであるが，例えば専門職組合が非倫理的行為をしたメンバーを排除する場合のように，社会的に有用なそういった行為はいくらでもある。従って，反トラスト理論上いかなる集団的ボイコットが自動的にそれ自体として違法となるのかという一般的問題については数多くの議論が蓄積されている。

そして病院の同僚審査の場面では，再度前記ワイス判決（注(5)）が参考になる。そこでは，医療スタッフ排除に関する判断を，古典的なボイコット判例と接合させるべく腐心されている。つまり病院は，医療サービス提供過程の連鎖における卸売業者に，そして医師は小売業者に喩えられる。それゆえ，典型的事例に対応するために，医師は，病院を辞することをちらつかせる形で威嚇して競争者を排除しなければならないことになろう。このような場合，2番目の者〔競争する医師〕に効果を及ぼすために1番目の当事者〔病院〕に対してボイコットがなされるので，「2次的ボイコット」と言いうる。しかし，医師たちはそのような古典的な2次的ボイコットの形をとる必要はあまりなく，望まない医師自身に対して直接的に「1次的ボイコット」を行うことができる。現職の医療スタッフたちは，評価決定への影響力を通じて，——病院に対し競争者と契約しないよう威嚇するというよりも——医療スタッフ申請者を採用しないと決定することにより，競争者の排除ができるのである。

同裁判所（注(5)）は，このパラダイム上の不整合を実際以上に厄介なものと考えたようである。1次的ボイコットは反トラスト法上の先例としては稀であり，その理由は事業体の場合には，医療専門職とは事情が異なり，既存のものが新規参入の競争者を妨害・排除することは通例認められないからである。よって，1次的ボイコットのそれ自体としての違法性は，2次的ボイコットに関する先例から導かれたものである。

かくして，医療スタッフ排除に関しては，先例上また理論的根拠に難点が残る。しかし他面で，医師による同僚審査の役割は，医療の安全性維持のために枢要な位置を占める。州の医療機関許可委員会は，州の弁護士会と同様，医師の能力の継続的担保についてはあまり機能しておらず，従って「欠陥」除去の任務は病院にかぶさってくることとなり，その判断は必然的に専門的

な知識・技能を有する人々，即ち構成メンバーたる医師たちに委ねられることになる。その上，病院は同僚審査手続を通じて，最良の医師の選択に努めて，医療の質を巡る医療機関相互の競争に鎬を削るわけである。従って，〔このような〕同僚審査を基本的に違法とすることは，破滅的な帰結をもたらすことにもなりかねない。

このように，医療の同僚審査に対する反トラスト法上の分析は独特なパラドックスが潜むのである。それはすなわち，〔同僚審査の〕社会的必要性が高まるにつれて，反競争的な〔反トラスト法上の責任の〕リスクも高まるということであり，その結果，医療の領域は，合理性ルールとそれ自体違法という法理上の峻別にはなじまないともいえる。そこで必要となるのは，個別の事案を検討して，医療専門家に対する不利益行動を根拠づける理由が示されているか否かの検討である。もし理由があるならば，合理性ルールによる方がふさわしく，なければそれ自体として違法とするルールが適用されるべきこととなる。

この二分論的分析は，判例が医療スタッフ事例で実際採用してきた支配的アプローチを反映している。例えば，ワイス事件（注(5)）の陪審は，ワイス医師は医療スタッフの整骨医一般に対する偏見から排除されて，被告らはその差別的行為につき，それなりの（即ち，医療の質に基づく）正当化を試みようとしていないと認定した。従って，裁判所はそれ自体違法のカテゴリーを適用したわけである。しかし同判決では，病院が整骨医を排除した「理由が，その職業的能力の欠如および非職業専門家的行為にあるならば，それ自体違法のルールではなくて，合理性ルールが適用されるだろう」と述べている。

そしてこのような判示は，その後の連邦最高裁の判決とも整合的である。そこでは裁判所は，「共同の取引拒絶がすべて反競争的になるというわけではなく，共同の取引拒絶の主張だけでは充分ではない」と述べて，「それ自体として違法のルールの適用を求める原告は，入り口の主張として，問題の行為が大部分反競争的となるカテゴリーに属することを言わなければならない」とする。そして同裁判所は注記的に，かつてこのような立証が認められ

（7） Northwest Wholesale Stationers Inc. v. Pacific Stationery and Printing Co., 472 U.S. 284 , at 294 (1985).

第4章 独禁法（反トラスト法）と医療　　　*153*

た事例においては，問題の行為は「効率性の向上および競争的市場を目指してなされたという議論によって一般的に正当化されることはなかった」と述べている。

　ヨーク病院の医療スタッフが，そのスタッフ構成員に関する政策につき，医療の質の観点からの正当化ができなかった（注（5）参照）ということは，反トラスト訴訟においては珍しい。その他ほとんどすべての事例では，大抵病院は質に基づく正当化（の口実）を説くので，合理性ルールに沿った判断が下されているのである。例えば，歯科医師組合がX線撮影結果を保険会社に提出することを拒否した事案につき，——これも通例は，それ自体違法な集団的ボイコットに当たるにもかかわらず——X線撮影だけでは歯科医療サービスの医学的必要性の判断資料としては不充分であるという医療の質の角度から，このような〔提出拒否〕行為を正当化しているとして，合理性ルールの適用を認めている。[8]

b．事案に基づく審理の回避

　反トラスト訴訟の被告が，医療スタッフ決定に対するそれ自体違法との訴追を回避するために必要な主張を行うのは容易であるが，それはこの種の事例の第1段階の抗弁にすぎない。被告側弁護士はさらに，事案に基づく審理をも回避しようとすることに積極的なのである。何となれば，それは時間を消耗し，高価で，さらに診療の機会を拒否された個々の医師に対して陪審審理は同情的になるからである。裁判所とて，この種の事例につき審理に付すことには消極的であって，その理由としては，ここでは個人的な人事紛争が問題になっているに過ぎず，連邦の反トラスト事例とすべきではないという司法的直観がある。

　かかる直観ゆえに，排除された医師からの反競争的行為の問責の主張にも拘らず，種々の法理を用いて被告の抗弁を支持する略式判決を下しているわけである。判断の多くは，反トラスト法は競争者というより競争を保護しているという考え方に依拠している。このスローガンは，個別の医師に及ぼす経済的損失が大きくとも，「たるみを引締める」数多くの医師が他にいる限りは，競争は害されてはいないという立場を反映している。こうして判例は，

　（8）　F.T.C. v. Indiana Federation of Dentist , 476 U.S. 447 (1986).

残された医師たちが重大な市場力を握るということがなければ，かかる反トラスト法違反の主張を棄却しているのである。また仮に原告の主張につき審理をするときであっても，寛大な審査をするに止まることが多く，単に病院には合理的な根拠があり，排除を支持する証拠があるか否かだけを問い，当該事案につき医師への問題追及が真実だと裁判所が考えるかは問題とされない。医療を巡る反トラスト法に関する論評家の第一人者であるC. ハヴィグハースト教授は次のように述べている。すなわち，病院の合理的な行動の自由を確保するためには，もし証拠書類および供述書から，病院の行動がその組織体的利益を反映することが示されるのであれば，略式判決ないし指図評決〔陪審の評議前に法律問題として下す評決〕を出すのが望ましい。……この基準に拠れば，……行動の理由として説かれることが真の動機であったか否かとか，病院の行動が医師間の競争に対して与える負の影響が，その病院組織体の目的遂行への現実の寄与よりも大きいか否かとかいうことには，裁判所は深入りすべきではないのである。[9]

単独の医師に対してその個人的能力ゆえに不利益行為〔排除行為〕がなされる場合には，——一群の臨床医全体を排除したり，明らかに経済的抗争に基づいたりする場合などとは違って——前述の〔病院に寛大な〕手法を採るのがほとんどの判例の立場である。そしてこうした態度は，後に議論する（4章C. 6. b参照）限定的免責立法（そこでは，医師個人の資質に基づく排除のみに適用され，集団的排除・医師でない者の排除・経済的理由に基づく排除には適用されない）においても，看取することができる。

3. 管理的医療（マネジド・ケア）ネットワーク
　　　からの排除及び違法な抱き合せ

ここに述べている判例法は，管理的医療ネットワークからの医師の排除にも適用されうるであろう。上記法原理が，この少し異なる場面でどのように適用されるかをリーディングケースの1つを用いて説明してみよう。[10]それは，

---

(9) Clark Havighurst, *Doctors and Hospitals: An Antitrust Perspective on Traditional Relationships*, 1984 DUKE L.J. 1071, at 1133-34, 1157.

(10) Hassan v. Independent Practice Associates, 698 F. Supp. 679 (E.D. Mich. 1988).

あるHMOが，あまりに多くの検査をやりすぎだと考えて2人のアレルギー専門医をそのネットワークから排除したという事案であるが，裁判所は，第1に，この決定に1次的医療（プライマリー・ケア）医師が関与しており，彼らは同一業務で競争関係に立つことから，潜在的に共謀が認められるとした。しかし第2に，それ自体として違法のルールを適用することはしなかった。医療の質の問題は議論されなかったが，HMOにヨリ説かれた経済的理由にはもっともなところがあるとされた。ただ事案審理については，HMO側を支持する略式判決が下されており，同裁判所は，当該HMOは高々保険市場の20％しかシェアがないから，それほど市場力はなく，〔排除された〕アレルギー専門医は自由に他の管理医療プランのネットワークと契約することができると考えたわけである。また他の医師としても，そのHMOと非排他的な契約を結んでおり，新規のHMOが市場に参入することは容易であったわけである。しかも結局，同HMOはその後2人の別のアレルギー専門医をそのネットワークに組入れており，これはプライマリー・ケア医師たちがアレルギー医療を乗っ取ろうとしたとする主張とは相容れないことになる。

こうした議論に対する原告側の抗弁の仕方は次の如くになる。すなわち，現在のそのHMOの購入会員である患者集団に目を向けてヨリ狭く対象を捉えてみると，当該HMOの市場力は潜在的に遙かに強いものになるというものである。患者らにとっては，排除された医師からの医療を市場選択できないのであるから，ある医師をネットワークから排除することは甚大な影響をもたらす。患者らにしてみれば，そのHMOは100％の市場占有率を占めており，そのネットワーク内での選択は限られているわけである。この分析はコダック判決[11]とも対応しているところがある。同判決では，コダックの銘柄の複写機に対応する部品で，それが他社部品と代替できないものであれば，独立の下位市場が成立しており，一旦高価な（コダックの）複写機を購入すると，もはやコダックの部品のみを購入するようにロック・インされる〔封じ込められる〕とする。この判示は，違法な抱き合わせ販売として知られる独禁法侵害行為の理論とも類似しており，そこではそれ自体として違法だと断ぜられることとなっている。「抱き合せ」とは，ある製品につき市場力を有する企業が，購買者に対してその必要としない別製品をも買うように迫るとき

---

(11) Eastman Kodak v. Image Technical Services, 504 U.S. 451 (1992).

に成立することになるのである。

　この一連の分析が説得的かどうかはなお検討を要しよう。HMOはロック・インするが、生涯に亘ってではなく、1年限り又はもっと短い期間だけである。さらに、多くの医療プランでは患者たちは幾分高い自己負担金を支払うことにより、ネットワーク以外の医師にかかることも認められており、この「ロック・イン」は絶対的でないことも多いわけである。また「抱き合せ」の性質決定に関しては、病院が外科手術患者に対して、同病院が排他的契約を結んでいる麻酔医にかかることを求めたという事案[12]につき、「抱き合せ」と判断したことが注目されるが、判決では、当該病院が、患者の麻酔医選択を強制するほどの市場力を有していたわけではないとして独禁法違反とは認定しなかった。

　したがって目下のところ、HMOはその好むとおりにネットワーク提携の医師をかなり自由に取捨選択できるようである。〔しかし、〕病院の経済的理由に基づく医師排除について判例が寛大であるか否かは別問題である。病院による医師排除が、その構成メンバーたる医師の経済的理由に基づく場合には非難の対象となることもしばしばであったが、今日の市場環境の下では病院それ自体が保護に値する経済的利益を持つに至っている。そしてその病院自体の経済利益は、構成員たる医師の経済的利益と違って、その制度運営上の決定のもっともな理由づけとなるのである。病院の質の利益は結局のところ、反トラスト法的思考様式によれば、性質上経済的なものとなるわけである（質の維持は、市場における当該病院の名声を高め、医療過誤責任〔による経済的負担〕を低くすることになることから〕。

4. 患者医療の抗弁

　医療スタッフ排除事例の幾つかは詳細な独禁法の審理を受けることになる。つまりそこでは、それ自体違法としての問責を回避するに足るそれなりの排除の理由は述べられるのだが、反競争的阻害の可能性が充分にあり、事案に基づく合理性ルールの考量がなされることとなる。その際に病院及び職業専門家集団にとって重要な問題となるのは、正に医療の質への配慮が、どのよ

---

　(12)　Jefferson Parish Hospital District v. Hyde, 466 U.S. 2 (1984).

うに取引拒絶の競争促進的・反競争的云々の経済的考察の中に組み込まれることになるのかということである。

かつては，有識専門家はすべて，その職業倫理及び公僕〔公共サービス〕規範の行動様式への影響を理由に，反トラスト法から免責されることは暗黙の了解とされていた。しかし，弁護士報酬体系に関する事例で，連邦最高裁はこのような包括的免責を否定した。判決では次のような意味深長な傍論が述べられるがその含意はまだ充分明らかになっていない。すなわち，「職業の公共的サービスという観点その他の特徴のゆえに，それ以外の場面ならばシャーマン法違反と見られうる当該行為は別様に取り扱われなければならない」とされるのである。

この傍論の帰結の1つとして，他の場合ならばそれ自体違法として禁止される行為であっても，それが「公共的サービス及び倫理規範に基づく」場合には，合理性ルールによって判定されることがあるだろう。しかしこれは，前記の分析を再述したにすぎない。つまりそこでは，合理性ルールが適用される場合に，公共的倫理規範がどのように考慮されるのかという更なる問題には触れられていないのである。この点について当初は，前記傍論（注14）の結果として，職業専門家に対しては「緩い」合理性ルールの分析がなされることとなり，公共の安全の要請に対する専門的判断を重視するものと考えられていた。しかしその後裁判所は，安全性配慮に関する特別のアプローチをきっぱりと捨てている。そこでは，合理性ルールは，「反トラスト法の審理に際して，合理性が問題とされる制限行為を有利に扱う議論に繋がるわけではない。……その審理は，競争条件への影響の考量がなされるのみである」とされるのである。

こうした判示は，病院や医師たちを耐えられない程のディレンマの渦中に置くことになるのかも知れない。つまり，不法行為法は彼（彼女）らに対し，医療スタッフメンバーの能力を審査すべく圧力を加えることになるだろうが，

---

(13) Goldfarb v. Virginia State Bar, 421 U.S. 773 (1975).
(14) 421 U.S. at 778 n.17.
(15) Arizona v. Maricopa County Medical Society, 457 U.S. 332, 348-349 (1982).
(16) National Society of Professional Engineers v. United States, 435 U.S. 679 (1978).

他方で反トラスト法においては、医師排除について非経済的考量による正当化を拒否することは、取りも直さず医療の質の抗弁を排除することになるのである。しかしこのようなディレンマ的外観は真実とは異なっている。というのは、経済的ファクターと医療の質とを、医療スタッフ決定に際しての相互に対立する考量因子と考えるのは明らかに間違っているからである。病院の側からすれば、質は病院産業における競争促進のための鍵となる変数なのであり、上記の両者は全く同一内容のものである。事実、過去何十年にも亘り、質を巡る競争は、実際のところ医療部門を動かしてきた唯一の動因であったのである。従って、医療の質の考慮事情は、合理性ルールの衡量分析における競争促進的側面に位置づけられることになる。

こういった概括的分析が現実の事例にどのように適用されるかをうまく説明するものとして、実際の判決を見ることにしよう。それは脊椎指圧療法〔カイロプラクティック〕専門職に対するアメリカ医師会のかねての否定的な立場に関わる事案であり、医療スタッフ排除事例ではないが、専門職団体により設定されたルールに関する判例法を反映するものである[17]。区裁判所は、アメリカ医師会がその所属医師に指圧療法師と提携するのを認めようとしないのは、不当な取引制限に当るとする。しかしそう判断するに際して、同裁判所では、同種の事例に関する第7巡回区（控訴）裁判所の意見に沿いつつ、アメリカ医師会の積極的抗弁（指圧療法の非科学的性格の考慮に基づく抗弁）を認めた。〔しかし〕その抗弁において医師会側は第1に、その考慮が客観的に合理的なものであり、第2に、全面的ボイコットよりも制限の程度の低い手法ではその懸念が解消されないことが示されなければならなかったが、本件では第1の要件を充たすが、第2の要件は充たしていないとしたのである。

この判決は、正当な結論を導いているが、その理由づけについては、ヨリ典型的事例における医療の質の斟酌の仕方につき、解釈に誤りがあるとして批判されている。例えば、指圧療法師を排除する決定をした病院を考えてみて欲しい。病院に、指圧療法師が患者にとって危険なものであることを立証させるのは、過大な負担を強いることになろうし、他方で、明白なボイコットが反競争的であることが事実である場合に、そのもっともな動機づけゆえにアメリカ医師会の免責の余地を認めることは連邦最高裁の先例に反するよ

---

(17) Wilk v. American Medical Association, 671 F. Supp. 1465 (N.D. Ill. 1987).

うでもある。どのようにして，この相対立する如き事態に対処したらよいものであろうか。決め手となるのは，通常の抗弁とここでの積極的抗弁とを区別することである。すなわち，医療の質が単一の企業体にとってもっともな〔正統な〕競争的因子である場合には（そのことは病院については妥当するが，流動的なアメリカ医師会については妥当しないであろう），医療の質は通常の直接的抗弁として斟酌されるべきである。そうして，通常の抗弁の場合には原告に立証責任を負わせることになる（被告側としてはその排除決定が何らかの形で質を改善していることを示せば足り，絶対的な意味で能力の欠落を回避するために必要であったことまで示す必要はない）。このような場面では積極的抗弁は必要ではなく，そこまでの立証基準を要求するのは酷なことになる。しかしながら，質向上が正統な競争促進的因子とならない場合には，反トラスト法違反者をそのもっともな意図ゆえに免責させることを認める特別の抗弁を考案する理由はないことになる〔従って，積極的抗弁まで要求されてよい〕。

5. 州際通商及び国家的行為の抗弁

　それ以外の２つの抗弁にも一言しておく方がよいであろう。〔すなわち第１として，〕かつては，医療は本質的に当該地域のみに限られた問題であって州際通商に関わらないという理由から，医事紛争に対する連邦の反トラスト法上の問責について斥ける裁判例もあった。しかし連邦最高裁は，医療には州外からの物質の供給及び保険の支払などもしばしばなされるから，連邦の管轄問題となるのに充分な州際的通商への影響力があると明言している。[18]

　〔また第２に，〕別の裁判例では，立法者〔議会〕は反トラスト法を政府に適用する意図はなかったであろうという「国家行為免責」として知られる曖昧な抗弁を根拠に，反トラスト法上の責任追及をかわしたものがある。例えば，州の医師免許資格審査委員会が，某医師の免許を取消したことについて問責しても，見せかけのものになるのではないかというわけである。そしてこうした国家行為免責の抗弁は潜在的には，私立病院における医師規律であっても州法が私的同僚審査プロセスを義務づけて「積極的に監督している」

---

(18)　Summit Health v. Pinhas, 500 U.S. 322 (1991).

のであれば，妥当しうるものであるが，連邦判例はこうした主張を斥けている。[19] すなわちこの事件では，オレゴン州における私立病院の同僚評価決定における州の監督は大きいものではないから，免責の保護を受けるわけではないとされ，オレゴン州では他州とは違って，同僚評価決定を巡り司法審査を受ける判例上の権利が承認されていなかったことも指摘されている。

同判決（注(19)）は当初，国家行為免責の道を塞いだものと考えられたが，判例法が異なる他州では免責される余地も残されていた。しかしながら，司法審査は性質上その役割もかなり限られていて，何らかの合理的な手続を認めて，原告の行為が患者の医療を害することが認められる証拠の確認ができるに止まるのではないかという裁判所側の反論に，司法審査の判例理論が対応するものかは怪しいものがある。他方で国側は，司法手続ではなく行政的規制によって，この種の監督規制を行おうとするかもしれない。現に多くの州では，「公共的安全認証」(certificate of public advantage)〔CPA〕法という形でそのような規制がなされており，そこでは社会に対して有益であるが，さもなければ反トラスト法違反ともなりうる協調的合意に対し，州政府に規制のための承認権を認めるシステムが構築されている。この州の審査手続は，積極的な監督の要件〔それにより国家行為的免責を受ける〕に沿うように設計されているわけである。しかし，大部分の場合には，こうした法律は同僚審査決定には適用されず，むしろ，後述するジョイント・ベンチャーや合併——病院その他の医療提供者は，効率性を達成し，設備面で重複するコストの削減をはかるためにそういう形で協働しようとしているのである——に対して向けられているのである。

C 価格協定及び保険会社がらみの垂直的制限

1. 医療提供者ネットワークにおける価格協定

それ自体として違法となる主たる例は，水平的価格協定である。それは，水平的な競争者間（すなわち，市場における同一レベルの企業間）における製品の価格・品質に関する合意と定義されるが，通常はお互いに価格の値下

---

(19) Patrick v. Burget, 486 U.S. 94 (1988).

げをしない旨の合意である。そして価格協定がそれ自体として違法とされることは，医療保険の多様な刷新的形態の発展にとっても脅威となる。最もわかりやすい例は，「優先的医療提供者組織〔医療者選択会員制団体健康保険〕」(preferred provider organizations〔PPOs〕) であるが，同様の問題は，管理的医療の合意としてなされる他種の医療提供者ネットワークにも妥当する。PPOとは，大規模の団体保険でカバーされる被用者すべてという如き多くの企業関係者の加入と引換に，割安で医療サービスを提供することに合意する一群の医療提供者のことであり，時に保険会社及び使用者側のイニシアティブで合意形成されて，医療提供者に個別に接触がなされ割引の交渉がなされる。そのような「消費者依存型」PPOの場合には，消費者団体が個別に各医療提供者と相互的契約を結ぶので，価格協定の問題は生じない。しかし，ヨリ典型的にはPPOは医師・病院側のイニシアティブで消費者団体にアプローチがなされ，画一的・統一的な形で割引条件が提示されるのである（おそらく，この形態の契約交渉の方が，取引費用は低いために，こうした場合の方が多いのであろう）。かかる「医療提供者依拠型」PPOにおいては，大規模の保険団体から求められる大量の医療サービスを行うために，――医師個人では無理があるから――医師集団が組織されていなければならない。しかるに，そうした提供者依拠型PPO及びその他の医療提供者ネットワークでは，医師・病院関係者間で使用者・保険者に対する請求額及び割引率について合意がなされるために，価格協定の嫌いがあるのである。

　提供者依拠型PPOが価格協定行為となりうることについては，連邦最高裁によっても認められている[20]。この判決（注(20)）ではPPOの名前には言及されていないが，そこで問題となった医療提供プラン（「医療財団」と呼ばれる）は構造的にPPOと同一のものであった。そのケースでは，マリコパ区（フィーニックス）の医療団体の設営するプランが問題となり，それに参加する医師たちすべてが，保険会社が報酬の全額を支払ってくれるという条件で，そこで定められる上限指定の報酬基準体系に従うことに同意したというもので，同地区のほぼ4分の3もの医師がそのメンバーであった。これに対して裁判所は，この種の合意はそれ自体として違法であると判示したのである。判決では，本件合意が報酬下限ではなく上限を定めるものであったことには関心

---

(20)　Arizona v. Maricopa County Medical Society, 457 U.S.332 (1982).

は示されず，そのどちらにしても画一的価格設定行為の基礎として機能することに変わりはなく，ともかく報酬の上限設定は，価格競争の阻害はなくとも品質競争を減殺すると述べるのである。

　この裁判（注(20)）には，2人の裁判官が関与せず，4対3の多数決判決であったため，その後の裁判官構成の変化も相俟って，今後同じ問題に再度直面したならば多数意見は逆の結論を採るかも知れず，その際にはこの判決のレイシオ・デシデンダイ〔真の判決理由〕は事案に即して限定的に捉えられることとなろう。この判例の脆弱さは，その後司法省独禁法部門及び連邦取引委員会の合同で出された一連の反トラスト法適用ガイドラインからも浮彫りにされているところである。このガイドラインは直接的に反トラスト法を変更するものではないが，これらの規制当局が医療提供者依存型PPOその他の契約的ネットワークを問責するために，いつ反トラスト法の適用・強制的実現の裁量権行使をするかについて規定している。そしてこの司法省・連邦取引委員会合同のガイドラインは，基本的にPPOをそれ自体として違法とするのではなく，合理性のルールによって審査しようとする立場を示しているのである。つまり，このPPOの合意が，当該地域の医療提供者のかなりの割合をカバーしたり，明らかに反競争的意図があることを窺わせたりするときに限って，同ガイドラインでは問題とされるわけであり，その他，医療提供者ネットワークを規制当局の審査から保護するいくつかの安全弁を提供してくれている。従って，前掲判決（注(20)）が今尚維持される判例法であるとはいえ，思慮に富む医事法律家としては，この判例のレイシオ・デシデンダイを回避する方策を検討し，提供者依拠型PPOの構造を微調整して由々しき価格協定の性質決定による判断の避抑を目指すことになろう。

　第1に，水平的価格協定ゆえの問責を回避する最も明瞭なやり方は，当該合意を水平的なものから垂直的なものに再編することである。こうしたことは，購入者側（保険者又は使用者）が支払ってもよい価格を決定し，各医師に一方的に加入するか否かを判断させるような場合には最も簡単になされうる。そして結果的に同一のこと〔即ち，一定の医師集団が購入者との間で同一の報酬支払条件で契約すること〕が導かれるにもかかわらず，医師相互間での水平的合意がないことによって，それ自体違法となる価格協定的評価を免れるのである。

　問題は，戦略ないし効率性の理由から，医師たちがしばしば音頭をとって

こうしたネットワークの合意形成を行おうとするところにある。そして器用な医事法律家たちは，かかる状態を継続させるために，このような水平的合意に，(「使者モデル」として知られる）垂直的合意の「衣を着せる」方策を案出している。すなわち，医師たちは（医療）購入者との相互的価格の合意のために共通の交渉代理人〔使者〕を用いたり，また最もはっきりした形態としては，代理人〔使者〕が各医師に保険者の価格を伝えて，各医師がそれを選択するか否かを決めるということになる。司法省・連邦取引委員会合同のガイドラインでは，このような「選択」型の使者モデルを承認している。しかしながら，より怪しげなタイプとしては，「ブラックボックス」型又は「選択的脱出」型とでも言うべきものがあり，そこでは医師たちは事前に，代理人が交渉して得られる報酬支払い条件に従うことに同意し，それが嫌ならば選択してその状態を脱する必要があるとされる。〔この場合〕医師たちは，厳密に言うと固定された価格に事前に同意しているとは言えないが，彼（彼女）らの価格設定行為は協調的になっていて事実上同一価格が導かれているために，前記反トラスト法適用ガイドラインでは，このアプローチ〔「ブラックボックス」型使者モデル〕を禁止している。その他この両者の中間に位置する使者アプローチも可能であろうが，それに対する明確な規律は示されてはいない。

　判例回避の第2の手法は，——〔前記第1の手法のように〕医師相互の契約的関係を粗放にするというのではなく——参画する医師たちが，単一の経済体に統合して大きなパートナーシップを形成し，資産をプールして事業リスクを分散するというものである。そしてここでも，技巧に長けた法律家たちは，完全に統合を進めなくとも，その実質・外観をもたらす方法を幾つか生み出してきている。〔例えば，〕統合の経済的実質は，医師たちに財政的リスクを共有させることによって導くことができ，前記判決（注(20)）でも，医師たちが頭割り的報酬支払いシステムを承認すれば，こうした状況は生ずると述べる。司法省・連邦取引委員会ガイドラインでも，かかる報酬天引き，その他のリスクに依存した支払方法に言及されている。ここでの未解決の課題としては，〔そうした価格協定回避の扱いを受けるためには，〕財政的リスク共有がどの程度広範なものでなければならないか，そしてリスク依存的支払はすべての医師サービスをカヴァーしていなければならないのか，部分的になされていればよいのか（すなわち，1次的医療に関する頭割りか，ある

いはグローバルな全面的頭割りかの対立である)，ということが残されている。またさらに，反トラスト法上のリスク回避のために医師に頭割り支払制の受容を促すことは，別の箇所で論ずる他の法的要請と対立することにも注意を要するであろう。というのは，他所では財政的な利益対立を禁止・制限したり，リスクを負担する医療提供者を恰も保険会社のように扱ったりすることにより，リスク依存的報酬支払いを抑止すべく法的意味づけがなされているからである。

　第3の判例回避手法は，何らかの新製品を作り出すというものである。このルートは，議論が数多くなされ且理解が容易でない判決[21]によって示唆されるものであり，そこでは裁判所は，音楽作品に関する包括的使用許諾は，それによって競争する作曲家たちがその作った歌に対する使用料の額に必然的に合意することが含まれるとしても，それ自体として違法な価格協定にはならないと述べる。この合意の結果として，新たな所産〔製品〕，つまり，すべての当該放送音楽会社（BMI）の作品すべてに関する「包括的ライセンス（使用許諾）」が生み出され，価格設定は単にこの競争推進的製品の付属物に過ぎないというわけである。同様に，医師ネットワークを通じての医療サービスの包括的売却も，ネットワークでは通例苦情処理や利用審査などという関連サービスも併せた，ひとまとまりのものとしてサービス提供されるために，新たな所産が生成されたと説かれうるかもしれない。しかし前述のマリコパ区判決（注(20)）で裁判所は，上記判決（注(21)）と区別して，このような付加的サービスはショーウィンドウの飾り付け以外の何物でもなく，PPOは新たな医療製品を提供しているわけではないと判示した。同裁判所は，HMOならばこの新製品の基準を充たすかもしれないと言うが，これは単に上述の財政的統合についての別の言い方にすぎないであろう。しかし，司法省・連邦取引委員会のガイドラインではヨリ寛大な見解が示され，「臨床上の統合」を示すことにより，それ自体として違法の問責を回避する可能性を残している。臨床上の統合とは，同一の臨床場面における現実のグループ診療以外に何を意味するかは明らかではないが，マリコパ区判決（注(20)）では不充分だとされた同僚審査や，その他共通の臨床上の規則のようなものを

---

(21) Broadcast Music, Inc. v. Columbia Broadcasting System, Inc., 441 U.S. 1 (1979).

ガイドラインは示唆しているのであろう。ともあれ，規制当局がそのような事例を今後とも数多く処理していく必要があり，創造的な医療法律家・管理者たちが，前記 BMI 判決（注(21)）に示唆される抗弁に見合う要件を充足する合意を生み出していけるかどうかは，簡単には推測できない。

尚，留意すべきこととして，本節に述べたことのほとんどは，医師についてのみ妥当し，病院やネットワークには適用されない。病院ネットワークの場合には，——所定の医療市場で，病院数は医師の数より遙かに少なく，従って，同調行為の危険性もずっと大きくなるために——もっと深刻な反トラスト法上の問題を提起するからである。

2. 保険者による独占

ヨリ伝統的な保険関連の行為もまた反トラスト法違反の攻撃に晒される。ほとんどの事例は，保険者による医師の報酬請求額の制限又は特定のタイプの医療提供者の排除という行為に関するものである。そして第１の部類のリーディングケースでは，ブルーシールドによる「差額請求」禁止，つまりそれに参画する医師が保険契約上の額を越えて患者に報酬請求することを禁じたという事例に関わるが，ブルーシールドへの問責は成功していない[22]。他方，第２のカテゴリーのリーディングケースでは，ブルークロスが精神医療につき精神科医と臨床心理療法士とで区別して，後者には償還制限しようとした事案について，反トラスト法違反が認められている[23]。果たしてこの両判決は整合的に理解できるのであろうか。

制限的償還（証書）は，それが単一の保険会社によって一方的に課される限りは，シャーマン法１条との関係では明らかに有効である。そこでは，水平的ならぬ垂直的制限が問題となっており，単に購入者側がその支払限度額を宣言しているにすぎないというわけである。独占的な購入者であっても，有効にこれを行うことができるであろう。しかしながら，ブルークロスとブルーシールドは各々病院産業・医療専門家による組織であるという歴史的事

---

(22) Kartell v. Blue Shield of Massachusetts, 749 F. 2d 922 (1st Cir. 1984).

(23) Virginia Academy of Clinical Psychologists v. Blue Shield, 624 F. 2d 476 (4th Cir. 1980).

実に鑑みると，保険関連の制限は医療提供者相互の協定・共謀の帰結であると構成することも可能になるのである。例えば，ブルークロスが某地域病院と共謀して，他病院をPPOの合意から排除しようとしたことにつき，780万ドルの損害賠償の評決を認めた裁判例があるし，また前記2番目のリーディングケース（注(23)）でも，医師たちが，ブルーシールドの理事会を支配下に収めていたという事実があれば，団体〔ブルーシールド〕の一方的な行為であってもシャーマン法1条の適用対象となるとされる。もっとも，今日のほとんどのブルークロス／ブルーシールドのプランでは，理事会が再編成されて医師や病院によって支配されないように構成されており，保険者の行為の背後に水平的共謀の存在を立証することは難しくなっており，近時の裁判例はシャーマン法1条に依拠しなくなっている。

しかしながら，保険に関する制限的行為は，一方的独占及び独占の企図を禁ずるシャーマン法2条による問責もなされうる。ただこの要件の充足は容易ではない。独占のためには，支配的市場シェア及び違法な取引手段の使用を示す必要があり，また独占企図には独占の意図及びそれが成功する蓋然性を立証することが求められるため，ほとんどのシャーマン法2条による攻撃では，これらの要件をクリアできないわけである。

とはいえ，近時は個別の保険者の行為如何では問題とされるに至っている。その第1は，医師たちが支配的保険者と排他的に契約することが求められる場合であり，それによって，新規の保険者が市場参画することは極めて難しくなる（既存の医療提供者たちは新しい保険者と契約するには，従前の保険者との契約を放棄しなければならなくなるからである）。それゆえに規制当局及び幾つかの裁判例は，かかる排他的な医療提供契約に対しては懐疑的に扱おうとしているのである。〔これに対しては，〕相互排他的な医療提供者ネットワークは，非排他的なネットワークよりも優れた市場的工夫であって，それによって各保険者の製品〔医療保険プラン〕を目立ったものとさせ，医

---

(24) Reazin v. Blue Cross & Blue Shield of Kansas, 899 F. 2d 951 (10th Cir. 1990).
(25) 例えば，Kartell, *supra* note 22（74％の市場シェアにもかかわらず，医師の報酬請求額の制限は，シャーマン法2条違反にならないとする）；Ball Memorial Hosp. v. Mutual Hosp. Ins. Inc., 784 F. 2d 1325 (7th Cir. 1986)（50％〜80％の市場シェアにもかかわらず，「独占」には至っていないとする）．

師たちにネットワーク上の地位につき競争的対価入札による所属決定を通じて市場的規律がなされるであろうと反論されるかもしれない。しかし，こうした市場的利益は，排他的契約がもたらす競争上の損失と考量される必要があって，多くの論者は，高度に寡占化の進んだ保険・医療提供者市場においては，そうした契約は危険なものと考えるのである。

〔第2に，〕それに関連した保険者のテクニックは，「最恵国条款」として知られるものである。この手法とは，既存の支配的保険者（例えばブルークロス）が，医療提供者たちに他の保険者に対するのと同額の報酬割引をするように求めるというものであり，これによって，新規の保険者が支配的保険者の償還レートよりも低額価格を提示して参入することは非常に難しくなるわけである。これによって，医師は患者の一部につき保険料割引に同意したならば，すべての患者についても同様の割引をしなければならなくなるのである。しかし，判例はこれまでのところ，「最恵国待遇条項」を支持しており，それは単に医療提供者に対して万人に最良価格を提供させる手段にすぎないと述べられる。ある裁判所の言葉によれば，「それが競争というものなのだ」というわけである。[26]〔しかし，〕その他の執行当局などでは，このような立場は，特に保険者が支配的シェアを占める市場では単純にすぎる考え方だと批判する。何故ならば，それによって潜在的競争者の市場参入・拡張が難しくなっており，排他的契約の利用と類似するからである。

3. マクキャラン゠ファーガソン法による免責

保険者及び反トラスト法の問題の叙述を終える前に，保険会社にはマクキャラン゠ファーガソン法による[27]——反トラスト法その他の連邦法上の問責からの——免除の抗弁があることを簡単に触れておく必要があろう。この免責は包括的なもののように見えるが，最高裁はこれを非常に狭く解釈しており，保険のリスク拡散機能の核心部分をなす個別の行為で保険者と購入者との直接的関係をもたらすものだけに限って適用している（第5章C参照）。かくし

---

(26) Ocean State Physicians Health Plan v. Blue Cross & Blue Shield of Rhode Island, 883 F. 2d 1101 (1st Cir. 1989).

(27) McCarran-Ferguson Act, 15 U.S.C. § 1011.

て，免責規定は，保険者と医師との契約取引には適用されず，同契約は主たる保険契約に付随的なものとされるに止まるのである[28]。

D 合併規制法

クレイトン法7条は,「実質的に競争を減殺し,又は独占を生み出す傾向のある」合併を禁止している[29]。この禁止の主たる目的は,市場が2,3の大会社により集中的に寡占されることを防ぎ,大会社が容易に共謀できてしまう状況を作らないというところにある。〔そして〕合併の適法性は通例,合併の前後における企業の規模・数及び市場シェアを中心とする数量的基準によって評価される。もっとも,市場シェアの定義は,他の反トラスト法理にとっても重要であるので,ここでの議論の多くは本章の各所と関わりを持つ。

病院合併のリーディングケースでは[30]，米国最大の病院チェーン，アメリカ病院協会（Hospital Corporation of America〔HCA〕）がチャタヌーガ〔テネシー州南東部〕地区市場における数軒の病院を合併獲得することを禁じた連邦取引委員会の決定を支持する意見をポズナー判事が述べている。〔本件では，〕HCAは合併以前には当該市場では1軒の病院を所有しているに止まったが，合併以降は当該地区病院11軒の内5軒を所有ないし管理することとなったのである（しかも合併により，その内の4軒で市場の91％をコントロールすることとなった）。裁判所はかかる市場集中の程度は，——チャタヌーガ地区の競合する病院間における協調行動の歴史及びCON規制が新規参入病院にもたらす障害を考慮すると——危険なものであると判じたのであった。

医療における合併分析の対象となるのは病院だけではなく，医師集団及び管理医療ネットワークも合併審査に服する。この点で，司法省・連邦取引委員会ガイドラインでは，安全弁的に同一の診療科での20～30％の医師ならば規制当局の承認なくネットワークを形成することを認めており，さらに非排他的契約の場合には，さらに高い閾値を設定している。又同様に，病院とそ

---

(28) Group Life & Health Insurance Co. v. Royal Drug Co., 440 U.S. 205 (1979).
(29) 15 U.S.C. § 18.
(30) Hospital Corporation of America (HCA) v. Federal Trade Commission (FTC), 807 F. 2d 1381 (7th Cir. 1986).

の医療スタッフとのジョイント・ベンチャー（例えば，救急外科クリニックの操業）も合併規制の対象となりうるであろう。

　市場シェアの統計が合併分析を決するために，合併紛争事例の勝敗は，当該市場をどのように画定するかにより左右されることもしばしばである。そして通例は，市場の範囲が広くなるほど，問題とされる企業合併の意味は小さくなる。〔ところが〕市場規模の画定に当たっては２つの次元があり，それはすなわち，地理的市場及び商品的市場である。例えば，前記事例（注30）では，連邦取引委員会は，地理的市場として，チャタヌーガ都市地域に対応すると通例考えられているカウンティ〔郡〕域を指すものを用いており，他方で，都市部から離れたカウンティを，──そこからの患者が高度専門医療のためにチャタヌーガ地域に時々訪れることがあったとしても──そこに含ませるべきであるとの主張を斥けている。しかし他の裁判例では，都市部周辺のカウンティであっても地理的市場に包摂されるとの立場を採っており，その理由として価格があまりに高くなれば，人々は診療のために都市部を訪れることを挙げている。このような立場はかつての判例ではないとしても，HMO によって患者たちは近隣の病院を迂回して提携病院にかかるようになっているから，HMO 患者にとってはこうした広い捉え方は現実的なものであると指摘している。[31]

　市場画定のためのもう１つの次元は，当該商品の画定に関わらせるものである。前記同一事例（注(30)）では，連邦取引委員会は一般総合病院の営為だけを眺めて，精神病医療だけを行う専門病院を排除しており（確かに一般病院の中には精神病患者を扱うものがあるが），他面で，総合病院のあらゆる医療を──とくに入院医療も外来患者医療も問わずに──対象とするのである（多くの非病院施設でも同様の類似の外来患者医療を行うことができるのだが）。その決定は事案適合的になされてその都度検証されるべきものであって，ここに述べていることは今後拘束力ある慣例としてではなく，問題となる合併が，反トラスト法上問題があるか否かを判断する際に求められる分析の複雑さを示すものとして受け止められたい。

　そして HMO 関連の事例で，適切な製品市場の定義がいかなるものかを考[32]

---

(31)　FTC v. Freeman Hospital, 69 F. 3d 260 (8ᵗʰ Cir. 1995).

(32)　Blue Cross & Blue Shield United of Wisconsin v. Marshfield Clinic, 65 F. 3d

えてみてほしい。意見を書いたポズナー判事は，原告勝訴の陪審評決を覆して，HMOは償還保険者とも競争関係に立つから独占の市場を形成するわけではないと述べている。つまり，中心的な填補保険者たちは全国レベルで競争しているから，保険市場の範囲も州レベル，否，全国レベルのものとなるというわけである。さらにこの判決（注(32)）は，医師市場における製品（市場）の適切な射程はどの程度かについても論じている。そこでは，医師サービスはDRG〔メディケアの診断別グループ〕に応じて，つまり，各診療手続についてどの位の数の医師が行っているかに即して，別々の市場に区分されるべきであるとの原告の主張は斥けられている。ほとんどの医療サービスは幾つかの異なる専門の医師によって履践されるものであり，もし所定の医療手続が独占される場合には，それに対して競争関係に立つ医師は絶えず多数存在するというわけである。かくして，ポズナー判事はあらゆる医師を射程に収める広い市場の定義〔市場を広くとるから，合併規制も限定的にしか行わない立場〕を採る如くである。これに対して，司法省・連邦取引委ガイドラインでは，医師サービスは専門毎に評価されるべきであると述べているが，「専門」の範囲につき明言しているわけではない。例えば，小児心臓外科が別個の市場を形成するか，外科ないし心臓外科というより広いカテゴリーに包摂されるかは必ずしも分明ではない。

　市場シェア統計は合併分析において中心的位置を占めているが，それは適法性判定の唯一のものではない。市場を独占する合併であっても，以下の要件を充たせば規制対象から免れるのである。すなわち第1に，併合される企業が合併なしには存続できない場合，第2に，当該市場が小さすぎて，2，3の病院以上を射程に入れることができない場合（いわゆる「自然的独占」），又は第3に，合併が一般大衆にとって利益となることを示す因子が他にある場合がそれである。例えば，司法省・連邦取引委員会ガイドラインでも，100床未満・1日当たりの患者数40人未満の病院を巡る合併については，その合併により市場に残る病院が1軒だけとなる場合でも規制対象としないことを定めている。また，高度に寡占化された市場における病院合併であっても，それに対応する保険者側の購買力の集中を理由に肯定する裁判例も出されている。例えば，連邦取引委員会の判断を覆し，グランドラピッズ（ミシガン

1406 (7th Cir. 1995).

州)の2つの支配的病院の合併を肯定した判決例では(33)，成長するHMOの脅威に対抗して「ミシガン州西部における世界第一級の医療施設構築の追求を続けるためには」財政的に健全な病院があることが求められると判示している。しかし前掲のアメリカ病院協会 (HCA) の事例 (注(30)) では，判例はブルークロスの購買力に関する同様の主張を斥けているのである。

最後の論点は，ほとんどの病院の非営利的性格は，合併分析 (ないし反トラスト法分析) の性質を変えるのかという点であり，ここには相異なる2つの問題がある。その第1の問題は，技術的な管轄問題であり，そもそもクレイトン法が非営利の医療施設に適用されるのかということである。そしてこの点については積極的に答えられてきている(34)。また第2の問題は，それにもかかわらず，非営利団体 (である病院) は，市場力行使による利潤拡張にはあまり意を払わず，合併についてもあまり関心を示さないのか否かという点である。これにつき，ポズナー判事などは皮肉的に (注(30)判決その他で)，非営利団体であっても営利企業と同様，基本的に利潤最大化を目指すことには違いがなく，唯一の相違は，稼いだ利潤をどう使うかというところにあると言う。しかしその他の判決例 (例えば注(33)判決) では，非営利団体〔病院〕は，地域コミュニティの利便をはかるべく協調的行動をとるものとされ，CON法に示される医療計画指針に従って過剰容量の削減や医療サービスの有機的提供の改善を行うとしている。この論争は，相異なる実証的データに拠るところがあり，一方で非営利病院間での合併は高度に寡占化された市場であっても，コスト及び価格の低下を導くというデータがあるのに対して，他方でそれとは反対のデータも示されている。

以上に述べた論争点の各々を見ると，裁判所が医療産業に対する反トラスト政策の設定に際して積極的な役割を演じていることがわかる。つまり，判例は，典型的な反トラスト法事例のようには，連邦取引委員会や司法省の判断に追随的ではないのである。また，医療産業につき他の産業と同様に処理することには躊躇する態度を示すものも増大している。そして，実施当局〔連邦取引委員会〕は，単に一般的な経済学理論に依拠するのではなく，医療

---

(33) FTC v. Butterworth Health Corp., 946 F. Supp. 1285 (W.D. Mich. 1996). aff'd, 121 F. 3d 708 (6th Cir. 1997).

(34) FTC v. University Health, 938 F. 2d 1206 (11th Cir. 1991).

保険固有の属性を認識すべきであるとの意向も高まっているのである。

第5章　複雑な取引と組織的型態

　規制の増大及び経済的・法的な圧力の急速な変化の結果として，病院・医師及び保険会社は，医療提供・保険に関する様々な形での新たな組織的アプローチをとるようになっており，それにより略語が爆発的に増加している。1970年代には，既に検討したように（第1章A．2．f．），事前支払の集団的医療型態である健康維持機構（Health Maintenance Organizations〔HMOs〕）が誕生しているし，さらにこれに続いて，1980年代には優先的医療者組織（Preferred Provider Organizations〔PPOs〕）が登場し，これは前述したとおり（第4章C．1．），医療サービスの一括購入の型態である。そしてこれらは新種の統合的医療提供システム（Integrated Delivery Systems〔IDSs〕）の主要例に過ぎず，〔その他にも，〕医師及び病院は，ジョイント・ベンチャー組織を作ったり（医師・病院組織（Physician-Hospital Organizations〔PHOs〕）とか，医療提供サービス組織（Provider Service Organizations〔PSOs〕）とか言われる），医師らの大規模な多種診療の集団医療へと組織編成したりしている（独立的医療組合（Independent Practice Associations〔IPAs〕）とか，多目的集団医療として知られる）。これらすべての場合において，保険者は刷新的手法（その幾つかは，有難いことにまだ略語化されていない）を用いて，医療費コントロールに努めている。

　この騒然たる動きの結果として，医療専門法律家の仕事は大層骨の折れるものとなっており，かつ需要も大きいのである。これらの新種の組織及び刷新的取決めは，私法・公法を融合させた広い視座から評価されなければならず，本章でもこれらの新種の取引及び組織型態に関連性の高い諸法を検討する。すなわち，ここで考察することとしては，例えば，⑴保険者及びクリニックは，認められていない団体的医療実践に何時関わるのか，⑵頭割りの支払を受ける医師たちは事実上保険会社によって規制されていると考えられるのか，⑶HMO及び医師・病院のジョイント・ベンチャーは免税されるべきか，⑷非営利の病院及び保険会社は，何を行うと営利事業者とされるのか，

(5)病院は所得獲得につき，医師に報酬を支払うことができるか，等である。

A 団体的医療実践

　組織的刷新にとって最も脅威となる制約はおそらく，団体的医療実践(corporate practice of medicine) の法理であり，これは，団体が医療サービスにつき，医師に報酬を支払うことは違法であるとはっきり明言するものである。そしてこの特殊な法理は，破壊的な法的効果を持ちかねないのであり，例えば，医療サービス契約の強制の否定，又は違法な取引に対する差止，さらには，刑事的制裁ということにもなる。さらに同法理はアメリカ医療提供システムの構造の基礎をなすものでもあり，ここから何故に医師たちが伝統的に財政上病院から独立していて，医師各人が個別に自己の医療につき報酬請求するのかも理解することができる。この区分〔病院それ自体の費用請求と医師個人の報酬請求の区分〕はアメリカ医療システムの全体に亘って貫流しており，それが例えば，ブルークロスとブルーシールドの区別，あるいはメディケアのパートAとパートBとの区別にも反映されている。

1. 法理の存在理由

　団体的な医療に関する法理の理屈づけは，形式的な法律上の理由と政策依拠的な判例法との混合として理解できる。〔すなわち，〕この法理の法令上の根拠づけとしては医療実践に関する法律があり，許可〔免許〕なく医療行為を行うことは刑罰対象となるとする各州の医療免許法（医師法）がそれである。団体〔企業〕が医師の医療サービスにつき患者から報酬を受けることは，同企業が医療行為に従事することとなるが，企業は自然人とは違って医療許可を受ける資格はないというのが，この法理の理屈である。つまり企業は，この免許法律にいう健全な道徳的性格，医学士号，医学試験の合格点などという要件を充足していないというわけである。
　〔他方で〕この団体実践（禁止）法理の判例上の基礎としては，医師の雇用による職業品位の低下に対する懸念がある。医師が雇用されると利潤追求に不当に力を入れ，患者への忠誠は団体〔企業〕に対する義務よりも劣後することにもなり，ひいては医療判断は素人である当該企業の所有者・経営者に

第5章 複雑な取引と組織的型態　　　*175*

よって取り消されうることを，判例は心配するのである。

　〔しかし〕こうした理由づけは歴史的に絶えず批判に晒されている。まず，法令上の論拠は形式主義的な詭弁であると多くの評者は指摘する。前記論法は，例えばトラック運転手を雇った会社は，免許なく運転に従事するという論理と同様におかしなものだというわけである。そして確かに，もし免許ある医師の行̇為̇が団体に帰せられるのであれば，その免許を受けた地̇位̇も，同様に帰せられると考えるべきものであろう。

　政策的論法についても，より手ごわいものとはいえ，やはり批判が投じられている。もとより，医師の企業体依存によって，利潤を追求し患者への忠誠を害するリスクを増大させうるが，この種の現実の濫用例は充分に実証されてはいないのである。企業的〔団体的〕医療禁止の法理は，いかさま医療横行の当時に誕生して，明らかにいかがわしい事例に適用されてそれなりに充分納得できたこともあった（例えば，エドガーから「無痛」と名称を変えた歯科医療企業の事例がそうである）。しかし，裁判所は同法理を，全く問題のない事案，そして素人の所有者・経営者が関与していない場合にも適用している。治療過程のコントロールについての政策的配慮に関して言えば，確かに素人の団体管理者が治療の詳細を指示することは誤っているであろう。しかしそうした行為はそれ自体として——患者が医療サービスにつき誰に対̇し̇て支払をしているかには関わりなく——医療行為関連法令に違反することとなろう。とはいえ，ある程度の団体的影響力は許容されるものであり，特にそれは責任法上病院や HMO が，その医師の過誤につき有責とされる場合に促されることですらある。責任法上促進しようとしている団体的影響力を他面で禁ずるのは矛盾に他ならないであろう。

　もし，——単に素人の被用者の無免許医療行為につき団体を有責とする以外に——団体医療禁止法理を別途に説く必要性があるならば，それは団体の利潤追求目的の影響を医師が受けることを封ずるという点にあろう。しかしかかる理由づけも，多くの論者からは「純朴な理想主義」に過ぎず，医療費

（1）　Parker v. Board of Dental Examiners, 216 Cal. 285, 14 P. 2d 67 (1932).
（2）　例えば，Bartron v. Codington County, 2 N.W. 2d 337 (S.D. 1942)（カウンティとの契約により，貧困の患者に対して医療サービスを提供しようとした，医師所有のクリニック団体の操業を違法とする）参照。

の経済的抑制の必要性を承認する現代的公序〔公共政策論〕と相容れないと評されている。従って，この法理が残存することは，医療費支出のコントロールのための刷新的改革を構築する際に障害となるのかもしれない。しかしながら，別の見解によれば，本法理は時代錯誤ではなく，団体的・経済的影響力が，医療判断を——凌駕せずとも——歪曲するというような現代的状況の下では，その目的は新たな形で追求されていると説かれる。

同法理の利害得失についていかなる見解を採るかはともかくとして，判例は事実上この法理を堅持し続けている。これを明確に拒否するのは2州だけにすぎない。しかしながら，同法理の妥当範囲及び強制の程度に関しては，州によってかなり立場が異なっている。その理由は，1つには，裁判官及び司法長官の意見として認められてきた数多くの例外事由に由来しており，2つには，州によって医療法律家相互で立場が分かれていることにある。

2. 法理の存続

従来の医療組織における数多くの団体的医療の普及に鑑みると，団体的医療禁止法理の絶対的性質には信じられないものがあろう。この法理による無限定の禁止にもかかわらず，医師の雇用は，病院・政府医療施設，HMO，さらには企業的クリニックにおいて受け入れられており，日常茶飯事となっている。

法令上の明示的例外も，HMO については許可法及び連邦 HMO 法上存在している[3]。さらに，ほとんどすべての州で職業的団体法が制定されていて，そこでは医師・法律家その他の職業専門家は，現にパートナーシップとして活動しつつも，団体的構造〔法人〕同様の税優遇措置を受けることとされている。そしてこのような法律の近時のものは，免許を持つ職業専門家による有限責任企業（会社）をも射程に収めている。

判例上の例外も，幾つかの州〔司法管区〕では，非営利施設及び（雇用と区別される）独立的請負の場合につき存在している。また最も重要な例外となりうるものは，個別の法令上許可を受けた病院その他の医療施設であり，この法令スキームによって，団体から医師への報酬支払いは施設許可の射程

---

(3) 42 U.S.C. § 300 e – 10(a).

範囲内にあると解する裁判例が存するのである。⁽⁴⁾

　ほとんどの団体的医療禁止法理の裁判例は，1930年代に遡るものであって，近時はこの法理はその後何十年もの間に死滅したのではないかとも推測することができよう。しかし団体的医療の先例は，司法長官の意見や確立された判例の中に生き続けており，それは恰も「古く忘れ去られた戦争の法的地雷的遺物の如きものであり，新型の医療組織にもしっかりと半分埋め込まれている。そして時折——通例は現に生じている変化に抵抗しようとする者に火をつけられる形で——その地雷は爆発して気の滅入る結果をもたらすわけである⁽⁵⁾。」

B　保険とHMO規制

1．資力に関する州法

　ほとんどの州では，保険審査会は保険会社の財政的構造及び保険売却行動につき規制しているし，保険契約書の価格設定及び文言についてもコントロールする州もある。当初は今日のHMOの前身が，かかる規制当局の審査に服するか否かにつき訴訟が提起されて，判例はこの点につき否定した。その理由は，HMOは医師や病院が選ぶ診療費用につき無制限に填補するというわけではなく，限定的な医療サービス提供を引き受けるにすぎないため，その財政上のリスクも小さいからというものである⁽⁶⁾。しかしながら，このような法制及び団体的〔企業的〕医療禁止などの法規制は，HMOの発展を妨げる障害因子であるとされてきた。例えば，多くの州のブルークロス許可立法

（4）　Berlin v. Sarah Bush Lincoln Health Center, 688 N.E. 2d 106 (Ill. 1997).

（5）　Arnold Rosoff, *The Business of Medicine : Problems with the Corporate Practice Doctrine*, 17 CUMB.L. REV 485, 499 (1987). 近時のこの法理の適用判例としては，例えば，Morelli v. Ehsan, 737 P.2d 1030 (Wash. App. 1987)（団体的医療禁止法理により，素人のパートナー〔事業経営者〕との医療クリニックパートナーシップ契約の強制は否定されるとする）；Conrad v. Medical Bd. of California, 55 Cal. Rptr. 2d 901 (Cal. App. 1996)（病院部は医師を雇用してはならないとする）がある。

（6）　Jordan v. Group Health Ass'n, 107 F. 2d 239 (D.C. Cir. 1939).

では、当該地域の医療界の支持を得るためには填補が制限された保険であることが要求され、自由に機能を行使できるHMOは常に反対に遭遇した。

　1970年代初めのHMO概念を採り込んだ一連の立法により、かかる法的障害のほとんどは取り払われた。連邦HMO法[7]は、連邦の基準を充たそうとするHMOに対して補助と奨励金を与えているし、阻害的な州法の多くは適用を排除されることとしている。州サイドでも、HMO関連立法では、HMOを保険会社兼医療提供組織として規制を加えようとしている。従って、今日の判例は、HMO的合意は保険業を形成するとしている[8]。

　HMOに対するこうした規制は、また新たな論争を生むこととなった。すなわち、保険会社主導ではなく医療提供者集団のイニシアティブによって形成された、無認可のHMOタイプの合意が、HMO規制に服するか否かという点である。〔この場合、〕病院や医師の集団は、(1) HMO及び(2)雇用者との間に、事前支払の頭割りその他の形でのリスク負担契約を結んでいる（前者((1))を「末端的頭割り」、後者((2))を「直接的契約」と呼ぶ）。そして第1の場合には、保険上のリスクの全部又は一部の医療提供者への転嫁が目論まれ、第2の場合には、「仲介者」を省略して自家保険雇用者への医療調達がはかれる。いずれにしても、保険規制サイド及び認可済のHMOや保険者の側からは、医療提供者は財政上の過度のリスクを負担することとなり、それに関して支払能力上の基準を充たさなければならないと主張されている（そうでなければ、競争上不均衡な状況に立つこととなり、認可されたHMO側はヨリ大きな負担と監視を受けることになるというわけである）。この点については、提供者グループ側は、自らの経済的リスクはHMOのそれより小さいものであると答えており、これは数十年前の判決（注(6)）参照）で説かれた理由と類似したものである。

　目下のところ、この論争は決着を見ていない。連邦上の規制の仕方としては、メディケアの患者を頭割りで引き受ける医療提供者集団（提供者サービ

（7）　42 U.S.C. § 300e.

（8）　例えば、State v. Abortion Information Agency, 330 N.Y.S. 2d 927 (App. Div. 1971), aff'd 334 N.Y.S. 2d 174 (1972)（妊娠中絶のための斡旋・仲介策は、出費にかかわらない報酬請求となり、認められない保険業務であるとして、それを差止める）参照。

ス組織（Provider Service Organizations〔PSOs〕と呼ばれる）について，支払能力基準の適用があるとしている。かかる基準は，提供者集団に対して，伝統的保険者及びHMOに比して緩い要件を課したものかもしれないし，そうでないかもしれない。また州レベルでの対応は分かれており（しかも流動的である），幾つかの州では，雇用者との直接的頭割り契約（前記(2)）についてのみ規制している。その根拠づけとしては，保険者・HMOとの契約の場合（前記(1)）には，既に最終消費者のための保護的規制があるということであるが，後述するとおり，ERISAによる州法適用排除との関連で，自家保険雇用者との頭割り契約につき，州当局の規制に服させてよいかどうかについては疑問も出されている。

2. 連邦HMO法

　連邦法上の規制に目を転ずると，1973年のHMO法が課する連邦法上の資格要件が重いために，逆説的にも，本法律がHMOの成長を促進するどころか抑制しているとの批評が出されている。HMOは不要な限界的医療を抑制する能力があるにもかかわらず，保険コストの最低ラインを充分に抑え込んで，医療産業に競争力を付加することができない状況にあることが指摘されるのであり，その理由の大半は連邦HMO法にあるとされ，それでコスト抑制のためにHMOを動員するに際しての障害となっていると述べられるのである。

　HMOを用いてどのように医療改善をはかるかについては2つの見方がある。第1の「競争的視角」は，HMOの医療費節約から保険料削減に還元する能力に注目して，それが伝統的保険にコスト抑制に向けた刷新的手法へのインパクトを与えるとする。他方第2の「アクセス的視角」は，医療費節約をサービス拡大に繋げる役目をHMOに期待しており，連邦法はこのモデルに拠っている。同法律では，連邦の許可を受ける条件として，当該HMOが経験的料率算定ではなく共同体的料率算定を行っており，かつ消費者側の負担率は名目的なものにして包括的な医療サービス提供を行うべきことを要求しているのである。かくして，HMO加入の主たる魅力は，雇用者の支払う保険料が安いということではなく，むしろ患者の無料の健康診断，処方箋報酬の割引，診療費低額の場合の填補などにあり，これらはすべて医療の利用を

押さえるよりも増大させる方向にある。さらに重要なこととして,本法律はまず雇用者に,伝統的填補プランと同様にHMOプランに対しても同額平等の分担金支払を求め,これはHMO加入を雇用者に促すインセンティブを奪っているのである。

連邦議会はその後,このような欠陥の幾つかを同法の1988年修正で取り上げており,〔まず,〕(1)連邦法上認可されたHMOは今では,非提携医師を通じた医療サービスの10%拡充や,「合理的な一部負担金」の請求などができるようになっている。(2)また同法律は,「共同体的料率設定」の定義を緩やかにして,相異なる被用者集団の医療経験に即して料率の調整を行う弾力性を認めている。(3)さらに,1988年修正により,平等の負担金納入の要件は,プランに応じて又被用者集団に対応して合理的に異なる額を雇用者は支払ってもよいこととされ,(4)またこの修正は,連邦法上認可されたHMOが非認可の限定的医療プランを提供することも認めている。

その結果として,HMOは1990年代に入るとそれ以前よりも激しくコスト削減競争を行うようになっている。かつてと違って,「影の保険料設定」を行って,従来型医療保険よりも低額ないし同程度に抑えて,積極的に競争に乗り出し,填補市場で競争的規律を行っている。従来の填補保険と対比すると,HMOは「逆選択」を通じて保険料〔価格〕低下を行っていると述べる評者もいる。高齢で疾病に罹りがちの者ほど,医師の選択ができて既存の診療関係を維持できる従来式保険を志向しているとの指摘は当たっているところがあるが,他面で,病気がちの患者はHMOに見られる寛大な補償,とりわけ薬剤上の便益をも望んでいることもまた事実であろう。

3. 管理的医療と患者の保護

HMOによるコスト抑制の成功は,他方で医療の質に対する懸念を生んでいる。伝統的な出来高払い償還の下では過剰利用のインセンティブが生まれるのに対して,頭割り支払制は過小利用のインセンティブが生じうるのである。HMOはさらにゲートキーパー的な医療審査コントロールを行って,患者による医師の選択及び医師による診療方法の選択につき制限を設けているのである。とはいえ,この点に関する広汎な実証研究が結論として述べるところによると,HMOによる医療提供は,伝統的な出来高払い保険の場合より

も，平等又は良質のものであるとのことであり，HMO 加入者〔購入者〕も概してこの医療に満足しているとの由である。

〔もっとも，〕個別的にはかなりの濫用と見うる悪質な HMO の事例も存在しているが，そのほとんどはメディケイド・メディケアに参入している HMO のケースである。そしてここでは，患者はあまり動きがとれず，不満を言うことも少なく，また医療提供者を変更する選択権の意識も弱いという意味で相対的に受動的な傾向がある。逆にもし患者側が保険者につき有効な選択権を持ち，不服申立や権利主張ができることを意識しているのであれば，かかる濫用的事態は起こりにくいであろう。

このような考察は，HMO のケースにおける患者医療の監督的規制の是非を巡る議論に繋がっている。すなわち，規制を強化すべきか，それとも市場力及び医業の自己規制が適切な安全弁となるのかという見方の対立である。本書執筆時点で，この種の議論は連邦議会及び各州立法府にて沸騰しており，数多くの提案が検討中である。論争の特徴づけは，「患者保護」ないし「その権利章典」と見るか，それとも「医療提供者保護」又は「反管理医療的反発」という受容の仕方か，という対立として捉えられよう。かかる見方の確認のためにも以下の具体例につき考えてみられたい。すなわち，(1)公正で迅速な内部的不服申立手続及びその権利の通知を要求するか否か，(2)利用審査を行う者に，診療がなされた州における医療免許を取得していることを求めるかどうか，(3) HMO が妊婦に自然分娩後24時間以内に退院することを求める，いわゆる「ドライブ・スルー出産」を禁止するか，(4)医療プランの支払条件に同意し，その評価基準を充たす医師の受け入れを HMO に求める「意欲ある医療提供者」法の是非，(5) HMO に病院と同様の医療評価の履践を求め，医師に不利益決定に対する不服申立権を認めるかどうか，(6)医師が当該医療プランについての批判的コメントを加えることを禁じ，またその支払条件及び利用審査基準に関する「企業秘密」の開示をも認めない，いわゆる「猿轡条項」(gag clauses) を禁止するかどうか，という諸点がそれである。

C　エリサ法による州法排除

1974年エリサ法（従業員退職所得保障法（Employee Retirement Income Security Act)〔ERISA〕）[9] は使用者主催の年金プランにつき規制する連邦法であ

り，使用者の約束の履行及び資金の公平な運用を確保しようとするものである。そして付随的に同法はフリンジ・ベネフィット〔労働契約中の付加給付の意味〕としての医療保険などをも規制対象としているが，ほとんど規制らしいことはしていない。ただ州の規制との不整合・重複を避けるために，エリサ法は広汎に使用者主催のフリンジ・ベネフィット・プランに「関わる」いかなる州法であっても，その適用は排除されるとするのである。

そこで以下に，エリサ法の州法排除を論ずることにするが，それは前述の「保険業」の概念を明らかにし，また医療保険に対する州の規制をかなりの程度制限するものである。それはアメリカ医療の法と政策の全貌に広く浸透していると言っても誇張ではないであろう。ある医療法学者が言うには，「エリサ法の文言には『病院』なるタームは1度だけ，『医師』なるタームは全く登場しないが，同法はアメリカ合衆国の医療に関わる最も重要な法律なのである。」[10]

エリサ法による州法排除は3つの異なる領域で大きな影響を及ぼしており，それはすなわち，第1に，HMOに対する医療過誤訴訟，第2に，医療保険上の支払拒否に関する契約上の請求，及び第3に，医療保険及びHMOの医療プランの売買・仕組に関する州の規制である。ここでの焦点は，第3の場面に主に当てられるが，本節はその他の2つの領域に関しても有用な概観を行うこととする。さらに言えば，エリサ法による（州法）適用排除は，医事法のほとんど至るところで浮上してくると述べてもよいであろう。例えば，適用排除されうることとしては，①管理医療プランのネットワークから外された医師からの契約上の請求，②医療上の給付を運営する自家保険に入った雇用者〔使用者〕を支援する法人税制，③被用者が医療費用も含む損害賠償を得た場合に，医療保険者及び使用者の代位請求権を制限する州法などがあろう。[11]

---

(9) 29 U.S.C. 1144.

(10) William Sage, *"Health Law 2000" : The Legal System and the Changing Health Care Market*, 15 HEALTH AFFAIRS No.3, at 9 (1996).

(11) 一般的には，Sylvia Law et al., *Negotiating Physicians' Fees: Individual Patients or Society?*, 61 N.Y.U.L.REV 1, 80-81 (1986) （この種の司法上構築された「不思議の国のアリス」の世界においては，保険者と医師・医療提供者との合意規制を志向する州サイドとしては，エリサ法上の適用排除の主張に対峙

エリサ法の適用排除は，3つの相異なる文言が交錯する形で定義されている。第1に，適用排除は被用者への利益供与に「関わる」州法に妥当するが，第2に，州の規制当局は「保険除外条項」によって例外的に保険業の規制を行うことが出来る。しかしながら第3に，「倹約条項」によって，保険上の利益を購入するのではなく，自前でそれを調達する使用者は，保険業に関連していると州は考えてはならない〔従って，規制を加えることはできない〕とされるのである。以下順にこれらの要件を見ていくことにしよう。

〔第1に〕連邦最高裁は，被用者の受益プランに「関わる」州法に及ぶ適用排除規定はかなり広く解釈されるべきことを強調している。ここで排除されるべき州法とは，判例法及び州の法律を指しているとして，〔当該事案における〕医療保険給付拒否に関する故意の契約不履行の州判例法理は，エリサ法によって適用排除されるとするのである。しかしながら，多くの下級審裁判例では，HMOの医師に対するありふれた種々の医療過誤訴訟及びHMOに対する代位責任理論は，——それらが，被用者の医療保険上の利益に間接的にしか関係しないことを理由として——適用排除されないとしている。ただ他方で，HMOの補償対象の決定及び医師の選任・監督上の過失があるとして，HMOそれ自体の責任追及を行う場合には，使用者主催の保険に関わるものとして，適用排除が肯定されている。かかる場合では，判例の立場も分かれているのである。さらに，こうした保険者の行為と医師の行為とを区別する立場は，使用者ないし保険者が管理的医療ネットワークにつき一定の質保証を約束している場合には，渾然一体なものとなっているとする判決例も登場している。つまり，約束された被用者の医療上の利益提供を怠る医師の過失は，保険填補決定における〔保険者の〕過失と大差ないとするわけである。この傍論が他の裁判所にも受容されるかどうか，そしてHMOの代位責任と直接的責任との区別に意味があるかどうかは，今尚予断を許さないところである。

医事法が必ずしも適用排除されないとする有名な判決では，保険を持たな

　する用意もできていなければならないとする）参照。
(12) Pilot Life Ins. Co. v. Dedeaux, 107 S.Ct. 1549 (1987).
(13) Dukes v. U.S. Healthcare, 57 F. 3d. 350 (3d Cir. 1995).
(14) New York State Conference of Blue Cross & Blue Shield Plans v. Travelers

い患者の診療コストを償還するための資金（ファンド）を調達するために，病院に付加請求させているニューヨーク州の法律はエリサ法によっても適用排除されないと述べられた。そこでの原告は，当該ニューヨーク州法は，使用者が購入する医療保険をヨリ高価なものとすることになるから，エリサ法により排除されると説いたのであるが，連邦最高裁はこれに同調せず，「医療保険パッケージの相対的コストに対して，間接的に経済的影響を与えるに過ぎない」諸法律は排除されないとするわけである。もっとも（被用者の受益に）「関する」との文言の広汎な解釈は，支持されるべきことを強調している。

〔しかし第2に，〕この包括的な適用排除規定は，「保険除外規定」によってかなりの程度制限されており，これによって州規制当局の保険業の問題に関するコントロール権限が復権させられているわけである。連邦最高裁は，ここでの「保険」要件の定義としては，反トラスト法・証券取引法及び銀行規制の連邦法の保険への適用を制限するマクキャラン＝ファーガソン法の場合と同様に解すべきことを述べて，かかる連邦法は保険業を規制する州の伝統的役割を減ずるものではないとしている。かくして，医療に対する州当局の規制権限の射程を画定するためには，「保険」の定義をどう考えるかが重要となる。例えば，団体的医療保険の中に精神的医療給付をも含めることを命ずる州法は，この保険除外条項に該当するものであるから，州法は適用されるとした判決では，裁判所はマクキャラン＝ファーガソン法の先例である3段階基準を採用して，当該活動が保険業に当たるか否かを判断している。すなわち，第1に，当該行為が，保険証所持者のリスクの転嫁・拡散の効果を持っているか否か，第2に，その行為が保険者・被保険者間の保険関係の核心部分〔肝要な部分〕をなしているかどうか，そして第3に，そうした行為は，保険業の企業に限ってなされるものか否かという基準である。

そしてこれら3つの要件は，保険除外条項の射程をかなり絞り込んでおり，このことから，エリサ法による州法適用除外の範囲は相当に拡げられることとなる。州法上の規制は，保険の核心的なリスク分散活動に直接的に該当するものだけに限って及びうるというわけである。つまりこのような制限によ

　　Ins. Co., 514 U.S. 645 (1995).

（15）　Metropolitan Life Insurance Co. v. Massachusetts, 471 U.S. 724 (1985).

（16）　*Id.* at 743.

り，保険業の重要な種々の活動は射程外とされてしまうこととなり，例えば，医療提供者にどの程度の額を支払うかについての保険会社の決定は，それが保険証所持者に直接的に関係しないという理由から，保険業の射程外とするのが最高裁の立場である。[17]同様に，保険請求の検証手続も，それが保険証発行後に生ずることであるとの理由で，保険業から除外する立場が採られている。[18]

さらにまだ〔その後の展開が〕ある（！）。エリサ法上の第3の要件として，州は受益計画それ自体を保険と考えることはできないとされている。その結果，エリサ法による州法除外の重要な政策的帰結として，雇用者〔使用者〕の自家保険が推進されることになっている。この「倹約条項」の結果として，被用者のために保険購入するのではなく，自ら医療給付の資金を調達しようとする使用者は，――保険除外条項の射程の広狭に拘わらず――州法上の規制を完全に免れることになるのである。そしてこれは，大企業の使用者にとっては，州の規制を減らし，また保険料課税を回避するためにも，その医療提供につき自家保険契約を締結しようとする強力なインセンティブを与えるのである。例えば，前掲判決（注(15)参照）では，州は自家保険使用者に対しては，他の規制を受ける保険者と同様に，精神的医療を含ませるように命ずることはできないと述べている。かくして，自家保険医療プランによってカバーされる被用者の数は1980年代に飛躍的に上昇するに至っている。

これをまとめると，第1に，エリサ法による州法排除の規定の射程は，数多くの州法が被用者の利益に「関わる」だけに非常に広いが，第2に，保険除外条項は，かなりの重要な州規制を復権させている（もっとも，その条項については狭い解釈が施されている）。そして第3に，今述べた理由から，自家保険による医療上の利益については，州の規制は受けないのである。このような複雑なスキーム及び種々の要件の意味を巡って混乱が生じ，そのために州側としては，規制することができる場合でも，積極的な規制領域を主張することを控えるという帰結を招いている。

エリサ法の実質的内容として，州法を排斥した後の規制的監視がほとんど見られないという事態がなければ，こうしたことはあまり厄介なことにはな

---

(17) Group Life & Health Ins. Co. v. Royal Drug, 440 U.S. 205 (1979).

(18) Union Labor Life Ins. Co. v. Pireno, 458 U.S. 119 (1982).

らなかったであろう。確かに同法は，私的年金プランに対しては関連規定によって細かく監視，規制しており，州法排除には問題はないのである。しかしその他の被用者のフリンジ・ベネフィットについては，後知恵的立法であって，それにつきエリサ法が規制を実現することを予定していなかったのであり，生じた規制上の空隙を埋めることはなされておらず，規制上の真空状態が生じているのである。すなわち，裁判所の言葉を借りると，同法律は，使用者が自家保険をかけることにより，エイズ感染の判明した被用者を保険対象から事実上外そうとすることについて何も対策を講じていない。エリサ法は何か個別の医療上の利益を保障するものではなく，単に合意された利益の実現をはかっているだけであって，〔本件エイズ事例では〕使用者は被用者の保険上の利益を変更することに合意していないのである[19]。州の権限が制約されることになる別の例としては，無保険の被用者の問題につき，すべての使用者に医療保険の提供を強制させることで対処しようとする2，3の州の場合を挙げることができ，こうした法律は，エリサ法の適用排除に違背するとされているのである。

　医療上の利益の提供及びその使用者による填補を〔強行法規的に〕強制することは，医療保険市場に対する不当な介入であるとして反対する論者は，このように州の権限を制限することが妥当な公序だと見るわけである。これに反対する論者がいることは明らかであり，この種の論争が目下のところ最も激しくなされている場面は，HMOに対する医療過誤訴訟である。このような損害賠償責任が適用排除された場合には，エリサ法では非常に限られた救済方法しか提供していないからである。エリサ法は，金銭的年金に関する契約的合意の実現を目指す法律として作られているため，そこでは契約上の違反差止・損害賠償（約束された金銭的価値の填補）のみが認められているだけで，合意違反による人的損害・精神的損害についての救済は認められてはいないのである[20]。しかし，こうした理屈は年金プランについては当たっていても，医療拒否に繋がる医療保険契約違反に関しては妥当しないのである。それゆえに，連邦議会では連邦のHMO責任法制定に向けて種々の立法的提案が出されている。

---

　(19)　McGann v. H&H Music Co., 946 F.2d 401 (5th Cir. 1991).

　(20)　Mertens v. Hewitt Associates, 508 U.S. 248 (1993).

エリサ法上の空白状態が意識され始めたことは，1996年医療保険継続・説明法（Health Insurance Portability and Accountability Act of 1996）によっても示される。即ち同法では初めて，自家保険者に対しても，一定の特別な医療上の利益提供義務（限定的な精神医療給付及び自然分娩時の最低48時間の入院がそれである）を定めている。これを，連邦による医療保険規制の代替の嚆矢と見る評者もいるが，今後の動向を見守りたい。

D 慈善に関わる税免除

病院のほとんどは，非営利法人として組織されている。しかし，非営利というだけでは，税制上の特別優遇措置は導かれず，単に株式は発行されず配当金が配当されないということを意味するだけに止まる。とはいえ，病院などの多くの非営利法人は，慈善的団体として分類されるために，種々の形での連邦・州レベルの税法上の利益を受けている。先ず挙げられるべきこととして，連邦租税法典〔内国歳入法典〕501条(c)項(3)号は，「宗教的・慈善的・科学的及び教育的目的のためにのみ設立され運営されている団体〔法人〕で，その利潤の一部が個人の利益として配分されないときには，所得税は免除される」と定める。また非営利病院は，例外なく地方自治体レベルの固定資産〔財産〕税や州の所得税からも免れる。歴史的に非営利団体が医療部門を支配してきたので，免税確保の要件は医療法人の組織や運営に多大の影響力を有する。以下では，税免除のための3つの側面，すなわち第1に，慈善団体の地位・資格の有無，第2に，私益への還元の禁止，そして第3に，団体の慈善目的と無関係の所得授受の効果について検討することとし，本節の最後に非営利施設から営利団体への転換，移行についても考察する。

1．税免除の基礎

a．病院サービス

病院が何故に慈善的組織と捉えられるかという基本的問いに答えることは，一見予想されるほど容易ではない。病院は，18〜19世紀に私設救貧院として出発しており，近代医療前に，家庭で治療する資力のない貧困患者を収容するのがその基本的役割であった。こうした絶望的な施設は通例，宗教的命令

の統治下で運営され,ほとんど全ての場合に,慈善的な時間・金銭・資産の寄付によって支援されていた。

かかる歴史的沿革に沿う形で,国税庁〔内国歳入庁〕は当初慈善的病院に「その財政の許す限りで」無償の医療を提供すべきであるとしていた。[21] しかしながら,第2次大戦後に中間階級で保険が普及し,また1960年代の社会保障プログラムにより高齢者・貧困者への財政的支援が拡充されることとなって,慈善的(無償)医療の需要はなくなり,慈善的寄付〔無償サービス〕の必要性もなくなるとする楽観的見解が登場するに至った。

それでは,どのようにして,病院は慈善的地位の継続を正当化できるであろうか。内国歳入庁は,1969年にその立場を修正して,病院の免税の地位を維持するため,その要件としては支払患者間相互で差別せず,かつ全ての貧困救急患者を無償で治療することを求めている。[22] もっと近年になって(1983年),同庁はさらに一歩を進めて,当該病院では救急治療室が必要とされず,また適切でもないときには(例えば,眼科・耳鼻科病院のように高度に専門化された病院の場合),無償の救急医療すら必要ではないとしている。[23]

このような規律によって,病院は,内国歳入法典501条(c)項(3)号に定める団体の資格を得るために,貧困者に対する無報酬の医療を一定程度提供しなければならないということはなくなった。こうしたことは,他に先例がないわけではない。租税法典上「慈善団体」とされるためには,当該組織は必ずしも,貧困者扶助という日常的意味での慈善事業(チャリティ)を行う必要はないのであり,教育や科学研究上の組織で免税及び税控除の支援を受ける者が,貧窮者に対するサービスを全く(又はほとんど)行わないということはよくあることである。つまり,租税法典又は慈善的信託法上の「慈善的」活動は,貧困者サービスだけに止まらないわけである。国税庁は,医療福祉の増進が,慈善的医療か否かを問わず,税法上の優遇を受けるに充分な根拠となるかどうかを判断するに際して,慈善的信託法の先例に依拠して肯定的結論を下したのであった。要するに,病院医療は教育活動の如きものであり,それ自体として慈善的サービスとして扱われるわけである。

---

(21) Rev. Rul. 56-185.
(22) Rev. Rul. 69-545.
(23) Rev. Rul. 83-187.

このような政策上のシフトは，福祉擁護グループの反対に遭うこととなり，同グループは，慈善的医療への需要はメディケア・メディケイドによって完全に充足されると考える1960年代の純朴な楽観主義は誤っている，と説くのである。しかしながら国税庁〔内国歳入庁〕に対する法的攻撃は，1976年に連邦最高裁が患者には病院の税法上の地位を問責する原告適格がないと判示したことにより，挫折することとなった。その結果として，財政上の問題が緊迫化する多くの病院では，伝統的に行ってきた貧困者医療を取り止めたり縮減したりする運びになっている。

　類似の闘争は州レベルでも起きており，ここでは〔福祉〕擁護グループは，新しい財産税収入源を求める州徴税当局と連携を組んでいる。そして，州裁判所は通例連邦判例に従うのに反して，ここでは注目すべき相異なる立場を示す裁判例が現れている。同判決は，2つの非営利病院につき貧困者への医療サービス及び寄付集めを充分に行っていないとして，その財産税免除を覆したわけであるが，その際に，両病院の医療サービスのうち無報酬の慈善医療は1％にも充たなかったこと，及び一方の病院では，緊急治療室から貧窮患者を「放擲」していたことを認定している。かかる判断にまで踏み切っている裁判例は他には見られないが，2，3の州（とくにテキサス州，ペンシルバニア州）では，何らかの形で無報酬医療サービスにより「共同体への贈与〔無償サービス〕」を充分に行うことを（非営利病院に）求める立法を成立させている。

b．その他の医療施設

　課税免除に関心を示す医療施設は病院だけではない。非営利のHMO，外来専門の医院，さらには薬局なども免税の地位を得ようとしているのである。〔ところが，〕このような病院以外の医療施設に対しては，連邦・州の課税政策としてあまり好意的な立場を採っていないことは明白である。

　〔すなわち〕内国歳入庁〔国税庁〕は，医療をそれ自体として慈善的な営みであると捉えているのであるが，非営利の医師集団，HMO，その他の医療組織について免税を受けさせることには慎重な立場を示している。例えば，高

---

(24)　Simon v. Eastern Ky. Welfare Rights Org., 426 U.S. 26 (1976).

(25)　Utah County v. Intermountain Health Care, Inc., 709 P. 2d 265 (Utah, 1985).

齢者向の処方薬を割安に販売するために組織された非営利薬局につき，租税裁判所は慈善目的を追求するものでないとしている。このような企業は確かに地域コミュニティの医薬需要に奉仕してはいるが，「他の営利薬局と競う形で…（中略）…仕入れ価格で薬剤を販売するのは実質的に見て商業的行動である」と同裁判所は述べている。〔しかし〕この商事性基準は，病院に適用されるそれ自体慈善的とする理論とは明らかに両立しない。なぜなら，病院といっても，営利企業と直接的な競争関係にあるからである。

国税庁もまた，非営利の医療保険者及びHMOが免税を受けられるかという問題に取り組んできている。1986年に，連邦議会は，ブルークロス・ブルーシールドにつき保険販売は性質上商事行為だとして，その税免除を撤回しているが，それならばHMOの場合にはどうなるのであろうか。当初国税庁は，HMOは保険の別形態にすぎないとして免除を否定したが，逆の立場を採る租税裁判所の立場に押される形で，今ではHMOを場合分けして（病院的なものと保険的なものとに分類して）判断を下すに至っている。現在の同庁の立場を大雑把に述べるならば，スタッフモデルのHMOは直接的な医療サービスを行うものであるから病院に類比され，従って，公衆に十分に開かれていて，ある程度の無償サービス活動を行うのであれば（とりわけ開かれた緊急治療室を擁する非営利の病院を保有しているのであれば）免税を受ける資格があるとするのである。しかし他方で，IPA〔独立臨床医組合〕モデルやネットワークモデルのHMOの場合には，単に医療サービスを「調達・斡旋」しているにすぎないことを理由として，たとえ前記と同様の基準を充たしていたとしても，免税されることはないとしている。第3巡回区連邦控訴裁判所はかかる立場を採っており，リーディングケースとなっている。

さらに関連する論点として，「統合的医療提供システム」（Integrated Delivery Systems（IDS））が慈善団体として免税されるか否かということがある。それは医師・病院による大規模なネットワークグループであり，保険の売買

---

(26) Federation Pharmacy Services, Inc., 72 T.C. 687 (1979).
(27) I.R.C. § 501(m).
(28) Geisinger Health Plan v. Commissioner, 985 F. 2d 1210 (3d Cir. 1993).
(29) 最近〔1990年代〕のIDSは規模が大きく，入院・外来の病院・医師サービス以外にも，慢性医療ケア施設（ナーシングホーム）や精神医療などの個別的医療機関をも包摂している。

を行うものであるから，既述の幾つかの相異なる先例のいずれとも関連づけられる。そして多くの場合については，国税庁はIDSに対して，そのネットワークが大規模な非営利病院（教育・研究病院）を中心として形成されているのであれば，病院と同様の基準を適用してきた〔従って，税免除とされてきた〕。しかし，国税庁による規制の方法では，IDSにとって免税が難しくなる局面がある。つまり同庁は当初，当該システムの理事会は広くコミュニティ成員により構成されなければならないとし，その20％以上が同システムの臨床医であるときには，その免税の地位は疑われるとしていた。この「20％ルール」は，税控除の社債融資に由来する不分明な先例に依拠しており，またそれは，医師には利益相反的側面があってコミュニティの利益よりも自己の職業的利益のためにシステムを運営しかねないという発想に立っている。しかしながらこの規制の帰結として，多くのIDSは，システムの臨床医に主要なリーダーシップを与えることなくして効果的なシステムの運営はできないと考え，非営利的な地位を選ばないこととした。国税庁は，厳しい批判に接して「20％ルール」を緩和させて，当該（臨床）医師の給与の決定が独自の委員会によりなされ，その他の利益相反保護もあることを条件に，医師の理事会比率を「49％まで」容認するようになっている。

　以上のように，病院とその他の医療サービスとの間に免税の扱いに差等が設けられていて，ここには，州・連邦の徴税当局ともに，医療がそれ自体として慈善的目的を有するという前提を，実際には承認していないという現実が示されている（この点は，非営利の書店についても，——法文上「教育」に関する一律免税が明示されているにもかかわらず——税免除に乗り気でないことと同様である）。むしろ当局としては，税制上の補助に値する医療サービスか否かを区別するための別の免税基準を模索しているといえるであろう。個別の判断の基礎ははっきりしているにしても，包括的な慈善免税の理論は，不明瞭と言わざるをえないのである。

2. 私的利益取得の禁止

　医療機関は，免税の資格を得るために，慈善的目的を遂行することに加えて幾つかの運営上の要件を具備しなければならない。中でも最大の脅威となるのは私的利益取得禁止の規定であり，「病院の純益のいかなる部分も，株主

その他個人の私益に用いられてはならない」と定められている。例えば，指導的な連邦判決では，病院へのアクセスを排他的に小規模の医師集団に限定することは，当該病院を基本的に公共施設から私的職場に変更することになり，免税措置を受ける地位を喪失すると述べられる。また同判決は私的利益取得の証拠として，第1に，病院がスタッフ医師に対し，市場価格以下で，事務所・医療機器・事務職員を供与すること，第2に，病院監督に関して医師への多額の管理費用を病院が支払うことも該当する旨判示したものとしても引用される。

　国税庁は，免税を受ける地位を揺がしかねない幾つかの行為を他にも指摘している。〔例えば，〕(1)病院はしばしば，新人の医師たちを人員の手薄な辺地に引きつけるために受益プラン（例えば，診療場所の安価な提供や最低限の所得保障）を設定することがある。そして国税庁は，そのような誘引の工夫が，私益取得になるか否かは，個別に提供される額の合理性や必要性によるとしている。同様に，(2)病院が医師と連携して医療施設を建設するジョイント・ベンチャーで，病院がかなりの資本を提供してその資産を危険にさらすようなときにも，かかる行為が正当なものか否かの判断も高度に個別的判断であって，これに見合う価値の評価によると同庁は述べている。

　ジョイント・ベンチャーに関する基準は，医療部局・施設の財政的成功の利益が医師たちに付与されているか否かにあると国税庁は考えている。〔従って〕名目的な対価で，入院患者からの収入の一部を医師に付与するような合意は，上記基準を充たすこととなる。同庁は，ここには新たな施設やサービスに関する投資リスクの共有がなく，医師たちに当該病院を一層利用してもらうための試みにすぎないとして，明らかに個人的利益取得となるとする。このような病院側の医師へのインセンティブ作りは病院の利益になることは明らかだが，国税庁は当該コミュニティの利益になってはいないとみるのである。

---

(30)　Internal Revenue Code § 501(c).
(31)　Harding Hospital, Inc. v. United States, 505 F. 2d 1068 (6th Cir. 1974).
(32)　IRS General Counsel Memorandum 39862 (Dec. 2, 1991).

3. （医療とは）無関係の事業所得

　税優遇を受ける組織にとってそれ程関心事ではなくとも，なお実際上重要となるのは，免税目的とは関係ない活動から導かれる所得の扱いである。かかる無関係の事業所得は，全体の運営との対比でかなりのレベルに行かない限りは，当該組織の免税を受ける地位それ自体を脅かすことはない。しかしながら，無関係の事業の所得に対する課税は別系統の方式に拠ることとなり，例えば，病院の売店の所得は病院全体の課税システムに消長を来さないが，免税目的とは「無関係」とされるから，それ自体としては課税の対象となる。病院の無関連所得となりうる場合は数多く，種々の規律を生んでいる。

　すなわち，無関係事業所得については，内国歳入法典513条(a)項は，「免税の基礎となる目的・機能とは実質的に関係していない所得」と定義するが，「当該組織が主として患者や被用者の便宜のために営む事業は除かれる」としている。この定義は，病院の売店・キャフェテリア・駐車場などによる所得，つまり多くは外来患者により支えられるサービスによる所得に，どのように適用されるかが問題となるが，国税庁は，この種の所得につき免税されると判断した。この結論は，「患者・被用者の便宜」の例外規定から容易に導くこともできるが，同庁はいささかこじつけの推論によっており，上記の売買は，外来患者の治療に役立つ利益であるから，実質的に患者への医療に関連していると説くのである。〔しかし，〕同庁は，病院の薬剤や病院外の患者の臨床実験に係る所得については逆の立場を採っており，免税となる複合的なオフィスの隣に，自らのオフィスを構えている医療スタッフ医師によって（臨床実験的）患者診療がなされている場合であっても，その治療による所得は病院の免税目的とは無関係だと判断するのである。

4. 病院の組織再編成・多様化及び業態変更

a．組織替え及び多様化

　医療産業界の環境が激変したことから，広汎に組織上の実験的刷新が試みられている。ある程度の大きさの病院ならほとんどすべてのところで，近年は団体の組織替えが進行している。よくあるのは，非営利病院がその多様な

機能に即して分離して、一部は営利、その他は非営利という具合に別々の企業体を形成し、それらすべては上位団体に共通に所有されるというような場合である。そしてかかる団体再構築は、既に論じた種々の税法上の問題、すなわち、ある病院の機能（例えば、洗濯業務）がそれだけで免税の資格を得るか、またそうならないとしても病院組織の一部として免税目的と十分に関連していて非関連事業の所得税が課せられることはないか否か等という問題を生じさせるわけである。

病院の多様化・細分化の税法上の帰結は、今日の事業経営事情との関連でとりわけ重要である。病院の施設能力は膨張の一途を辿る反面、患者医療サービス予算は縮減されて、新たな企業再編への取り組みが余儀なくされているのである。そして、ナーシング・ホームや在宅医療サービスなどのように医療に直接的に関連するものもあれば、アスレチッククラブ、不動産開発やデイケアセンターなどのように、本業とは縁遠いものもある。洗練された病院運営コンサルタントは、病院組織再構築の戦略を立てる際に、ここで論じている税法上の問題とともに、それと相剋しうる政府の償還規制及び施設の必要認証（CON）要件の考慮もしなければならない。すなわち、租税法上は、病院としては、関連事業所得とするために新事業をも統合することが促されるのであるが、他方で、そうすることにより必要認証書が別途必要となるであろうし、メディケア・メディケイド、その他の州規制プログラムによる償還にとってはマイナスに作用するわけである。

b. 営利事業への業態変更

医療産業を風靡する他の組織替え態様は、営利事業への業態変更である。免税の利益にもかかわらず、多くの病院・HMOやブルークロスなどでは、非営利でないようにすることが魅力的に映るようである。おそらく、これは慈善的な免税の地位持続に伴う負担（制約）から促されるものであろうし、また営利の方が株式投資を認めることにより資本市場へのアクセスが容易になるからでもあろう。さらに別の可能な説明としては、非営利の病院・ブルークロスなどの理事会メンバーは、しばしばコミュニティ活動の一環としてその地位を捉えるものの、今日の事業風土として真に慈善的使命を受けた運営を継続させるのは困難であると考えているとも指摘できよう。理由はどうであれ、非営利から営利への転換は多数見られるようになっており、これが

第5章 複雑な取引と組織的型態

澎湃たる巷の議論を生じさせている。公立病院についても同様のことがいえ，私立病院への業態変更が急増し，しばしばそこでは，管理的医療の状況下で競争するために必要な契約的合意を妨げるような制限的立法を回避することが狙われている。

　地位〔業態〕の変更には，幾つかの異なるやり方がある。最も単純な方法は，非営利会社又は地方公共団体〔市や町〕がその主要資産を営利企業に売却して，もはや病院や保険組織ではなくて現金を保有するようにするというものである。これよりも幾分複雑な手法としては，施設の所有権は維持しつつ，営利会社との間に，病院運営のための長期的運営管理契約を結ぶものがあり，ここでは利潤の一定割合の報酬が〔運営管理会社に〕与えられることとなる。そしていずれのタイプの取引であっても，多くの解決すべき団体法・地方自治法上の問題を提起している。

　すなわち，第1の問題は，当該取引が団体の権能〔権利能力〕内か外（ウルトラ・ヴァイレス。すなわち，無効）か，ということであり，かかる問題は非営利企業の定款や公共団体の根拠規定がしばしばその団体運営目的を制限しているために生ずるのである。例えば，定款文書では病院運営のみが認められ，医療ないし慈善目的一般がカバーされないときには，当該団体は病院を売却して，その対価を別目的に用いることが難しいわけである。同様に，病院への寄付者がその使途を指定する（例えば，特定施設の維持）ときにも，資産の性質転換は（かなり前に死亡しているかもしれぬ）寄付者との約束に違反することとなろう。

　非営利団体がウルトラ・ヴァイレス法理の制限を回避する方法としては，公益〔慈善〕信託（チャリタブル・トラスト）法上のシ・プレー概念〔可及的近似原則〕を援用することが考えられる。シ・プレー法理とは，当初の慈善的贈与の文言を実現することがもはや不可能となった場合に問題となるもので，そうしたときに裁判所はその目的を最直近のものに変更することができるとするわけである。今日の競争的な厳しい医療事情が，差し迫ったもので，慈善的病院としては非営利の地位を放棄せざるを得なくなっているか否かについては，裁判所はほとんど判断していないけれども，現代の信託法判例は〔それを考慮してか，〕シ・プレー原理をかつてより幾分拡げて適用している。いかに権限内のことであれ，慈善的資産が売却されるとなると，既存のルールによって売却代価の使用方法も規律されることになるのである。そ

してほとんどの非営利病院，HMO やブルークロス・プランでは，売却代価は地域コミュニティにおける健康増進のための慈善財団を支援するために用いられることとされている。

　第2の問題は，当該取引により受領された金額が充分なものであるか否かである。これは非営利団体の理事を含めて，あらゆる団体管理者がコーポレイト・ガバナンス〔団体規律〕上負うべき信認的な注意義務・誠実義務にも関わる。そして非営利団体の場合のリスクとしては，所有者及び株主からの取引監視が欠如しているために，理事の交渉上の箍が緩むということがあり，さらに厄介なのは，企業財産を獲得する営利会社が，──取引が首尾よく行った場合の個人的な報奨見込を武器として──非営利団体理事の忠実義務を掘り崩す可能性がある点である。例えば，理事たちは，新たな営利企業における豊かな地位を提示されたり，会社の基盤的な所有持分の取得を交渉材料とされたりして，当該取引を承認するべく促されるのは明白なことである。非営利・営利の団体双方に適用される信認法は，そのような利益相反を禁じ，歪んだ取引を無効とするためにも用いられるわけである。

　こうした問題を解決するに際しては，非営利資産が業態変更の取引において公正に評価されることが必要とされるが，それは難しい分析作業であって意見も大きく分かれるところである。1つには，「固定資産につき減価見積りした価値評価」を行うアプローチがあり，ここでは資産構築・入れ替えにかかった費用を見ようとしており，市場における会社の暖簾や定評は無視されているから，かなり低く算定される傾向がある。2つめのアプローチは，企業を継続的事業として評価するというものであるが，これとても株売買から導かれる投機的価値よりも遙かに低いことも屢々である。病院や保険会社の株価がその業態変更から1～2年後に何倍も高くなるという例は沢山ある。このことから，当初の売却価格が，距離を置いた利益相反しない交渉がないために大きく抑え込まれているのではないか，との印象を強く与えることは否めない。しかし他方でこうした価値上昇は単に業態変更に負うところも大きい。当該企業はもはや株式投資家を擁しその管理が別途になされることとなるゆえに，価値が増しているともいえる。業態変更の取引による価値上昇が誰に負うのかは必ずしも明確ではない。

　業態変更取引に伴う多くの困難な問題〔の第3として〕，それがうまく対処されているかを確認できるのは誰かという課題をも生起させる。非営利団体

には株主による監視がないために，州法上，司法長官に，問題のある非営利団体の業態変更取引につき裁判所に訴える権限が与えられている。かつては，慎重なコンサルタントは〔防衛的に〕当該取引が事後的に無効とならないように裁判所の承認を得るために，司法長官に頼んで名目的な訴訟をしてもらうこともあった。しかし近年では，司法長官は当該取引を本気で攻撃するようになっており，これは有益なコミュニティ施設が非営利の性質を消滅させることに対する一般市民の悪感情を反映するものである。多くの州では，業態変更を進める前に司法長官やその他の行政当局の承認を必要とする立法ができており，司法長官サイドでも，変更承認の有無の条件に関するガイドライン策定に積極的である。

E 転医斡旋報酬徴収の禁止

1. 法理の経緯〔法源〕

　患者を紹介したり，転医させたりすることだけにつき医療従事者に報酬を支払うことは，長い間非倫理的で不適切と考えられてきた。診療の指示・勧奨についてリベート料を認めると，医療サービスの必要性・医療提供者の適否の判断を歪めることは，種々の経験的研究が示すところである。そしてそれにかかるコストは，当該患者のみならず，その医療費支払をする公的・私的保険が負担することとなる。従って，転医斡旋報酬は幾つかの法源によって禁じられている。

　報酬分割はしばしば，職業上の懲戒対象となる医療実践の1つとしてリストアップされているし，幾つかの州法では転医斡旋報酬の支払は犯罪になるとしている。[33]しかし，最も有名な禁止規定は連邦法上のものである。すなわち，メディケア・メディケイド・プログラムの詐欺・濫用禁止規定は大略こうである。メディケア・メディケイドにより償還される対象である医療サービス提供につき，患者を転医させたことにより，直接・間接又は明示的か否かを問わず金員その他のものの授受を行ったものは，犯罪として5年以下の懲役・禁錮若しくは2万5000ドルの罰金に処せられる（併科もある）。[34]斡旋報

---

(33) E.g., Cal. Bus. & Prof. Code § 650.

酬の禁止は更に，スターク法（1993年の本法律制定をリードしたF. P. スターク議員の名前から来ている）として知られる連邦法も定めるところである。すなわち，スターク法では，医師自らが財政的関係を有する医療団体を通じて行うサービスに対して，メディケア・メディケイドが償還を行うことを禁じており、これはいわゆる「自己斡旋報酬」を禁止したものである。つまり，医師が自ら所有し給与を受けている団体に対して患者を斡旋しようとするインセンティブを禁圧しているわけである。

かくして法律上のメッセージは明瞭であり，転医斡旋報酬はよくないとしているのである。しかしながら，残念なことにこれが意味するところの詳細については，混乱が生じている。明示的・黙示的斡旋のインセンティブは，医療界における多くの人的関係に広く存在するところであり，何が許され且許されないかは全く不明瞭な状況となっている。例えば，単に医療サービスの割安提供であっても，その値引きは，買主〔患者〕に今後とも当該売主を選択するように誘引するための（売主から買主への）「リベート料」であると見うるので，一種の自己斡旋報酬と捉えうると論じることができよう。また全く無意識的な斡旋インセンティブの例として，病院からの医療スタッフ権限の付与も，該当医師に患者を同病院で受け入れるように促すための一種の見返りだと捉えられなくもない。しかし，かかるアメリカ医療提供システムの要の実務につき，基本的に非倫理的で，刑事上違法だと説くのは馬鹿げているであろう。従って，斡旋のインセンティブの内，肯認できる実務と違法なものとを区別する分析基準の究明が必要となる。

2. 不労報酬か否かという基準

転医斡旋のインセンティブに関する違法性の判定に際して大変有用な分析基準として，当該報酬がそれに見合う労務に対応するものか否かの区別がある。すなわち，労務報酬とは，正当な非斡旋医療サービスに対する公正市場価格による報酬のことであり，他方で不労報酬とは，非斡旋的な反対給付を伴わない，又は医療サービスの公正市場価値を超えるあらゆる報酬である。

---

(34) 42 U.S.C. § 1320 a-7b(b).

(35) 42 U.S.C. § 1395nn.

これは主観的動機の厄介な探究を回避する意味でも，有効で使いやすいアプローチであろう。例えば，放射線医及び薬剤師は，病院の患者から得た収入の内の合理的な割合部分を同病院に支払うことが求められているが（病院が施設・スタッフを提供してくれることへの見返りである），このことは患者から受ける営業所得〔報酬〕に応じた，医師の病院に対する一部支払ということに他ならない。判例は放射線医が所得の3分の2につき病院に支払っていた事案について，報酬分割とはならないと述べている(36)が，その理由は以下の如くである。「本件の証拠を徴するに，報酬の内の（病院への）支払部分は，診断機器の提供による病院負担の費用に対応しているとの結論を導くことができ，……かかる事情の下では違法性はない。」とするのである(37)。換言すれば，放射線医の報酬分割は，病院による斡旋と言えるまでに，両者〔病院と放射線医〕の間に直接的・即応的関係があるにも拘らず有効だとされるのであり，その理由は，当該報酬部分は正当なサービス提供と公正に対応関係が認められて，「患者を紹介・斡旋した対価」ではないところに求められている。

しかし遺憾なことに，斡旋報酬を巡る解釈はしばしばこの分析基準から迷走・逸脱している。この点連邦法関連で最も注目を集めている判決(38)では，臨床実験室が「解釈報酬」支払と称して，患者の試験結果の対価につき医師に報酬を支払っていたという事案（これはよく知られた「リベート代金」の偽装である）について，刑事上の有罪判断を支持している。裁判所は，そこで医師に支払われた報酬はデータ解析行為の価値を超えるものであり，そのような行為をしていない医師にも報酬が支払われていることを指摘している。本判決は，事案との関係では相当な判断を行ったことははっきりしているが，本件の特殊性を越えて射程が及ぶようなやや問題のある一般論を展開している。すなわち，「本件報酬の一部支払が，医師の臨床実験サービスの利用を促

---

(36) Blank v. Palo Alto-Stanford Hospital Center, 44 Cal. Rptr. 572 (Cal. App. 1965).

(37) 薬剤師の場合には，結論は異なるかも知れないことに留意されたい。というのは，機器とは違って営業場所の貸与の場合には，病院の負担は薬剤業の所得額に応じて変化するものではない。従って，放射線医の場合とは違って，キャリフォーニア法務長官は，病院薬剤師に対する・所得の割合分の賃料につき懐疑的な見解を示している。53 Cal. Atty. Gen. Op. 117, at 119 (1970).

(38) United States v. Greber, 760 F. 2d 68 (3d Cir. 1985).

すことを意図しているならば，仮にその支払額が医療サービスの填補をはかろうとするものであったとしても，本法律〔メディケア詐欺防止法〕に違反する」と述べるのである。(39) かかる広汎で曖昧な言葉をうまく理解するために，いかなる指針を用いてよいのかを考えると困惑するわけである。

　付加すべき指針は，他の幾つかの別な法源からも導ける。メディケア・メディケイド反リベート法との関連で，連邦厚生省は「斡旋報酬法上刑事犯罪とはならない支払行為を定める」安全策規定方式の規制を行っており，これは公正な市場価値概念に大きく依拠している。例えば，上記規制では，(1)医師たちに，一般投資家に提示されるのと同様の条件で医療法人に投資することが定められ，あるいは(2)「一般取引での公正市場価格に沿う条件で」病院が医師に場所を賃貸することもできるとされる。類似の指針は前述のスターク法にも含まれているが，そこでの数多くの定義，例示規定は複雑なものとなっている。しかし，このような規制（法文上の規定）は限定的に記されており，単に限られた多くの個別的取引，そして基準に照らして違背していると一般に考えられる取引だけを照射しているに止まっている。より一般的な分析指針は提示されてはいないのであり，未だ広く採られていない刷新的合意や，(散見しうるが) やや評価の仕方が難しい合意に対して解決策を提示してくれないのである。従って，こうした法律規定は新たに生成される合意を閉塞させ，ないしは正当で意味ある取り組みに対しても違法の影を投ずるのではないかという批判が絶えず出されるに至っている。

　こうした批判に応えて，連邦議会は近年２つの重要な措置を講じている。第１に，管理的医療又は頭割り支払システムの状況下におけるインセンティブ作りに関しては，より包括的な例外を実施当局に認めさせようと働きかけている。これは，大きなコスト抑制の圧力に対応するためにも，生産性向上のインセンティブ作りは重要な安全弁であるという事実を承認することでもある。また第２に，議会は実施部局に，租税や反トラスト法でなされているのと同様に，個別取引に即した勧告決定を取得する手続を構築することを求めている。こうした手続は，まだ緒についたばかりだが，執行部局が示す立場を見ると，許容される合意について相当に警戒的な見方を採り続けるであろうと推測される。例えば，初期の決定では，病院が，独立に緊急治療部を

---

　(39)　760 F. 2d 68, at 72. 傍点による強調は，本書著者による。

支援する救急車に対して格別に医療供給を具備することは，救急車運転手に当該病院の選択を促すこととなり許されないと述べられているのである。

F　要約

　医師，病院，保険者相互の一連の取引及び組織的構造は，複雑に織り成す諸法理に服している。これらの多様な法理は，しばしばいかなる制度的合意が法的に望ましいかという問いに対して鋭く相対立するスタンスを示すため，医事法律家の仕事は困難なものとなる。特定の合意が，法的及び事業設計の双方の視角から理想的ということはありえない。ここから帰結される包括的見取り図を得るために，以下の表を見られたい。すなわちそこでは，多様な事業的・法的視角との関係で病院が医師との緊密化を強める3型態はどのように捉えられるかの概略の指針を示すものである（緊密・連携化の態様としては，包括的な管理的医療保険プランの市場化又はヨリ微温的な外来的医院の営業を想定している）。この表の書き方として，各事業的〔経済・経営〕又は法的視角が，各々の態様の合意を，(1)好意的に捉えるか（＋），(2)消極的に見るか（－），それとも(3)中立的・複合的に位置づけるか（／）を示す。

　ここで示す概略はあくまで一般的な指摘であり，別途幾つかの争点があることは捨象している。以下では参考までに，個々での指標が依拠したことをまとめておこう。

　すなわち，――

　(a)医師の自律性の観点は，緩い統合型態を志向するが，(b)他方で，管理的考慮からは緊密な統合が求められ，両次元は相対立する方向性をもつ。

　(c)団体的実践否定の法理は，(病院)医療サービスに対する対価支払いがなされていないMSOモデルを志向する。これに対して，財団（団体）モデルは本法理に最も牴触するので，州法が非営利団体又は病院に対して例外を設けている場合に採用しうる。またPHOモデルは，医師と病院が金銭請求・徴収を別々に行う限りで問題ないであろう。

　(d)反トラスト法は，単一企業体である財団モデルが最も良いことになり，反面でMSOモデルは最も統合と隔たっているために，価格協定が問責されやすいこととなる。この間でPHOモデルは，個別の合意が，司法省即ち連邦取引委員会の指針に沿うものか否かによっている。なおここでの考慮事情と

	(a) 医師の自律性	(b) 臨床・財政の統合	(c) 医療の団体的実践禁止法理	(d) 反トラスト法	(e) 斡旋報酬禁止法理	(f) 免税
Ⅰ 財団（団体）プラン（病院が団体的上位者として，医師実務を買い取り，雇用するというタイプ）	−	＋	−	＋	＋	＋
Ⅱ 医師・病院の共同組織（Physician-Hospital Organization〔PHO〕）（病院と幾つかの医師集団とがジョイント・ベンチャーとして，対等に資本を出し合い，利益を分け合うタイプ）	／	／	／	／	−	／
Ⅲ 管理的サービス組織（Management Services Organization〔MSO〕）（病院が各々独立の医師と契約を結んで，医院管理の提供又は保険者・使用者との交渉の受託をするタイプ）	＋	−	＋	−	／	−

しては，市場支配力（合併）の問題やボイコット（排除）問題は省かれている。

(e)斡旋報酬禁止の法理との関係でも，支払が統合された団体内でなされる財団モデルが最も良い。このモデルでは，「斡旋」がなされたか否かがあまり明瞭ではなく，また様々な例外が存在しているわけである。他方でPHOモデルはスターク法との関連で具合が悪い。もっとも，投資の合意が適切に結ばれている限りは，反リベート法との関係ではそれほどまずいわけではない。さらに，MSOモデルは医療サービスについて過大・過小報酬の危険があり，斡旋について相反するイニシアティブが生じうる。

(f)最後に，租税免除の観点からは，医師ではなく病院が優遇される。MSOモデルでは（病院）医療サービスの提供はなされないから，医療の免税との関係は希薄になる。

第Ⅲ部　患者医療の決定における倫理的諸問題

　第Ⅲ部では，われわれの考察対象を，個別の患者医療の決定で生ずる諸問題に移し，医師や病院管理者がしばしば直面する倫理的ディレンマを扱うこととする。まず第6章では死の定義の問題に目を向け，その関連で移植臓器の取得・分配を検討する（死者が臓器移植の主たる供給源だからである）。また，死の定義を概観することは，第7章で扱う生命維持治療の中止に際して生ずる問題を理解するためにも重要である。第8章では，生命の開始時に転じて，生殖医療の2つの領域――即ち，先進的生殖技術及び母親と胎児との対立問題――の倫理的ディレンマが検討されることとなる。因に，この第Ⅲ部では関連法律の包括的概観を行うことはもとより，しばしば法律を超えて，この種の問題に浸透している哲学的及び政策的議論をも検討することとなろう。

第6章　死の定義と臓器移植

A　死の定義

　死は必ずしも一義的な概念ではない。すなわち，医学的には死とは診断であるし，また哲学的には死は道徳的観念であって，人々の利益及び義務は通例生きている者の一定の性質に依拠している。さらに宗教的な用法としては，死は単に精神〔魂〕が身体を離れて別世界に移行する時点ということになるであろう。

　そして法的には，多くの相異なる事柄が死の確定と関わっている。例えば(1)殺人がなされたか否か，(2)臓器が移植のために摘出できるのか，(3)埋葬・火葬又は検屍解剖ができるか，(4)遺言検認手続の開始，(5)配偶者が再婚できるか，(6)関係当事者が自らの権利として提訴する地位を持つか，などがそうである。理論的には，考察対象の法的問題の趣旨に即して，死の定義につき別個の基準を考えるということもありえよう（例えば，心臓摘出ができるかどうか，あるいは殺人がなされたか否かとの関連で考えるという具合である）。しかしながら，法は通例このような目的すべてについて，医学的診断を決定的なものとして受け入れてきている。また1970年代には，死に関する医学的見方が変化しており，これは広くそして速やかに法律の領域でも受容されている。このことにより，適切な死の基準及びその含意に関しての議論が続けられる事態となったのである。

1．心肺的基準

　伝統的な死の基準は呼吸及び血流の停止というものであった。しかし，脳の機能は終了しているにもかかわらず，人工的に「生命徴候」（バイタルサイン）を何日，否何週あるいはそれ以上にわたって持続させることができる技

術の登場により,「心肺的な」定義の欠陥が露呈することとなった。そのような人々はともかく呼吸し,脈搏(血液循環)もあるため,——刺激への反応は基本的に欠如し,また技術(生命維持装置)なしには植物状態を持続することすらできないにもかかわらず——心肺基準によると「死亡」を判定することはできないこととなる。今日における医療の不毛性に関する議論(これについては7章E参照)のさきがけとして,医者や倫理学者はこのような患者を単に細胞や臓器が生き続けているという理由から,——身体が統合的有機体としてはもはや永久にその機能が終了してしまっているのに——「生きている」として扱う法的基準に疑問を投じたのであった。さらに等しく重要なこととして,このような人々を生存していると扱うことは移植臓器を有効に採取することができないことを意味している。臓器提供の必要性それ自体は,死の医学的定義を変更する十分な理由づけとはならないが,死を再考する重要な契機にはなったといえる。

2. 神経学的基準(その1)——全脳死説

この困難への解決策として死の再定義がなされ,そこでは,呼吸・循環機能の永久的停止又は脳死となった時に,死が認定されることとなる。そして,ほとんどの州で採用されている今日の法的ルールは,1981年に「医療及び生物医学・行動研究を巡る倫理問題研究の大統領委員会」が提案して成立した,死の判定統一法(Uniform Determination of Death Act)によって以下の如く定められている。すなわち,「(1)血液循環及び呼吸機能が不可逆的に停止し,又は(2)脳幹も含めて全脳の機能全てが不可逆的に停止した者は,死亡している。死の判定は,承認された医学基準に沿ってなされなければならない。」というものである。そして全ての州で立法又は判例によって,何らかの形で全脳死基準が受け入れられている。

注意すべきであるのは,このルールでは「脳幹を含めた」全脳死が要求されていることである。脳幹とは,解剖学的には脊髄の脳基底部への拡張部分であり,機能的には生命維持のための植物状態的機能(つまり,呼吸,嚥下,睡眠=覚醒のサイクルの機能)を司っており,意識・思考・感情・記憶機能をコントロールする高位脳〔大脳〕と区別される。従って,脳幹死は,自発的呼吸を維持する能力の喪失を意味しており,呼吸がなくなると,心臓(こ

の搏動の継続は，直接的に脳に依存しているわけではない）は酸素不足により死に，ひいては血液循環も中止する。つまり，脳死は必然的に心肺的機能の終了を導くのであり，それを防ぐためには人工的な生命維持呼吸がなされなければならない。

　通例の場合，3つのシステム（心臓・肺及び脳）は，いずれが先であろうがほとんど同時に機能停止するので，上記2つの死の定式化は，異なる死の概念ではなく，〔人体という〕有機体全体の永久的崩壊（これら3つの中枢的相互依存システムの統合的機能の終了）という事態の代替的基準として捉えられることも時々ある。しかしながら，脳死は概念的に異なるものであり，単なる心肺的死の代替ではないと説かれている。有機体全体の統合的機能において脳が優位することから，脳死こそが人の消滅の「真の」（少なくとも，最も重要な）基準であるとされるのである。生きた脳がなくとも，生存細胞はあるかもしれないが，「人格」はないというわけである。この見解によれば，呼吸・脈搏機能は，素人的な人間の生命活動の捉え方及び診断の単純さへの妥協として有効性を持つにすぎないこととなる。

　概念的理解はどうであれ，脳死説の受容は生存に枢要な臓器移植を可能にするという実践的意義において極めて重要である。すなわち，現行法の下では，生存している者からの中枢臓器摘出は，その者の同意があっても殺人行為であるが，他方でドナーの心臓停止を待って心臓採取をしていては，レシピエントにおいて搏動を期待できないのである。またドナーの他の臓器も血液循環がなくなれば早晩壊死することであろう。従って，心臓・肝臓・腎臓のドナーとして認められるべき者は，死亡しているが，なお呼吸しており血液循環もあるという状況でなければならない。[1] そして全脳死の法的受容はこのことを可能としたわけである。

　理屈の上では，同様の帰結は他の手法によっても達成できるのであり，それは例えば，(1)「死亡したドナーから」というルールにつき，末期的疾患患

---

(1) 1970年代と違って，今では新しい医療技術（例えば，死体への冷液の注入）により，心肺上の死以降でも臓器を生かすことができるようになっており，ここで述べたことは必ずしも当たらないかも知れない。また，心肺上の死亡直後に臓器を摘出できる手術室で，生命維持装置を停止させることも可能であろう。

者の場合に例外を設けるというやり方があり，あるいは，(2)心肺上の死という基準に修正を施して，「自発呼吸機能の喪失」という点に注目する方法もあるが，各々のアプローチには問題がある。即ち，前者（(1)）は自殺の禁止という根本原則に反することとなり，末期的状況の定義に困難をもたらす。また後者（(2)）とて同様に，自発呼吸ができないことが「不可逆的」か否かの確定に困難を伴う。つまり，人工呼吸器から「引き離す」ことができる人もいるのであって，誰にそうできるかを試行錯誤的に決めていくことは悩ましい難題である。〔従って〕脳幹の活動がない者はもはや自発呼吸できないのであるから，脳死基準を採用することにより，はるかに確実性のある医学的診断により同様の結果を達成することができるのである。さらに，脳死説は，〔人体という〕有機体の統合において脳が中枢となることに焦点を当てた基準の方が，概念的に優れていると考える者にとっては魅力的なのである。

3. 神経学的基準（その2）――大脳死説〔高位脳説〕

　素人的には時に，脳死は認識機能の喪失とともに到来すると考えられるかもしれないが，この考え方は現行法の下では明らかに誤りである。そして，この点は実際に重要である。高位脳〔大脳〕は，認識作用の中枢であって，脳幹以上に，(脳卒中や溺死寸前に生ずるであろう) 酸素補給の中断に対して敏感である。従って，屡々大脳が死んで永久的損害を被っても，脳幹は相対的に従前通りということは生じうる。〔このような場合，〕人の脳幹は機能し続けて呼吸しているのに，全ての認識作用が失われた昏睡状態・植物人間状態に陥ることとなる。医師が，当該患者の大脳が死んで，その状態が永続的になったと判断すると，その患者は「永続的植物状態」（permanent vegetative state〔PVS〕）と診断されることとなろう。そしてそのような状態の医療判断に際しては難しい倫理的・法的問題が存在しており，これについては次章で扱われる。しかしともあれ，そのような患者は死亡しているわけではないのであるし，また同様に，脳幹細胞への致命的ではない損傷を被った患者も，――自発呼吸その他の植物的作用も危うい状況ではあるが――死亡しているわけではないのである。

　このような中，法改正して全脳死説ではなくて大脳死説を採るべきことを説く論者も存在しているが，大統領委員会その他の関係当局はこれを拒否し

ている。〔すなわち,〕大脳死説擁護の論拠は,人格は必然的に,認識,理性,精神的・社会的機能の能力に関わる上位脳（大脳）の機能に依存しているというものであるが,これに反対する論者は,認識依存的基準では新生児・その他重度の精神障害者・痴呆者〔認知症患者〕は死亡し又は完全には人間ではないとして扱うことになりかねないと論じている。さらに,昏睡状態の患者にも死亡したとして対処することへの懸念も生ずる。患者が呼吸しているにもかかわらず,無造作に脳死としてそのような患者を葬り去っても問題ないのであろうか。要するに,ある者を死亡していると判定することは由々しき事柄なのであり,死の定義の拡充には,慎重でなければならないであろう。

さらに大脳死的定義には医学的不確実性が伴う。確かに,脳のどの部分が「人格の生存」に決め手となる認識機能を司っているかを明定することはできるが,何時その機能が不可逆的に失われるかを充分確実に判定することは難しいのである。(2)誤りはつきものかもしれないが,誤ってある人を死亡したと判定する場面を最小化するような死の定義が望ましいのである。

もっとも,全脳死の診断とて全く問題がないわけではなく,そのための専門知識及び技能が求められている。1968年に示されて,その後大きな影響を持つ「ハーバード基準」では,一連の診断が必要であるとされる。例えば,(1)可逆的要因（例えば低体温症,麻薬中毒）の可能性の否定,又,一定期間の(2)苦痛を伴う刺激への無反応,(3)自発的な筋肉運動の欠如,(4)反射運動欠落,及び(5)脳波の平坦化がそれである。こうした基準は,全脳死をかなり確実に判定するものとして広く受け入れられるようになっており,脳死判定のヨリ新しいガイドラインが,種々の医療専門分野で刊行されるに至っている。

このように法的立場は確立しているが,妥当な死の定義を巡っては活発な倫理的・哲学的議論が継続している。多元的な宗教的価値や哲学的価値の実現を特色とする社会においては,死の捉え方も各個人及びその家族の判断に委ねて,受容されうる所定の選択肢（例えば前述の3つの基準）から各自の

---

(2) 7章D．2参照（4ヶ月間の昏睡状態の後に,裁判官が栄養管抜去を命じてまもなく,目覚めた女性の例を検討する）。See also, The Multi-Society Task Force on PVS, *Medical Aspects of the Persistent Vegetative State (Part II)*, 330 NEW ENG. J.MED. 1572 (1994)（様々の理由による永続的植物人間の事例を論ずる）。

定義を選択・適用させるべきだとも説かれているし，あるいは，一定の補充規定〔デフォルト・ルール〕を前提として各人に一定の範囲内でその修正を自由になしうるということも述べられている。〔さらにまた，〕ニュージャージー州法では，神経学的な脳死基準に依拠することが死者の宗教的信仰に反すると考えられる時には，心肺基準に拠るべきことを医師に命じている（同法律は，哲学的・世俗的信仰は調整の根拠として認めていない）。このような考え方は，患者及びその家族の選択や信仰に基づいて死の定義の拡張を選ばせるため，認められるであろう。

B 臓器の調達及び配分

本節では，第1に，臓器の獲得を巡る基本的な法的ルールを扱い，第2に，移植可能な主要臓器の配分システムを検討する。両問題に関わるルール及び政策の背景にある現実としては，主要臓器の需要は一貫して，そして飛躍的に，その供給を凌いでいるという事態がある。1998年には，5万人を越える人が臓器移植のため待機しており，1996年には待機中の4022名が死亡したと報告されている。[3] さらに，それより多くの移植希望者は，臓器不足のゆえに最初から移植候補者にならないことが明白であるため，待機リストに名を連ねることすらもしていないのである（後述本章B．1参照）。

この需要・供給の乖離は多くの要因から生じている。〔まず〕供給サイドの事情としては，多くの理由から人々はドナーカードの記入に慎重であるということがある。また患者死亡後も医師がその家族に臓器提供の承諾を求めないことがあり，また求めた場合でも，一般的傾向として，死者本人自身に提供意思があっても遺族の反対を尊重している。従って，死亡後の臓器提供意思の書面は法的には決め手となるとされていても，[4] 遺族の意向を重視して同書面は無視されかねないのである。他方需要サイドとしては，移植事例は増えているものの，待機者のリストはその2倍の速さで急増しているのである。その背景事情としては，第1に，医学的にドナーとなりうる者の数の減少があり，その理由は高速道路の安全性の向上（シートベルト法，エアーバッグ，

---

(3) 関連するデータについては，http://www.unos.org 参照。

(4) Uniform Anatomical Gift Act § 2 (h) (1987).

オートバイのヘルメット着用，飲酒運転法の施行）といったことが考えられる。また第2に，レシピエントとなりうる移植候補者集団が医学の進展とともに拡大したという事情もあるだろう。

1. 臓器の調達

移植臓器の調達増加を巡る法と公共政策を考案するに際しては，ドナー，レシピエントの利益及び公衆の健康を衡量しなければならない。そしてそのとき，第1に臓器提供を促す場合の経済的インセンティブの役割と，第2に同意（コンセント）の役割をどのように考えたらよいのかという，2つのディレンマにしばしば直面することとなる。

a. 臓器提供

判断能力ある（生きた）人は，再生できる組織（血液，精液）及び健康上非本質的組織（卵子）を提供しても，自己の生命維持のために必要な組織（肝臓，心臓，腎臓の双方）は供与しないであろう。臓器移植センターは，とくに家族間での腎臓移植（あるいはさほど多くはないが，肺，肝臓の一部，膵臓の移植）を促進させようとするけれども，ドナーにとっては外科的〔手技的〕にも医学的にもリスクがある（例えば，ドナーは腎臓が1つしかないことになると，疾病に対して弱くなる）。さらには，こうした移植医療に対しては政策的な批判もある。つまり，家族間では強制が働くことへの懸念があり，家族外での移植には「やみ取引（金銭授受）」の心配が生じるのである。そして後者の場合に関しては，移植臓器（血液，精液，卵子を除く）の売買は連邦法〔1984年全国臓器移植法（National Organ Transplant Act）(5)。本法律は，伝統的な州法の規制を補充するものである〕で禁じられている。

死後移植は，統一献体法（Uniform Anatomical Gift Act）（1968年制定。1987年改正）を承けた各州法によって規律されている。多少の違いはあれ，全ての州でおよそ採択されているこの法律においては，判断能力ある成人は死後に自己の臓器を教育・研究又は移植のために贈与〔提供〕することができることとなっている。もし死者が臓器提供の指示も，その禁止も示していない

---

(5) 42 U.S.C. §§ 273-274g.

ときには,その家族〔遺族〕が臓器摘出に同意することができる。なお改正版（1987年法律）では,病院は患者本人に対して死後ドナーになる意思はあるかという通例の質問の他に,（死者本人が提供を禁じていない場合に）遺族に対して献体を認めるべく権限行使をするように要請しなければならないとされる。この後者の「要請の義務づけ」(required request) は,従来医師が遺族にこの種の提供を要請することに躊躇するきらいがあったものを改めたものであるが,連邦法上は病院がメディケア・メディケイドに参画するための条件とされている。(6) しかしながら,かかる要請を受けても遺族は臓器提供を拒むことが多いために,この手法はそれほど奏功していない。なお連邦法と同様に,州法レベルでも臓器の売買は禁じられている。

　生前の主要臓器（但しそれなしでも生きられるもの。例えば片方の腎臓など）の売買,又は死後の心臓・肺・肝臓・腎臓双方の売買契約を法的に禁止する理由としては幾つかの理論が示されている。すなわち,その禁止法制を支持する論者は,市場アプローチでは身体を問題ある形で「商品化」することになり,利他主義を減殺させ,さらに生前臓器提供の場合には,貧困者に対して金銭のために不適当なリスクを引き受けることを促すことにもなりかねないとする。〔他方で,〕このような主張に応えて,自由市場アプローチの擁護者は,臓器の提供が求められているにも拘わらず,現行の無償システムはそれを禁圧しているとしたり,また現状ではレシピエント,医師,その他の関係者はその具体的利得をドナーからの「贈り物」に依存する形になっていて,ドナー側はそれに対して物質的〔金銭的〕に対価を得ていないという意味で,ドナーにとっては不当であると説いたりしている。さらには,ここでの臓器授受の贈与的要素は,複雑で厄介な関係——いわゆる「贈与の横暴」——を受贈者,贈与者（ドナー）（同人が生きている場合）,各々の家族相互間にもたらすこととなると指摘する者もいる。(7) 論議はまだ続行中であり,ここでは単に略述するに止めた。

b．贈与〔提供〕と死（の定義）

（6） 42 U.S.C. § 1320b-8.
（7） Renee C. Fox & Judith Swazey, Spare Parts : Organ Replacement in American Society (Oxford U.P., 1992) 40-41.

永続的に意識を喪失した人を死亡と定めるならば，より多くの移植臓器を確保することができるであろう（前述Ａ．3）。そのような高位脳〔大脳〕死説の定義を採るならば，そこには永久的昏睡状態の成人のみならず，大脳を持たずに生まれた無脳症の新生児も含まれることになる。無脳症児の場合，大脳が完全に欠落しているのであるから，もはや意識喪失の状態が不可逆的であることに疑問はなく，それを死亡したものとして扱うとの議論には強いものがある。しかしこの点につき唯一関係する事例では，このような赤ん坊であっても州法上死亡してはいないのであり，従って親の希望通りにそこから臓器摘出することはできないとされた。[8]

なお，大脳死説は採らないまでも，中間的に「ドナーの死亡」という要件を拡げて，事前の指示によって臓器提供の意思を明示している者が末期的疾患，永続的昏睡に陥った患者となっている場合には，臓器摘出を認めることを示唆する者もいる。〔しかしながら〕ここでの問題は，そのような患者は現行法上まだ生きているわけであり，そこから枢要な臓器を摘出することは正しく殺人罪を構成することとなり，ここにおいては，被害者の同意は抗弁にはならないということである。この法的帰結は，その手続を自殺幇助と呼んでみたところで変わらないということは，次章のトピックとして検討する際にも述べるとおりである。しかし，ヨリ多くの臓器を調達できるという見込みゆえに，自発的な安楽死の合法化を説く論者は力を増しつつあるのである。

ｃ．臓器調達のための強制的で新奇なルール
(1) 死亡後の場合

① 州法は，検視官が法医学的（科学的）捜査上，また公衆衛生上の理由から，遺族の意思にかかわらず，検屍・解剖を行うことができるとし，さらに，それ以外の理由であっても，遺族が求めるならば同様であると定めている。そして多くの州法では，検屍中に，遺族からの反対がない限り，死体から角膜を摘出することが認められているが，それに対する家族への（摘出の）通知ないしその意向の確認義務が課されていないことも屡々である。また遺族の側でも事前に反対しなければならないことを知る者は少ない。しかしながら，そのようなルールを巡る憲法上の論点については，利用可能な角膜供

---

(8) In re T.A.C.P., 609 So. 2d 588 (Fla.1992).

給増加をはかる公的利益及び身体に対する侵襲の度合の相対的限定性に依拠しつつ，問題はないとするのが幾つかの裁判例の立場である。ただ，遺族に拒否権を認める州法は，死者の角膜に関して遺族に憲法上の「所有権（財産権）」的利益を付与しており，従ってそこから何らかの（不特定な）手続上のデュー・プロセス〔適正手続〕的保護が求められると説得的に説く裁判例も1つある。不同意のまま直截に角膜摘出を認める州の立場については実体法レベルで憲法上の障害はないが，検視官が遺族の意向を確認しない場合には，上述の手続的保護の要請に違反すると同判決では述べられる。[9]

② 幾つかの州（テキサス州，キャリフォーニア州，メリーランド州）ではさらに，角膜だけではなく，その他の主要臓器の摘出をも検視官に認めており，その際には，死者が生前そのことに反対していなかった旨の立証と，遺族に接触する努力を怠らなかったことが求められている。そして遺族への接触がなされた場合，遺族は摘出拒否の意向を示しうるが，接触がないときにも，検視官は摘出プロセスを進めることができようが，そうすることに躊躇するであろう。角膜移植法の場合とは異なり，こういったタイプの法律は必ずしも多くの州で認められているわけではなく，またその合憲性も実体的・手続的根拠から考察されているわけでもない。

③ 角膜やその他の主要臓器のいずれについても，以下のような問いを発することができよう。すなわち，積極的反対又は明示的同意に拘わらず，組織摘出する旨の政策が検屍・解剖について認められる（犯罪処理又は公衆衛生に対する公共的利益のゆえである）のであれば，公的利益が臓器供給の増大にある，死亡一般についてもその立場を拡張してもよいのではないかということである。これが即ち「推定的同意」のアプローチであり，これを支持する批評家も存在し，またヨーロッパの幾つかの国では採用されているところである。このアプローチでは，補充的ルールの立場を転換させており，全ての者は明示的に反対の意向を述べない限り，臓器摘出については推定的に同意しているとされるわけである。この立論は米国でも用いられ検討がなされているところであるが，これが遺族の承認なしには行動しないという医師の傾向を変えるものかどうかは，予断を許さない。

④ 最後のアプローチは，前述のものほど急進的ではないが，全ての者に

（9） Brotherton v. Cleveland, 923 F. 2d 477 (6th Cir. 1991).

対して特定の時点で（例えば，運転免許証申請時），明示的に臓器提供に関する生前の選択を求めるというものである。しかし，「強制的選択」が求められると，その決断時にあまり情報が提供されていないことも多いためか，拒否する割合もかなり高くなっている。

(2) 生前の場合

能力ある者の不可欠でない臓器は，その人の意思に反してでも摘出できるのであろうか。問題となっている限定的場面において，判例は一貫して，組織が再生できるもので，それが他者の救命につながる場合であっても，このような手続を禁じている[10]。

また，問題が無能力の生存者から他者の利益のために臓器を提供させることが許されるかということになると，贈与〔提供〕意思を形成し，移植手続を理解する能力も自発性も欠如していることから難問である。ここでは2つのリーディングケースがあり，その事案及び結論は対照的なものである。第1のケース[11]は，精神発達障害で施設にいる者から，腎臓病のために死に瀕している兄への臓器移植を認容する命令を支持したものである。近親者で他に誰も，必要な組織的適合性を有する者はおらず，また死体腎も明らかに調達できずあるいは適合的ではなく，証拠によればドナー本人（被後見人）も自身の腎臓を失うよりも，（精神的に依存し，両親の死亡後は，彼の面倒を見てくれた）兄の死亡の方が打撃を受けるであろうという事案であった。これに対して第2のケース[12]では，表面的には司法管轄的理由から，施設にいる精神統合失調症の男性から，第1のケースと同様の病気の妹に対する腎臓移植の承認を拒否した。この事案では先の事例と異なり，無能力のドナーの利益はさほど大きくないのである。すなわち，他の能力ある兄の腎臓も適合的であったが，腎臓提供に消極的であったのであり，この無能力のドナーも兄弟姉妹との間に緊密な関係があったわけではなく，自らの家族環境に「何らの関

---

(10) E.g., McFall v. Shimp, 10 Pa. D. & C 3d 90 (1978)（後に，第8章B．1で議論する）．なお，すべての者に，再生できる非本質的組織のドナーになるべく促し，またそのような組織を必要とするレシピエント側の一般的アクセスを保障するような倫理を擁護する興味深い議論については，G. Calabresi, *Do We Own Our Bodies?*, 1 HEALTH MATRIX 5 (1991) 参照。

(11) Strunk v. Strunk, 445 S.W. 2d 145 (Ky.1969).

(12) In re Pescinski, 226 N.W. 2d 180 (Wis. 1975).

心も示さなかった」とされている。従って，当該無能力者は他者の利益のために搾取されているとの結論を導いてもおかしくなかったのである。同様の問題は後にも論ずるとおり（8章A．4），致命的貧血症を患う兄弟に骨髄移植ができる子供を妊娠したという両親の報告例にも現れており，そこでは両親の生殖の自由の問題も競合して錯綜してくる。

(3) 臓器の所有問題

臓器調達の戦略を巡るこれら多くの議論の背後にあるのは，誰が臓器その他の身体組織を生前又は死後に「所有」しているのかという問題に関する見解である。「所有」という用語により，われわれは数多くの所有権（財産権）的利益・権能を認めており，例えば，人間の組織に関するコントロール権，同意権，処分権，及び売買の権限といったものがそれである。判例は，人間組織の一般的な所有上の地位又は内在的〔即自的〕属性を明言するというのではなく，個別の状況に応じ，個々の臓器・組織の価値，請求内容及び競合する社会的利益を考量して，一連の多様な結果を導いている。紙幅との関係でそこでの議論全体を示すことはできないが，多様な結論の幅は，既に検討した（第2章B．3．b），移植事例ではなく研究面における所有問題を論ずるモーア判決で示される諸意見からも示されるであろう。[13]

同判決では，知らない内に商品化された細胞系〔培養細胞〕の基となった組織を提供した患者は，その細胞が一旦同意の下に身体から切除された以上は，それについて同人は所有上の利益を有していないから，横領を理由とする不法行為の請求をすることができないとされている（この細胞は，疾患患者の脾臓から摘出されたものであった）。多数意見では，横領不法行為を認めることは不当に医学研究を制限することになることが懸念されており，賛成裁判官の中には人間の細胞が商品としてそれにつき経済的利益を有すると認めることには倫理的に嫌悪感を持つと述べるものがある。意見の賛否は，本件事案の下で横領の請求が認められるかを巡って分れており，賛成意見は，自己の臓器の処分のコントロールに関する所有上の利益を法は既に認めていると述べるのである。これに対し反対意見は，横領の主張を直截に承認することを強く主張する。これらの意見及びその他の場面における相異なる結論が示すように，われわれはすぐには所有問題の統一的解決を行うことは無理

---

(13) Moore v. Regents of the University of California, 793 P. 2d 479 (Cal. 1990).

であろう。いわんや、目下緒についたばかりの、新種のバイオエンジニアリングによる生命型態の所有に関わる将来的議論の解決のあり様はさらに不透明である。

2. 臓器の配分

1984年全国臓器移植法 (National Organ Transplant Act) により、臓器調達・搬送ネットワーク (Organ Procurement and Transportation Network〔OPTN〕) なる私的な非営利団体が誕生し、それにより臓器回収の監督及びその配分基準の決定がなされることとなった。そして臓器シェア全国ネットワーク (United Network for Organ Sharing〔UNOS〕) が米厚生省との契約によって、前記 OPTN を運営することになっており、会員制組織である UNOS は、全国の69の臓器調達組織 (Organ Procurement Organizations〔OPOs〕)、移植センターその他から成っている。

患者サイドから見て、臓器移植が必要な場合にまずなすべきことは、待機リストに名前を載せることである。そうすれば、UNOS のガイドラインによって、各地域において臓器調達組織 (OPOs) がどのように臓器配分するかが定められている。以下では、この両者について考察する。

a. 待機リストとUNOSによる分配

将来的にレシピエントとして待機リストに名を連ねることができる資格があるか否かは、各地域毎に個々の移植センター（通例は、選抜された主要病院に設置される）で各自形成してきた基準の適用により決められる。臓器不足のためその「割り当て」(rationing) が必要となり、そしてこの重要な第1段階で承認されないと、その後の候補者としての資格はもはや奪われることとなるから、その利害関心は極めて高い。多くの移植センターでは、①手術成功の見通し、②期待される利益の継続期間、③移植後の「生命の質」などという諸因子を検討している。候補者と認めないための理由づけとして最も異論がないのは、ある程度コンセンサスのある医学的考量である。例えば、肝移植の候補にするか否かでの判断で、進行性の心臓や肺の疾患又はB型肝炎による肝不全（新しい肝臓にも再生して感染しやすい）の場合などがそれにあたる。

しかし, それ以外の因子は倫理的に複雑である。例えば, 肝移植の場合に, アルコール中毒やその他麻薬中毒者のように, その習慣が疾患をもたらし, 新たな移植臓器をも侵しかねない人々をリストに載せるか否かについて, 移植センターでは立場が分かれている。またその判断は, 最近の節制・安定度その他のファクターの考量にもよるのかもしれない。そして, アルコール中毒であるが故に低い優先順位に位置づけられるべきではないにしても, 肝不全がどのみち導かれるような「治療」はすべきではないことの理由になるとの意見が出されている。〔しかし他方で,〕個人的責任に関わる観念で基準を構築することは, ——徳に関するコンセンサス形成の不適切さ, 資格とリンクした行動の不当な選別, プライバシーへの不当な侵害といった理由で——誤っていると考える論者もいる。移植センターによっては, 重罪の服役者を対象から外し, また最近自殺を企図した者の有資格性にも苦慮している。近年の事例として, ダウン症の34歳の女性が心臓・肺移植の対象としてスタンフォード大学, キャリフォーニア大学（サンディエゴ校）の医療センターで拒否されたというものがある。その理由としては, 医師たちが, 彼女は移植後の細かい薬剤管理に従うだけの十分な知性を備えていないと考えたことにあったようである。両病院とも最終的には撤回したが, 本件はかかる基準に潜む問題を示している。〔その他,〕移植資格の判断には支払能力及び保険の射程の適切さにも影響されている。

　そして近時は, 臓器配分システムの一般的な公平さについても懸念が表明されている。その内最も深刻なものは, 同システムの「連邦的」性格に由来する。すなわち, 配分システムは以下の如くである。まず臓器が調達されると, 第１次的には臓器が提供された当該地域において有資格とランク付けされた候補者への配分が検討される。そしてそこで使用されないということになると, より広域の区画（全国で11に区画されている）に, そして最後には全国的に提供されることになる。このような地域毎の臓器配分システムにより, 地域によってその供給・需要（時にはその他の要因）に応じて, 待ち期間にかなりの相違（何日のところから何ヶ月ものところまで）が生じうることとなる。疾病患者数の多いところ, ないしは移植照会が集まる医療センターのある地域では長い待機リストがある。そして患者は, あまり移植センターとして確立していないような待機リストの少ない地域を求めて, 国中を探しまわることも自由である。それゆえに, 待ち期間は全国平均で２ヶ月半で

あるにも拘わらず，ミッキー・マントル〔ニューヨークヤンキースの外野手(1931～1995)〕が待機リストに名を乗せて数日間で肝臓移植を得られたことにも納得がいくであろう。

このような懸念，そして技術が進展したために，摘出地域での利用優先の方針の正当化根拠（例えば摘出臓器の有効な使用期間の制限）も小さくなったとの事情から，アメリカ厚生省は，待機者リストの医療的決定基準をもっと統一的なものとして，臓器分配のシステムを完全に全国化することを余儀なくされるようになった。そして種々の提案が検討され議論されている段階である。批判的論者は要するに，この種の提案は大規模の移植専門医療センターの要請を受けて，他地域の待機リストの少ない小規模センターから受け取る臓器配分を増加させるものであると主張する。これに対して大病院センター側としては，抱える患者はヨリ重篤であり，かつ通例は未熟な移植医療チームよりも好成績をおさめているので，より多くの臓器を取得できてもよいなどと答えている。

b．配分政策における倫理

臓器配分の基準として，数多くのものが可能である。〔例えば，〕(1)「社会的価値」という基準も時に説かれるが，それは一般的には，多元的でヒューマニスティックな社会では非倫理的で作用しないものだとして拒否されている。もっとも，社会的価値は暗黙裏に，待機リスト資格の判定などで幾つかの結論を左右しているかもしれない。その証拠に，1960年代に当時稀少な腎臓透析機械の配分を巡り，地方の委員会メンバーに指定された素人の発言を見てみられたい。すなわち，「私は，知られた娼婦である若い女性に対しては反対したことを覚えています。〔当時〕別の候補者である若い母親ではなくて，その娼婦を推すことはとてもできなかったのです。さらに私は，腎不全とわかるまで，ろくでなしのプレイボーイだった若い男性に対しても支持することはできませんでした。」と言うのである。各人生の評価の比較は，もとより一般論としては倫理的に受け入れられないものであるが，そうした対人比較による序列化は全く回避できるものだと考えるのはやや自己欺瞞的であろう。例えば，医療における予後判断においては何らかの形でこの種の序列的思考は入ってこざるをえない。

基準が抽象的には異論がないときであっても，実践的適用，ランク付けへ

の実用には困難を伴うこともある。すなわち，(2)候補者間の公平さないし平等という基準からの要請として，待機者リストに名を載せている期間の長さに拠るべきことが促されるが，そのことは最も移植の必要性の少ない者に対して臓器が賦与されうることも意味している。〔また，〕(3)善行の最大化という基準からすれば，臓器は最も長く生きうる者に与えられることが求められようが，このことは別の説得力ある原理である(4)「救済倫理」基準，すなわち，最も差し迫った損害を回避すべきだというものと緊張関係に立つ。公平で，善行に努め，かつ最も危険に晒された者を救済するということは，各々妥当な原理であるが，しかし実践的に適用するとそれぞれ異なった患者をレシピエント候補者として指名することとなり，こういった基準のうちどれが最高位に序列されるかにつき見解は分かれるのである。従って，現在の臨床実務においてはこれら3つの基準〔上記(2)～(4)〕をミックスする形で用いられており，対象臓器に応じて各々の位置づけられ方も異なっている。

　各地区の臓器調達を担当するOPOsは，UNOSにより実施されるに至った全国的な統一方針に従って，当該地域における配分決定を行っており，対象臓器による政策の相違はあるものの，序列に際して特に考慮される基準は以下のものである。第1は，レシピエントの状況の医療上の緊急性であり，このファクターは，肝臓移植において重視されるが，他方で腎移植の場合には，透析によって待機するレシピエントの生命を維持できることも多いために，さほど決定的ではないのが通例である。第2は，移植医療が成功する蓋然性及び移植による利益の期待される期間で，それは，レシピエントの年齢及び健康状態，さらにはドナーとレシピエントとの生体的適合性（例えば，臓器の大きさ・血液型・遺伝子構成など）に依存する。そして第3は，レシピエント候補者が待機リストに名を載せた期間であり，第4は，候補者が直ちに移植を受けられる体力を有しているか否かである。ほとんどの臓器については，個別事例において最終的な序列化を行うために，これら各々のファクターを評価するのにポイント制が採られている。

　臓器配分を十分に全国化する努力の表われとして，連邦当局はUNOSに対し医療上の緊急性を第1次的基準とすべきことを近年要請したが，このことは強い反対を生んでおり，結局将来的に議論が収束するまでこの要請は中断されることとなった。医療上の緊急性に焦点を当てたことに対しては，限られた臓器提供から最も多くの便益（それは，救済される人命数のみならず，

その生命維持期間からも算定される）を導き出していないのではないかという批判が出るのももっともである。最も重篤な者を最優先するという前述の基準は，待機リストが長い医療センターに数多くの臓器を配分すべきことを意味しうるのであり（患者の状態は時間が経つほど悪化するからである），かかる提案が立法化されるかどうか，またされるとしたらどのような形になるのかは，予断を許さないところである。

第7章　医療中止及び自殺幇助に関する法と倫理

　昔はほとんどの人は自宅で死を迎えたのであり，病院は先進的医療を受ける場所ではなかった（先進的医療もなかった）。そうではなくて，病院は自宅で面倒をみてもらえない貧困者あるいは孤独な人々を収容する場所であった。病院の機能の変化は，第２次世界大戦後急激に生じたのである。とりわけここ数十年は，人々が医療及び医師に対して抱く期待という面で大きな社会的変化があった。病院とは奇跡が行われ，多くの人々の想像を超える形で医療機器・手続により，疾病によって死にゆく人々を——望むらくは——健常ないし生存する人々に変えていく場所となってきたのである。もとより，現代の医療とて全ての人を治癒できるわけではないが，〔当該医療により生存の〕可能性があれば，救命が試みられるのである。

　その結果として，今ではほとんどの人は病院又はナーシングホームで死亡することとなっている。死にゆく人及び回復・治癒する人はともに同様の医療技術を受けるわけであるが，しばしば医師とても両者を区別することはできない。おそらく将来的な医療努力・手続の分化・進展によって，各々の疾病の道筋は変わっていくであろう。〔また，〕身体回復まで暫定的に生命を維持させるための手続は，身体回復の希望を越えて身体を存続させることにもなっており，その意味では死の時点は回避されるというより先延ばしさせられている。近親の家族は，かつては疾病をコントロールできなかったが，疾病（及び死）を巡る環境〔例えば，死の迎え方，その心の準備〕はコントロールできていた。しかし現代医療はしばしば，医師に対し疾病をコントロールする希望を与えたが，近親者の感情コントロールという点については何も行ってこなかった。このような状況において，現代の医の倫理学が生まれ，新種の医療技術を用いるか否かの判断はしばしば医学的であると同時に哲学的決定であり，なおかつ医師のみならず患者の参加が求められることが認識されている。さらに近年，管理的医療の登場により，それはまた経済的決定でもあり，（その医療の）対価支払者からの請求にも関わることをも意味する

ことが了解されるようになっている。

クインラン事件(1)は，医師が，重篤な患者の生命維持の治療を意図的に撤回・中止〔この区別については，後述Ａ２参照〕することができるか否かを検討した，最初のよく知られた事件である。カレン・クインランは弱冠22歳であったが，原因不明の疾病で昏睡状態（持続的植物人間状態）となった。彼女の脳幹の機能は幾分残っており，まだ脳死とはいえない状態であったが，関わった医師たちは，意識が回復することはありえず，呼吸維持のための人工呼吸装置の使用を中止すると即座に死亡するであろうと考えた。〔しかし〕医師側が，生命維持を中止して欲しいとの父親ジョセフ・クインランの依頼に応じなかったために，父親は裁判所に対して，自身を娘の後見人として指名し，明示的に「全ての特別な治療」を中止させる権限を与えるよう請求したのが本件である。判決では，父親は，娘カレンの医師達（父は後見人としてその選定ができる）とともに，カレンの希望のない予後を病院委員会で確認した後に人工呼吸器を取り去ることができると述べられた。

その14年後に，これと極めて類似した事案を提供しているのが，クルーザン事件(2)である。ナンシー・クルーザンは，交通事故で傷害を負い３週間後に意識喪失状態に陥ったため，医師達は摂食チューブを彼女の喉に設置した。しかしその後医師達は，同人は永続的植物状態にあると判断し，人工的な栄養摂取や水分供給を撤回するよう要請したところ，病院部局がこれを拒否したため，ナンシーの両親は，生命維持を中断する旨の事実審裁判所の命令を取得した。ところが，ミズーリ州最高裁はこれを覆し，同州法は両親に対して，──ナンシーが同意した旨の明確かつ納得できる証拠なしに──かかる生命維持中断を決定する権限を与えてはいないと結論づけている。そして合衆国最高裁判所も，ミズーリ州における前記の如き立証上の要件賦課は，米国憲法に違反するものではないとしている。そこで，両事件に共通する以下のような問題を，本章で扱っていくこととしよう。すなわち，──

1. 患者自身の医療に対する見解がわかっている場合，必然的にそれに従わなければならないか。患者が食料・水分補給を拒否したとき，そうしてよいか。人工的な食料・水分供給の場合ならどうか。死期を早めること

（１） In re Quinlan, 355 A.2d 647 (N.J.1976).

（２） Cruzan v. Director, 497 U.S. 261 (1990).

以外に目的のない医療その他の処置を患者が求めた場合はどうか。
2. 患者自身の見解により左右されるとした場合に，それを立証するために必要とされる証拠は何か。カレン・クインラン及びナンシー・クルーザンのいずれも，患者自らが医師に対して指示することはできなかった。カレンは，社交的会話において生死のかかる（延命）医療処置などは嫌っている旨発言していたとの証拠も示されていたが，そのような報告でも，現時点でどのような対処をしてもらいたいと思っているのかの立証に充分であるか。完全に書面化された事前の指示書であっても，患者の現時点での指示と同様に尊重されるべきなのか。
3. 事前の指示を残さなかった患者の意思は誰が代わって述べたらよいのか。家族関係があるというだけで，この権限を付与してよいのか，それとも裁判所による指名が必要なのか。意思決定者の判断のガイドラインとしてはいかなるものが適当か。
4. 提示される決定が，a）新たな治療の回避とは違って，現在なされている治療の中断の場合，またb）必要な治療の不提供という不作為ではなくて，積極的に治療を撤回・回収する（例えば呼吸器の取り外し）という場合には，倫理的・法的に問題になるか。当該治療が「通例のもの」か，「異例のもの」かという問題は何らかの道徳的意味を持つのかどうか。

以下ではこれらの問題を中心として考察を進めるが，まず，治療中断行為及び治療の性格に留意した伝統的な倫理的区分を検討する。その後，患者の自律及び医療上のパターナリズムという競合する原理に関する現代的分析を見ることとする。

A 伝統的な倫理的区分

1.「作為」対「不作為」

帰責に関する作為と不作為の区別には，長い道徳的・法的伝統があり，これは医の倫理とは別個独立に発展してきたものである。この区分は，広く一般的に大きな意味を持っている。例えば，伝統的判例法理によれば，一般的な救助義務は認められておらず，それゆえ，濁流に他人を突き落とすことは明らかに民事・刑事上の責任をもたらすが，泥酔している者を助けなかった

からといって責任を負わされることはない。ここからの類推で，積極的行為を伴う非治療決定の方が，単に可能な治療を行わない（不作為）決定よりも問題があるだろうと推測できるかもしれない。しかし，この作為・不作為を巡る判例上の区分は，医療決定にそのまま適用されるわけではない。伝統的な判例準則では例外も認めていて，そこでは当該当事者間の関係の帰結として，積極的な行為義務が一定の場合には認められるというわけである。例えば，親（及びその代りに行動する第三者）は，その子どもを救済する義務を──その救助者に不当なリスクをもたらさない限り──負う。また校庭のブランコから子どもが落下して負傷し横たわっているようなときには，付き添った親又は教師は，判例の一般則に依拠して，子どもを介助しないことによる責任回避はできない。そうして，入院患者を診察する主治医も類似の義務を負い，一定の場合には作為義務が生ずるのである。

バーバ判決[3]は，昏睡状態の患者の人工呼吸装置及び静注栄養摂取・水分補給チューブを抜去する旨の家族の要請を受けた主治医に対する殺人罪が問われた事案において，この点を指摘している。すなわち，裁判所はここで取り外された装置に「効果がない」こと，及び医師は奏功しない治療を患者に施す積極的義務を負わないことを認定した上で，本件起訴を棄却している。〔しかし〕裁判所が仮に当該治療が「有効である」と判断したのであれば，医師はそれを行う積極的義務を負い，刑事責任が導かれたかも知れない。従って本判決は，不作為についての医師の責任は，中止された医療の適切さに関する事後的決定に依存していることを示している。このように，作為・不作為の区分の有用性はかなり減殺されるに至っている。

同判決はまた「作為・不作為」の区別を，治療打切りの事例に適用することの難しさも示している（なぜなら，かかる場合には，実際のところ本判決がいうのとは違って，不作為というよりも作為を伴うからである）。本件の医師達は，患者はすぐにも死ぬであろうことを予期しつつ，その人工呼吸器を抜去しているのであり，2日経過しても死亡しないために，栄養・水分補給チューブも取り外しているわけである。判例法上一般的に理解されている作為・不作為の分類との関連では，医師達はチューブを取り外したときに「作為」していることには疑いはなく，それは傍観者が救命用具を溺死状態の人

（3） Barber v. Superior Ct., 195 Cal. Rptr, 484 (App. 1983).

の手の届く範囲から除去することが「作為」であるのと同様である。そして傍観者は溺れかかった者に救命具を投げ入れてやる義務はないが，しかしそれを除去することの責任を免れるために同一法理を援用することはできないのである。同様に，医師には人工呼吸器を提供する義務は負わないにしても，それを取り去ることにつき「作為・不作為」の区分から免責されるわけではない。かくして，バーバ判決が公訴棄却したことは倫理的に正しく，ほとんどの者はそれに同調するとしても，作為・不作為の区別からはその理由を説明できないのである。

すなわち，一定の場合にはバーバ事件のように積極的行為があっても，責任を回避させるべきと考えるのに対して，他方では，医師は作為義務を負うため不作為であっても責任を認めるべき場合がある。従って，医療中止事例につき，「作為」か「不作為」かによって区分しようとする試みは，法的・倫理的分析に役立つというよりは，むしろ混乱させるものである。しかしだからといって，裁判例及びその評釈者たちがその区分を止めるわけではないのも事実である（後述の積極的・消極的安楽死の議論参照）。

2. 治療の「撤回」対「中止」

作為・不作為に言及しながらも，バーバ判決では，それと関連するが相異なる区分がイメージされていたのかもしれない。すなわち，裁判例および評釈者は時々，（悪いと考える治療の）「撤回〔撤収〕・取り止め」（withdrawal）と，（許される治療の）「中断（中止）」（withholding）とを区別する。論者によっては，治療撤回は作為を必然的に伴い，治療中止は不作為であるとするが，この指摘は不正確である。

例えば，医師が一連の抗生物質の投与を処方し，それが奏功するためには1週間以上処方を中断しないことが求められる場合を考えてみよう。このとき，もし2日後に薬剤投与を中止するときには，その行為は不作為によってなされるが，それは治療の「撤回」である。バーバ判決では，水分補給の「撤回」が不作為であることを説く際に，そのような理屈づけに拠っている。もっとも，本件では，水分補給は装置を用いて技術的になされているから，自動的に水分補給し続ける装置を取り外すという「作為」によってその撤回がなされたのである。しかし，その他の治療の場合には自動的に提供される

わけではないので，その中断は単なる「不作為」で済み，裁判所も水分投与の「撤回」を不作為として扱ったわけである。〔しかし〕この理由づけは明らかに見かけ倒しのものではあり（別の治療が不作為で撤回できるからといって，バーバ事案での作為が不作為に転換されるわけではない），とは言うものの，判例は「撤回」と「作為」とがオーバー・ラップするカテゴリーではないとする立場を示している。

さらにまた，治療の「中止」事例は不作為ケースであるのが通例であろうが，全てそうかどうかははっきりしない。〔例えば，〕看護師が人工呼吸器を挿入しようとするのを，主治医が介入してそうさせない場合を考えてみよう。この一連の行為は，第1の傍観者が溺死しようとする人に救命具を投げ入れようとするのに，第2の傍観者がそれを妨げている場合と区別し難い。第2の傍観者には介入する権利があるのかも知れないのである（例えば救命具を所有し，それを持って出かけようとしている場合）。しかし，その行為が正当化できるか否かを問わず，それは「作為」なのであり，同様のことは治療中止させるべく介入する医師についても言える。

このように，「撤回・中止」の区別が何らかの意味を持つとしても，それは別個独立の原理に由来するのであり，作為・不作為の区分との類似性から導かれるわけではない。事実，撤回・中止の区分は，（医療上の決定以外の場合では多少なりとも有用な）作為・不作為の区別よりも，意味がないのかもしれない。その区分が示唆を与える場面は医療以外にはなく，医療における意思決定に対しても，与える示唆は多くはないのである。

撤回・中止の区分が説かれる場合に，治療中止は，不作為と同様，撤回よりも擁護しやすいとも語られる。しかし明らかに，治療の中止は一般的に許されることではない。患者にとって有用な治療は提供されるべしとの義務は医師・病院の核心を占めており，個別事例で治療を中止（中断）するための正当化としてはその事案特殊の特徴に依拠される必要があろう。しかし，そうした特徴があるとしても，治療の中断は正当化され，撤回ならば正当化されないかどうかは明確ではない。実際のところ，治療終了ができるとした多くの事例は，中断よりも撤回権限の問題を伴うことを結論づけており，その簡明な理由づけとして，決定対象たる生命維持治療は既に始まっていて，それに対する行為は必然的に撤回を伴うということが挙げられる。そのよく知られた例が，人工呼吸器の取り外し（撤回）に関わるクインラン，バーバな

どの事件である。

さらに，〔医療・バイオ医学研究における倫理問題研究に関する〕大統領委員会が，「生命維持治療回避判断」の巻で指摘している如く，中止・撤回の区分への依拠は容易に有害な帰結をもたらすものである。第1に，総じて患者にとって有益でなくなった後になっても，その中断には特別の正当理由が必要だという誤った理屈から，治療が続けられるということにもなりかねない。またおそらくもっと厄介なこととして，第2に，期待したほど有益でなくなっても中止することができなくなることをおそれ，健康回復ないし生命伸長の可能性のある処置を始めることに躊躇するかも知れないのである。

3. 積極的・消極的安楽死

「安楽死（euthanasia）」ないし慈悲的殺害〔慈悲殺〕という用語は，情緒的なタームであって，その使用は光〔理性〕というよりも熱〔感情的対立・興奮〕をもたらすのが通例である。というのは，この用語は，行為者によって意図的に被害者の死がもたらされていることを，擁護者が承認していると伝えていることにもよる（その殺害は被害者への同情によっており，害意によるものではないと説明されるにしてもである）。安楽死は歴史的に見て，法的・道徳的に非難されてきたこともあって，法的に容認された医療中止の決定は通常は，——その定義を充たすとしても——安楽死とは表現されない。安楽死に対する従来の非難は，現実の経験に由来する恐怖にも影響されている。つまり，それを容認すると，容易に安楽死の名の下に，弱き寄る辺ない人々を，皮肉にも害意的に殺すことになりかねないとされるわけである。ナチ政府による精神的障害者・身障者の大量殺戮は，しばしば触れられる例である。

かかる歴史に鑑みると，司法・立法及び評者が時々，明瞭に自己欺瞞的に，容認される医療の撤収・撤回と不穏当な「安楽死」とを区別しようとすることは驚くにあたらない。典型的なのが，キャリフォーニア州の自然死法である。同法律の目的は，特定の状況下において医療の中断により生命維持を短縮する指示（「リビングウィル」による）を残す方法を定めるものであるが，そこでは慈悲的殺害又は自殺幇助を容認するものではなく，死の自然的プロセスの認容以上の積極的な故意の行為を許容するものでもないと明定してい

る。こういった法律上の区分は，しばしば裁判例においても認められ，医療撤回による致死と自然的プロセスとしての死（そこでは用語からして慈悲的殺害は含まれない）とが区別されている。そしてかかる議論は，判例が通常認めていない異例の因果概念に依拠しているのである。

　この因果関係論に潜む欠陥は，自律呼吸できない重篤な患者からの人工呼吸器の取り外し――これは特定の場合に法律が正当化しようとする行為である――を考えてみるだけで容易に理解できる。すなわち，医師がリビングウィルによる指示に従って同呼吸器を外した場合には，「自然的な死のプロセス」がまさに生じていると結論づけられるであろう。しかし，その呼吸器が，自己の相続期日を繰り上げることを望んだ（患者の）甥によって取り外された場合はどうなるであろうか。彼は，殺人罪に問われうるし，そうなってしかるべきである。かかる場合に，彼は叔父の死を生じさせたのではなく単に「自然な死のプロセス」の帰結にすぎないと抗弁できるであろうか。断じてできないだろう。もとより直観的に言って，両事例は相異なっている。しかしその理由は，人工呼吸器の取り外しが一方では死の原因であり，他方ではそうでないというものではない。双方ともに行為の結果として死が生ずることがまさしく期待されている。従って通常の法的用法では，死が因果的に生じているのみならず，それは意図されていることにもなる。

　両事例間の唯一の相違は，行為者の動機，すなわち，呼吸器を除去したり患者の死を意図したりする誘因である。つまり一方では，利己的な動機から行為され，他方では同情から行動されている。もとより，この相違によって，慈悲的殺害という安楽死の古典的理解は示されているが，この相違ゆえに行動の正当性の有無が説明されると了解するならば，それにより安楽死の合法化の基本前提を受け入れることとなる。まだアメリカの立法・司法はこの現実に直接的に対峙していないが，近時の裁判例の状況は，こうした理解以外には説明しえないのである。

　中途的な評価の仕方ではあるが，積極的安楽死と消極的安楽死とを区別するものがある。この用語は広く用いられていて，〔それによれば，〕慈悲による殺人は，それが消極的であるときに限り許され，他方で積極的殺害はその動機如何を問わず決して正当化されるものではないとされる。この区別の多

（4）　California Health and Safety Code § 7191.5.

くは明らかに作為・不作為の区別の焼き直しであろうが，医療の場面における消極的安楽死には，いかなる意図的な非治療も——それが医療の中断であれ，それが作為・不作為であれ——通常広く含まれうるから，必ずしも全く同一ではない。従って，人工呼吸器の取り外しであれ，必要な抗生物質の不投与であれ，いずれも，患者への慈悲として行われれば消極的安楽死である。〔これに対して，〕大きな苦痛を抱える末期患者に対する致死的なモルフィネの注射は積極的安楽死であり，この分析においては許されるものではない。

　このような積極的・消極的安楽死という区分は実際的理由から広く擁護されている。つまりそれによって，歯止めなく安楽死を認める「滑り坂」に段差を設けるのである。〔というのは，〕安楽死の一般的受容ということになると，行為者の動機によって正当化される殺害とそうでないものとの区別をすることとなり，ほとんどの者は，主観的状況の評価によっては，充分に明快な線引きをすることは難しいと考えるのである。しかし，消極的安楽死のみが許されるとなると，問題はもっと扱いやすくなる。安楽死を装った，受け入れ難い殺害のほとんどの例は，消極的というよりも積極的手段によっているのである。慈悲以外の理由に促された殺人者は，通常，その被害者が生命維持装置を必要とすることを待つことができないし，それを提供することもしない。日常的経験として，動機と行為の性質〔積極的か消極的か〕との間には相関関係がある。つまり，積極的殺害が慈悲によることは稀であるのに対し，「死なせる」行為は慈悲的なことが多い。そして消極的安楽死を認めても，不法な殺害は幾つか散見されるに止まるのであれば，その許否を選別するために動機を評価することもやりやすくなるというわけである。

　しかしかかる分析は，残念なことに，医療事例においては一般的場合よりも有用性は低くなりうる。その理由は第1に，既に見た如く，医師には患者に対する有益な治療を行う義務が存在するから，それをしない不作為は，〔一般の場合よりも〕帰責性が大きい。それに加えて第2に，われわれの日常的経験は，医療場面には適切に当てはめられないかも知れない。つまり，一般の人々には，不作為によって他者の死を導くということは滅多にないことだが，病院関係者の場合にはそういうことも屡々なのである。かくして，医療においては，義務（帰責性）及び場面の双方において，通常とは異なって，この区別が〔歯止めなく安楽死を認めてしまう〕滑り坂問題を緩和するという実際的意義をも減殺させることとなる。そして殺害の正当性を判別する基

準として，動機は危険なまでに薄弱なものだと事実上考えるならば，積極的安楽死のみならず消極的安楽死をも拒否するという立場も求められるかも知れない。[5]

消極的安楽死を認めることには受け入れ難い危険が潜むだけでなく，同時に，「消極的場合」に安楽死を限定するルールの硬直さも受容し難いこととなる。〔すなわち，〕消極的安楽死のみ許容するという提案には，その前提として，安楽死を許容できる限られた事例において，治療中断により人道的な安楽死をもたらすことができるだろうということが措定されていなければならない。だから例えば，静注点滴の中止によって，医師の慈悲的意図が正当化されるのであれば，確かに，このような事例と患者射殺の事例とを一緒にして道徳的混乱を生じさせる必要はない。その限りでこの点は正当であり，適切な消極的安楽死の手法が調達できる限り，それにのみ拠っていればよいのである。〔しかし〕問題は，そのような適切な手法が常に調達できるとは限らず，そして調達できない事例においてこそ安楽死が最も強く求められることがあるということである。その古典的な例は，甚だしい苦痛にあえぐ末期的癌患者の場合である。十分な量のモルフィネは患者の苦痛を緩和させるであろうが，それは同時に呼吸を抑圧させて生命を短縮させるかも知れないのである。そして時には，苦痛を解消させる分量の投薬が，患者の体調が既に弱っているならば，その死亡に直結するということもあるわけである。〔それを回避して〕患者を死なせてもよい時期を待つこともできようが，その間の何日・何週もの間は，患者は激しく苦しみ続けることとなろう。従って，この患者の苦痛の緩和には，積極的な安楽死が要請されることとなる。

目下のところ，一般的に積極的安楽死を正当化している（権威的）判例は存しない。オレゴン州における議論の多い自殺幇助の合法化（これについてはC節4参照）でも，幾つかの重要な手法に限定されている。例えば，医師は致死的薬剤を処方することはできるが，実際に投与することはできない。

（5） この問題が必ずしも理論的なものではないことは，次の新聞記事によって示されている。"Killings of 49 Elderly Patients By Nurse Aides Stun Austria," NEW YORK TIMES, April 18, 1989, at A1 ; "Former Nurse's Aide Pleads Guilty In Murders of At Least 24 in Ohio," NEW YORK TIMES, August 19, 1987, at A1; "Patient Testifies Against His Nurse" NEW YORK TIMES, October 7, 1984, at A 16.

しかし全国的に言えることとして，医師はしばしば多大な苦痛をもつ末期患者に寿命を縮める量のモルフィネを投与することはなされており，それに対する公訴をあまり耳にすることはない。ブービア判決(6)（本判決は後に詳しく述べる）の同調意見では，このディレンマに答えて，判例は「死ぬ権利」を認めており，ここには，「医療専門家（を含む他者）から支援を得て，死を苦痛のない速やかなものとする権利」が含まれると述べている。

4. 二重効果の法理

　積極的な安楽死に通例反対する論者は時々，いわゆる「二重効果の法理」に依拠しつつモルフィネ注射の容認を説明しようとする。この法理は，医師は患者の苦痛軽減のみを意図しているのであり，モルフィネが当該患者を死亡させるという第2の効果は意図されておらず，従って医師の行為は誤ったものではないというものである。〔しかし〕この法理の問題は，無知な医師のみを免責するにすぎないのではないかということである。すなわち，通常の能力ある医師は，モルフィネの効果を全て認識していて，（認識する）死亡という帰結を意図していなかったと述べて免責されることは難しいであろう。法的前提として一般的に，行為による通常の予見可能な帰結は意図されたものと考えられており，上述の抗弁を認めることは，「意図」について新たな特殊な定義を導入することとなろう。医師のモルフィネ管理・使用の「動機」は苦痛軽減にあり，殺害するところにはないと述べた方がヨリ正確であろうが，この区別を認めることは，再び，同情を動機とする殺害を受け容れるという安楽死一般を正当化する命題を，肯定することに他ならない。

5. 通常の治療と異例の治療

　治療中止事例の議論で，しばしば通常の治療と異例の治療との区別を耳にする。この立場は，医師は通常の治療を行う義務を負うが，異例の治療を施す義務まで課せられないというものである。これは別の形で表現することも

（6）　Bouvia v. Superior Court of Los Angeles County, 225 Cal. Rptr. 297 (Cal App. 1986).

できて、「異例な」治療を施さないことにより、「自然な死」を迎えさせると説かれるのがそれである。この見解は、治療中止事例を処理する他の経験則と同様に、仔細な検討に耐えられるものではない。クインラン法廷がこの立場を採って嘆いた如く、「手段の通常・異例を区別するための先例は、不分明な」のである。

治療が通常のものか異例かという区別の最も重要な典拠は、ローマ・カトリック神学に求めることができ、2人の教皇による声明の対象になっている。しかし、P.ラムゼイが述べる如く(7)、医師は多くの素人と同様に、教皇や哲学者とは異なる形でこれらの用語〔通常と異例〕を用いることが多い。〔すなわち、〕医師たちは、通常とは「慣行・習慣となっている」と同義であり、他方で異例な治療は単に通常提供される範囲を超えているものとして捉えようとするであろう。しかし少し考えればわかるように、かかる定義は倫理的問題を考え抜くための充分な支えとはならない。〔なぜなら、〕人工呼吸器が通常の治療と考えるならば、カレン・クインランからそれを取り外すことはできないこととなり、他方で、異例のものと考えて、この区別により「医師が行えること」の限界を明らかにすると信ずるならば、人工呼吸器を外科手術後の患者から——クインランの場合と同様に——除去できることにもなりかねない。しかしこれでは明らかに説明がついていない。クインラン法廷がまさに説くように、同じ人工呼吸器でも異例の場合と通常の場合とがあるわけである。そしてその区別に倫理的意味を持たせるためには、当該治療自体に内在する性質に依拠するのではなく、その治療がなされる広いコンテクストに訴える必要があろう。

区別のこのような理解は、ラムゼイにより示される標準的定義によっても説かれている。〔すなわち、〕「生命維持の通常のやり方とは、患者に対する利益の合理的期待をもたらし、そして過大な費用・苦痛その他の不都合を被ることなしに利用できる、あらゆる薬剤・治療・手術のことであり…〔他方で〕異例の生命維持の方法とは、過大な費用・苦痛その他の不都合なしには得られず、また使えたとしてもそれが患者の利益に合理的期待を与えないような、すべての薬剤・治療・手術を指す」とされている。かくして同一の治療が、

---

(7) PAUL RAMSEY, THE PATIENT AS PERSON: EXPLORATIONS IN MEDICAL ETHICS (Yale U.P., 1970).

場合によって通常のものとなったり，異例になったりすることは明らかとなろう。

しかし，この標準的定義は区別の倫理的意義を示すものの，鍵となる問題を直視していないために，説明というよりレッテル貼りの如きものになっている。治療の継続を正当化するにふさわしい利益とはいかなるものなのであろうか？ また（利益をもたらす）治療を異例のものとするまでに「過大な」苦痛・費用とはどの程度のものかの判定基準は何であろうか？ また前記定義は最も基本的な問題に踏み込んでいない。例えば，当該患者の「費用」「不利益」のみを考慮するのか，それとも治療は他者に及ぼす不利益故に異例なものとなると判断できるのであろうか？ 教皇は，1957年の声明において，「通常」とは，患者自身又は他者に対して重大な負担を課さない方法であると述べており，さらにその後の声明（1958年，1980年）では，治療は，その家族への負担が過度に大きい時及び「手段及び人員に対する投資が，そこから予見される結果に不均衡に大きい時」には，終了させることができる旨指摘されている。〔しかし他方で，〕治療を終了させるべきか否かの判断に当っては，患者自身の利益のみが考慮されうることを主張する論者もいる。「通常」「通常でない（異例）」というレッテルだけを見ていても，この論争を終結させることができないことは明らかである。医療及び生命医学・行動学研究の倫理的問題検討の大統領委員会が結論づけるように，[8] 言葉（用語）は，倫理的分析の支えとなるというよりも，結論を出すレッテル〔ラベル〕として機能するのである。

6. 結び

以上において，幾つかのおなじみの区別には欠陥があることを示したが，このような欠陥を認識したからといって，患者の死を招致するすべての作為・不作為が悪いことになるわけでなく，またそれらの場合に全て医師の責任が追及されるべきことが導かれるわけでもない。むしろその逆であって，

（8） President's Commission for the Study of Ethical Problems in Medicine and Biomedical and Behavioral Research, in it's volume Deciding to Forego Life-Sustaining Treatment (1983)88.

バーバ事件（注（3）参照）における公訴棄却及びクインラン事件（注（1）参照）での人工呼吸器抜去が容認されたように，このような判決が今後とも典型的であると考える。しかし，まず幾つかのおなじみの——しかし究極的には役に立たない——かかる結果の説明の仕方を排除することにより，より良くこれらの判断の適切な基礎を理解できるであろう。

　実際，多くの事例においては「動機」によってのみ，適切な医療中止と殺人と目したくなる行為とを区別できることがあるかもしれない。しかし，既に指摘した如く，多くの裁判所・評者にとって，動機は，生命を終了させる行為の正当化根拠としては不適当だとされる。「安楽死」を容認したくない立法・司法府としては，動機のみに依拠する区別で事態を処理したくないのである。そしてこのような認識ゆえに，判例及び倫理学者は，かかる場合に全く別の原理に依ろうとするのであり，それは即ち，個人的自律の原理である。そこで以下ではこれを検討することとしよう。

B　個人的自律と善行という相克原理

　医療中止に関する判決を巡るほとんど全ての議論を特徴づけているのは，個人的自律の原理であり，それは即ち，各人は各自に関わる事柄について自己決定する権利を有するというものである。そしてこの個人的自律原理は，現代西欧社会においては極めて強力な原理となっている。それは，われわれの政策（政治）的思考の基礎となるものであり，個人的自律の承認は，王制・独裁制〔専制〕から立憲民主制へ歴史的に変遷していく主要な転換点であり，多くのアメリカ憲法原理の核心部分を占めている。「権力が市民共同体の構成員に，その者の意思に反して行使されても良いのは，その目的が他者への損害を防止するところにあるときのみである。その人にとっての善は，物理的なものであろうと精神的なものであろうと，〔意思に反する権力行使の〕十分な根拠付けとはならない。」というJ. S. ミルの考え方（『自由論』(1859年)）は，ほとんどの現代アメリカ人にとっても，——統治の仕方は当時よりも複雑になっているにせよ——基本的に正しいものと映るであろう。われわれの個人的自律の重要性に対する信念は今ではほとんど本能的なものにまでなっている。われわれはそうした強固なコミットメントを持つために，能力ある成人であって自己決定できる場合であれば，自らの意思に反して医療を強制

されないということは，誰もが自明のことと考えているのは驚くにはあたらない。また，医療中止決定の拠り所を自律原理に求めようとするのがほとんどの判例であることも，もっともなことである。

　個人的自律の原理は，もとより，治療決定時に意向を表明できるような，注意深く能力ある成人の場合に重要であることはいうまでもないが，それ以外の場合でも依拠されることがあり得て，しかもそれは少なくない。〔例えば，〕現在は能力がなく意思表明できないが，能力があったときに残した指示があって，それが現時点で適用されると主張される場合がそうである。また，能力ある時に代理人を選任し，その後自身の意思表明ができなくなった時の決定をさせるという場合もあろうし，さらに，指定後見人や実親のように，法律で指定，推定される代理人もいる。個人的自律の原理は，そのような事例にも適用されるのだろうか。〔以下では，〕これらの場合の各々について順次検討を加えることとするが，各場面で，自律への信頼が弱まるにつれて徐々に重要性が高まる競合する原理——すなわち，善行の原理——があることに気づかれるであろう。ミルは，権力は主体に善かれと行使されることは認められないと信じたかもしれないが，ほとんどの人々は実際には，何らかのパターナリズムを必要と考えて，場合によっては，倫理的に強制されることすらあると言うだろう。

　かかる自律と善行との対立は，医療においてはとりわけ重要である。医師たちは専門家であり，当該問題につき素人よりも多くを知るが故に，診察依頼を受けたわけである。われわれは，単に彼らの情報だけを求めているわけでなく，その判断を求めて専門家の診察にかかるのである。弁護士にしても，何をしたらよいかにつき顧客に教えを乞われるが故に，顧客のために決定することも屡々なのである。医師養成の土壌である医療専門家文化には，それ以上に深くパターナリズムが浸み込んでいる。〔すなわち，〕医師たちは，——弁護士と違って——自らを患者の代理人とは考えない。代理人ならば，本人の指示に服するわけであるが，医師はそのような考え方には馴染んではいない。医療における強いパターナリズムの伝統は，インフォームド・コンセント原理の議論においても時々見られる。その法理の最も患者志向的な定式化がなされたものでさえも[9]，稀であるにせよ，医師が患者の利益のために

（9）　代表的なものは，有名な Canterbury v. Spence, 464 F.2d 772 (D.C. Cir.

重要な情報を開示しないことが求められると判断することが合理的である場合を認めているのである。換言すれば，患者の自律性から生じ，その保護のための法理それ自体，すなわち，インフォームド・コンセントの法理それ自体が，医師のパターナリズムの余地を残して，その自律を制限する必要性を認めているのである。

しかしながら，医療の撤収・中止に関する影響力のある近年の事例では，個人的自律の法理に深く依存している。近時の事例が取り組む諸問題は次の2つの課題に還元することができ，その第1は，能力ある患者の選択が明瞭であるときに，自身に関するその選択の尊重には何らかの適切な制限が付されうるのかということである。そして第2は，患者の意向が——決定時に——不明瞭ないし確認できないときに，自律原理はいかなる帰結をもたらすかという点である。事例は便宜上，次の3つのカテゴリーに分類できる。第1は，現在能力のある患者，第2は，かつて能力のあった患者，そして第3は，終始能力を欠いた患者であり，われわれは以下でその順に検討することにする。

C （その1）現在能力ある患者の場合

1. パターナリズムと自律の制限

能力ある患者の医療に関する明示的意思は，医療決定時に伝えられると，全ての競合する配慮を覆しても優先されることになるのであろうか，それともここでは自律に制限が課せられるのであろうか。〔この点で，〕多くの州では，自殺未遂が刑罰の対象とされ続けており，他者の自殺幇助については全ての州が一般的に禁止する立場を維持していることを想起されたい。われわれは後に（C節4），末期的医療患者に対する限られた自殺幇助の許容を検討するが，最も踏み込んだ提案であっても，自ら充分と考える理由があればすべて，自殺をするために他者の支援を得ることができるという原理までを認めるものではない。そのような一般的原理の承認への社会による抵抗の意義は，医療の場合には，——当該患者が死にたいという理由に対し多くの第三

1972）参照。

者もそれは十分な理由であると考えるのが通例であるために——曖昧なものとなりやすい。しかし、自律原理を歯止めなく尊重するということは、理由を問わず当該決定は患者自身のものだから、他者によってはレビューされないという考え方に繋がる。そのような極端な立場は、自殺に制限を付する法システムとは調和できないものであり、われわれは以下に、医療の場面においても、どうして何らかの〔自律原理に対する〕制限を求めようとするのかを考察する。

〔例えば、〕①健常だった人が自殺未遂による怪我のため入院した後、院内感染して、抗生物質を飲めば容易に治るが、それをしないと致死的であるような場合を考えてみよう。このときに、抗生物質を控えるとの患者の要請に医師は当然従うべきだと論ずる者はほとんどいないであろう。あるいはまた、②配偶者により遺棄されて、重篤な疾病がもたらす通常の鬱病をさらに悪化させている患者の場合に、医師は、健康を回復させるルーティン的医療の拒絶という患者の意向をそのまま受け入れる他ないのであろうか。③さらに、医療場面に出てこない者は、——医師の協力を求める代わりに——隣人の助力を依頼するかもしれない。しかし、強固な「死ぬ権利」擁護者であっても、殺害の依頼に迅速に答えて、（何ら検討〔躊躇〕もせずに）射殺したことが、正当化されると考えることはありえないであろう。そして隣人が、行為〔殺害〕する前に検討すべきだとするならば、医師とても同様であろう。自殺が多くの場合に正当化されると考えられたとしても、生命維持治療を回避すべく依頼された医師は、それに従う前に、道義的に何らかの別途の判断をすることが求められることは認めざるを得ないであろう。要するに、善行ないしパターナリズムの要素は、自律の射程をいつも制限するわけである。もっとも、このことを認めるからといってパターナリズムの適切な射程が画定できるわけではなく、それに関しては広く意見が分かれている。しかし少なくとも、自律原理が——強力なファクターであるとしても——全ての他の考慮を覆すものではないことも明らかなのである。

2. 意思決定能力の確定

自律原理を奉ずる者は、医師や隣人は前述の状況（前記①～③）において検討しなければならない唯一の事柄は、能力問題であると考えるであろう。

すなわち，当該患者に決定をするための精神的能力が備わっているか否かだけを確認しなければならないとされるわけである。そしてそれが肯定されるならば，自律原理を適用すべきであって，その患者の意思が尊重されるということとなる。かかる見解の利点が一般論としてあるにせよ，実際にその手続を進める基準としては充分ではない。と言うのは，医療的決定を行うために必要とされる精神的能力につき，統一的な基準が一般的に認められていないからである。一定の患者〔即ち，相当に重篤な障害者又は昏睡者〕は，全ての場合について無能力であり，その者自身の医療決定に依拠すると考えられることはないであろう。しかしそれ以外の場合には，困難を伴うのである。つまり実際には，精神的能力には種々の状況があって，能力者と無能力者とを区別するはっきりした線引きはできないのである。

ヘイスティングスセンターの生命維持治療の終了のガイドラインは，「無能力」(incompetence) と「医療決定能力の不存在」(incapacity) との区別を示唆している。そこでは「無能力」の用語を，自らの事柄について有効な決定が法的にできない旨の司法的判断がなされたような場合に限定して用いようとしている。そして，法的に「能力」がある者でも，個別の治療決定能力が欠如していることもあるし，他方で所定目的（例えば財産管理）のために「無能力」とされた者でも，充分に治療判断を行う能力があることもあると指摘している。大統領委員会報告書の医療決定の巻によれば，適切な（治療）決定能力の存否は，個別の決定に即して評価される必要があり，当該患者人格の包括的評価によるべきでないとされており，この点でヘイスティングスセンターガイドラインと見解が共通している。つまりどちらも，財産問題や日常生活諸事管理の能力に関する司法的判断は，その人の個別の医療決定能力の有無という問題の決め手にはならないとするのである。

それでは，治療決定能力はどのように判定されるのであろうか。その人の地位——例えば大人か小人か，精神的障害があるかどうか——に依拠した判断は，こうしたヘイスティングスセンターや大統領委員会により支持されたアプローチと相容れない。むしろそこでは，ヘイスティングスセンターが「プロセス」基準と呼ぶものを採用しており，それは，個別的に当該の治療決定に必要な能力を患者が持つか否かの評価を行うとされている。そして両者とも一致して説くこととして，そのような治療決定を行うためには，(a)一定の価値・目標の保持，(b)当該治療決定に関連する事実の認識能力，(c)決定に

ついての理屈づけの能力，(d)決定の伝達能力が必要だとする。もとより，当該患者が個別の問題となる治療決定に必要とされる意思決定能力を有するかどうかの評価は必ずしも容易だとは言えない。しかしこうしたアプローチによって，しばしば生ずる誤りを回避することができる。すなわち第1に，当該患者の好みの表現だけでは必要とされる意思決定能力があることにはならず（選好の伝達能力は必要要件の一部にすぎないから），また第2に，患者の決定能力は，決定内容にだけ依拠して適切に判断することはできない。〔つまり，後者の意味するところとして〕主治医が患者の決定が「間違っている」とか「不合理だ」とかと考えることのみを理由として，患者には必要とされる意思決定能力が欠如していると結論づけることはできないのである。

しかしながら，患者の意思決定内容が，その能力の評価に影響することも明らかである。実際的問題として，患者の決定につき医師や家族が合理的と考える場合に，その患者の能力が問題とされることは稀であろう。他方，他者によって不合理とされる決定が全て疑問視されるわけではないが，他者が注意深く再検討を加えようとする意思決定は，そのような部類のものなのである。しかしさらに原理的問題としても，決定内容は全く無関係というわけではない。とりわけ，能力判定は幾つかの場合にははっきりしなくなるので，患者の見方に自律原理的価値を付与する前に，その患者の判断能力についてどの程度確信できるかの判定が重要となる。それは，患者の自己決定（自律）を否定してしまうリスクと，自らを守ることができない患者を損害から保護すること（善行ないしパターナリズム）ができないリスクとの衡量を含むものである。そして，意思決定能力の基準を高めると〔治療決定無能力の射程を広げると〕，前記第1のリスクの確率を高めて，第2のリスクの確率を低めることとなる。つまり，意思決定能力基準は，これら2つの原理に対するウェイトの置き方を反映するのである。この論点について，大統領委員会は正当にも，患者の明示的意向（選好）に従う帰結が重要なものとなるに従って，当該患者の判定能力についてヨリ多くの立証を求めてよいと，結論づけている。これは要するに，当該患者の生命を終了させてしまう決定に基づいて行動するためには，最大限の患者能力への確信が必要とされるのである。

---

(10) Buchanan and Brock, *Deciding for Others*, 64 MILBANK QUARTERLY 17, 30 (Supp.2, 1986).

かくして，判定能力のこうした議論の結果として，患者の自律の重要性にもかかわらず，医師は患者の生命維持治療中止の要請を拒否しても正当とされ，おそらく要請を拒否すべきだともされる。重篤な疾病患者は屡々一般的に鬱状態に陥っており，そうした患者は――たとえ医師が良好に転帰する旨の論理的・事実的説明を行ったとしても――事態が好転するとの見込みを疑おうとすることが多い。〔他方〕医師側は，落ち込んだ患者の行動様式に通じていて，（当該患者が当初反発し，また無関心であろうとも）治療を続行したことに感謝してくれるだろうと考えている。そのような患者は，疾病中は一時的に，関連事実を理解して，そこから結論を出す能力を欠落させると説かれるかも知れない。しかしこうした患者の中には，通常の基準に沿っても明晰かつ合理的で，裁判所が「無能力」と判定する際に必要とするラインよりも遙かに高いレベルにあるものも存在しており，意思決定能力は全く問題でないと言えるだろう。〔ところが〕疾病は能力というよりも価値観を暫定的に変化させて，患者の治療決定を変化させうる。おそらく，鬱的患者は，（通常の状態ならば受け入れるであろう）治療プロセスの不確実性を許容できなくなって，通常よりも多くの安心を求めようとしたりするわけである。

それゆえに，行動の結果が重大なときには，行為する前に患者の決定の持続性を測定することが望ましいであろう。当該患者の現在の決定が一時的価値判断に左右されたかどうかを測定することを怠るとき，その医師は，善行原理に依拠してパターナリスティックな考え方から行動し，患者は将来的に治療続行が同人の利益となることに同意してくれるであろうと確信しているのである。（さらには，自律原理は患者の現在の価値よりもむしろ長期的価値の尊重を要請しており，その患者の目下の見解の持続性が疑われることを証明したときには，当該医師の行為は患者の自律性さえも尊重していると説くものもあろう。）そのような医師の行動は珍しいわけではなく，意思決定能力のある患者に対処するに際して，医療は日常的かつ正確にその自律の射程を制限するということの重要な証左となろう。

3. 能力ある患者の意思決定の例

第1の事例（パールマター判決）[11]は，ルー・ゲーリッグ病〔筋萎縮性側索硬化症〕を患い，全身麻痺の状態にまでなっている73歳の患者に関するもの

である。同人はまた「諸器官を作動できて」，どうにか話すこともできたが，呼吸には機械による補助が必要であった。人工呼吸器補助にもかかわらず，早晩死を迎えるような状態であったが，同人は呼吸器を気管から抜去することを望んでいた。そして抜去すれば，1時間以内に死亡するというのが主治医の所見であった。彼は自身で抜去を試みて，少なくとも一度はそれに成功したが，病院職員が，人工呼吸器に繋がれた警報器に気づいて，再度装着させたのであった。彼の家族は抜去した彼の判断を支持していた。しかし病院側は，主に刑事的・民事的責任の追及を怖れて（裁判所も「軽視できない」と認めている），患者の要請を拒絶した。そこで，患者エイブ・パールマターが，病院職員が同人の呼吸器抜去を妨害しないようにする命令を裁判所に申請したのが本件である。州はこの申請に反対して，生命尊重の義務があり，「生命維持医療」の終了は，州法上，不法な殺人を構成すると主張した。事実審裁判所はこの申請を認容し，上訴審もこれを支持した。

　本判決は，自律原理適用の古典的事例であり，その事実と基本的に同様のことは，今日の病院でもしばしば生起しているところである。すなわち，どのみち，遠からず死を迎えるであろう末期的疾患の患者が，現在の状況に耐えられないとして，生命を絶つことを要請するというわけである。A. パールマターは，事実審判事に対して，人工呼吸器が除去された場合の結果は「現在経験している苦痛よりも悪いということはありえないだろう」と述べている。そして，ほとんどの人々は，——自身だったらどうするかはともかくとして——パールマターの決定は全く合理的なものだと考えている。同人の能力を疑うべき理由もなく，彼の選択を却けるパターナリスティックな介入の必要もないのである。病院さえもおそらく同意したであろう。ただ病院は責任追及を恐れて，装置の抜去に抵抗したのだが，裁判所はこれに終止符を打ったのであった。

　これに対し，第2の事例（マッケイ判決）[12]を検討してみられたい。すなわち，ケネスは10歳の時に水泳プール事故により四肢麻痺の状態であったが，高等学校は卒業した。今や31歳となった彼は，コンピュータを使って詩を書いたり，読書をしたり，テレビを見聞きしたりできた。常時人工呼吸器に

---

(11) Satz v. Perlmutter, 362 So. 2d 160 (Fla. App.), aff'd, 379 So. 2d 359 (1980).

(12) McKay v. Bergstedt, 801 P. 2d 617 (Nev. 1990).

依存する状況ではあったが，症状は末期的ではなかった。しかし彼は，死を希望したのである。事故以来，彼は両親に依存して暮らしていたが，もはや母親も死亡し，父親も胸部癌により，致命的疾患を患っていた。そしてケネスは，父の死以降，不運にも人工呼吸器がはずれて，誰も直そうとはせずに，恐るべき死を迎えるのではないかとの恐怖におののきながら生活していた。本件では，彼が裁判所に対して，第三者による人工呼吸器の除去及び鎮静剤の投与の許容を求めたものであるが，さらに，この幇助を行った第三者への法的免責，及び本件状況設定について自殺禁止からの責任解放が請求されている。原告は，事実審及び州最高裁（これは彼の死後に出された）において勝訴し，州側はしるしばかりの反論をしたに止まった。

ケネスの事例は，エイブ・パールマター事例よりも難しい事案を提供している。エイブはともかく死の淵にあり，他方でケネスの方は生存し続けることができる事案である。ほとんどの健常な人々は，ケネスのような人生について想像することは難しかろうが，その人生は絶望的なまでに限定されていて，不快なものであるため，死ぬ方がむしろ好ましいと考えられたりするわけである。しかしながら，ケネスは21年間もそのような人生を送ってきたのであり，彼の死への願望は，身体的健康状態の変化というよりも，両親の死亡による精神的喪失感に由来していた。裁判所自身も，「（ケネスは）父親の死亡後は，彼の人生の価値に関する恐怖に支配されている」と述べるが，近親者の喪失ゆえの絶望から自殺に駆られる者の自殺幇助について，一般的に法的免責を認めるようなことは示唆していない。「もしケネスが身体的に健康で，ただ精神的状態として，自らの人生を耐えられぬほど惨めに考えているような場合には，」「他者の幇助の有無を問わず人生を終わらせる権利」はなかったであろう。しかし，彼が「上記のような身体的条件にある能力ある成人」であったことを前提として，同人には人工呼吸器の継続的使用についての「同意を撤回する判例上の権利」を有したのである。つまり，裁判所は身体上の制約——及びおそらく精神的恐怖と結びついたそれ——があったために，死を招来させる権利を付与したわけである。

人工呼吸器に依存する四肢麻痺の生命が，生存に値しないと考えることが合理的だと皆が考えようとも，ケネスが両親を亡くしたことへの対応として支援をもっと厚くするならば，彼自身別の考え方に到達することは可能ではなかろうか。もしそうであるならば，彼の死ぬ旨の意思決定は，対処可能な

暫定的抑鬱感情からなされたものであり，それゆえにそれほどその決定は尊重しなくともよいかもしれない。むしろ，われわれの倫理的義務は必要な支援を提供することであろう。もっとも，そこには実際上複雑な問題も存在する。欠落していた支援とは必ずしも心理的なものに限られないかも知れないのである。ケネスの（父親の死後に受ける）医療の質に関する恐怖は，利用可能な医療施設の評価が前提とされている。この点で，第3事例におけるラリー・マッカフィーの話は示唆に富むものである。マッカフィーは，活動的なアウトドア派であったが，自動車事故に遭遇して，ケネスと基本的に同様の状態となってしまった。当初彼は，コンピューター・コンサルタントとして生計を立てていたが，その後（事故による）保険の支払も尽きて，生活態様の変更を余儀なくされた後に，同人が受けるタイプの医療が拒否された場合には死ぬ旨の司法上の許可が求められたのが本件である。ケネス事例と同様に，マッカフィーも法廷で勝訴したが，判決当時には，より良い医療を受けることができて，生存の道を選んでいた。もしケネスも，上訴プロセスを通じて生存していたならば（彼の父親が，死ぬ1週間前に，鎮静剤を与えて，気管開口式のチューブを緩めた時に，同人は死亡した），ネヴァダ州の裁判所は本件問題にさらに深く対処していたかも知れなかった。現に判決では，ケネスがもっと生存していたならば，死なせる旨の命令に「以下の条件に服するものとする」としたであろうことが記されている。すなわち，ケネスが父親の死後に，利用可能な医療の他の選択肢について情報提供できる医療従事者又は政府関係者に相談することという条件がそれである。

　マッケイ判決（注(12)参照）の法的分析は，パールマター判決（注(11)参照）を越えて，それ以前のサイケウィッツ判決（後述D節3参照）にまで遡る「教理問答」に従っており，「医療を拒絶する個人権」を却ける基礎となるであろう4つの因子を問題とする。この4因子分析はその後の事例で繰り返し登場しており，われわれはこれら4つについて順に検討する（それらは熟慮ある分析を支えるというより支障になるかもしれないが）。すなわち，その4つの因子とは，第1に，生命維持についての国家的利益，第2に，自殺を妨げる義務，第3は，善意の第三者を保護する必要性，そして第4は，医療の倫理的一貫性を維持する必要性である。最初の2つは区別することが難

---

(13)　Georgia v. McAfee, 385 S.E. 2d 651 (Ga. 1989).

しいが（自殺抑止義務は，生命維持の利益から生ずるから），州の裁判所は伝統的にこれらを別々に検討してきている。

　パールマター判決は，「患者の状態は末期的でありかつ悲惨で，生命の維持は暫定的かつ全く人為的なものとならざるをえない」から，生命維持の国家的利益によって，患者の意思決定を覆すことを正当化することはできないと，簡単に結論づけている。マッケイ判決も類似の言葉を用いて，生命維持装置をつけた能力ある患者が，身体的・精神的苦痛を患い，死ぬことを決意した時には，生命維持の国家的利益は必要な閾値以下に減じられると述べている。そして第4の事件として，キャリフォーニア州最高裁も，もっと厄介な事例において，全く同様な結論に到達している。[14] すなわち，ハワード・アンドリュースは，終身刑で州刑務所に収監されていたが，監獄の壁から転落して四肢麻痺となった。肩から下の部分の身体の感覚を喪失し，動かすことができなくなったが，ケネスの場合とは違って，彼は人工呼吸器に繋がれていることはなかった。同人は，自身の状況を悲観して，摂食を拒否したために，刑務所医は，人工的栄養投与のために，腸に胃・空腸〔小腸のはじめ〕フィステル形成〔胃・空腸吻合〕チューブを挿入することを承認する旨の命令を裁判所に求めたのが本件である。裁判所は請求を棄却し，生命維持の国家的利益は，ハワードの選択を覆すには適当なものではないと結論づけた。請求者側は，ハワードの状況はそれ以前における多くの事例に見られる患者の苦痛とは異なっていると指摘した。確かに彼の状態は悲劇的ではあるが，ケネスやエイブの状況ほどつらいものではなかった。〔しかし，〕裁判所はこうした主張を斥けて曰く。「自己決定が何らかの意味を持つためには，別の者の良心・良識によるチェックに服するものであってはならない。診療の選択・拒否によって生きるか死ぬかする主体は当該個人であり，国家ではない。とりわけ，通常の健康・活力の回復が難しい場合には，その一刻一刻の生存が瀬戸際にあるときに，難しい主観的〔生死の〕問題に対処できるのは，当該個人なのである。」[15] この断固たる個人的自律の承認の判示を見た読者は，いつ，生命維持の利益が優越するのかわからなくなるかも知れない。この点について，本件の議論は概して役立たないのである。

---

(14)　Thor v. Superior Ct., 855 P.2d 375 (Cal. 1993).
(15)　*Id*. at 384.

確かに，本判決（注(14)）が自律性に焦点を当てていることにより，ここでの患者は，ともあれ「囚人」であって，一般論として裁判官と同様の選択感覚をもち合わせないであろうし，国家はその分同人に対して高い注意義務を負うことが閑却されがちなのかも知れない。例えば，同人〔アンドリューズ〕の鬱病を診断した刑務所精神科医が，その点について配慮したかどうかを尋ねてみるがよい。「監獄では，更生のための職員・施設や精神的カウンセリング，あるいは身障者のために必要な収容場所が欠けていることにより，収監者の選択は不当に制約を受ける」という，法廷助言者の議論も裁判所は斥けた。その理由として，そうした「制約」は監獄外の人々に対しても同様に存在するのであり，そのような制約がハワードの合理的選択能力に影響を及ぼしたか否かを第三者が検討することは，「個人的自律の原理を軽視し，一種の法的パターナリズムに取って替わられることになる」とするのである。かような分析は明らかに，国家の生命維持に対する利益を後退させることとなろうが，それでは果して，国は，健常な囚人が自殺を図ろうとする場合に，強制的に栄養補給させることができるであろうか。本判決（注(14)）はこの問題について答えていないが，ロードアイランド州の最高裁判所は，この判例をそうした場面に適用することを否定した(16)。つまり，監獄管理者が収監者の生命維持のために，鼻腔胃管の挿入などを含めあらゆる合理的手段をとるべきことを認めたわけである。

　基準の議論の第2ファクターである，自殺の防止に関する司法的論議も通例は，なおのこと役立つものではない。われわれは自己殺害につき，いかなるものも「自殺」と定義するが，通常その言葉には事実的のみならず道義的〔倫理的〕意味合いが込められている。つまり哲学的伝統として，不法な自己殺についてのみ「自殺」と呼ばれており，それは丁度，不法な他殺が「殺人」とされるのと同様である。そうすると，自己殺が不法になるのは何時かと言う難題が持ち上がる。〔例えば，〕仲間を守るために手榴弾を手に「斬り込み」に入ることは，ここでの分析においては自殺とされないが，他方で生きる困苦からの逃避という自己利益からの自己殺は通例自殺だとされる。また，苦痛ないし不幸を回避するための自己殺も自殺だと考えられる。おそらく，それらは自殺ではないかも知れず，そうした事例を位置づける「正当化される

---

(16) Laurie v. Senecal, 666 A. 2d 806 (R.I., 1995).

自殺」といったカテゴリーを設けてよいのかも知れない。

しかし，以上に述べたことは，マッケイ判決（注(12)）では触れられず，むしろケネスには「自己の生命を奪う意図はなかった」旨「示そうとしている」ところすらある。これは，生命奪取の目的のために，ケネスは裁判所への申請が必要だと考えたのだとすると，驚くべき指摘である。そして裁判所サイドは，（生命奪取ではないことを）示そうとして，積極的行為と死の「自然な」生起との区別を説いている（当該事案で，うまく使える区別であるかどうかは怪しいが）。すなわち，ケネスは「生命終了のために何ら積極的手段を講じておらず，ただ単に，自分と自然な死との間にある人為的障害物を除去しようとしただけである」と述べられるのである。これは既に検討したもの（А．3節参照）〔積極的安楽死か消極的安楽死かの区分〕と同様の奇妙な因果関係論である。つまり，これはパールマター判決（注(11)）でも採られているが，人工呼吸器の除去は，患者の死における真の原因ではないから，パールマターの意思決定は真の自殺ではないと述べられている。

この種の議論は，回数を重ねて改善されるというものではない。疾病患者の悲痛な状況に動かされて，エイブやケネスの呼吸器の管をグイと抜いて「自然な死を迎えさせた」第三者が述べる，かかる「因果関係」ないし「意思」の抗弁を受け入れる裁判例は他にないだろう。マッケイ判決の賛成意見を述べた判事が説くとおり，ケネスは「自然な死を求めていたわけではなく，むしろ即座の死亡を要望していた」のであった。裁判所がエイブやケネスに人工呼吸器の抜去を認めたのは，その生命終了の願望を合理的なものと考えたからであって，その生命終了の意図または呼吸器除去が生命終了を招くとの考え方の正確さを疑ったからではない。しかし，後者のように装うことによって，マッケイ判決は，いわゆる正当な自殺の必要要件を明示的且体系的に分析していく機会を逸してしまっているのである。その「分析」とは，例えば，何故精神的絶望だけからの自殺が正当化されず，他方，重篤であるが末期的ではない疾病に罹ったゆえの絶望からの自殺ならば正当化されるのか，という類のことである。ソア判決（注(14)）がマッケイ判決の動機分析に倣って，驚くべきことに，アンドリューズは自殺を試みたわけではなく，従って監獄看守はそれに介入すべき義務はないと結論づけていることにも留意されたい。

第三者の利益保護という第3の因子も，滅多に決定的なものとはならない。

現に，パールマター判決及びマッケイ判決では，いずれの患者にも，幼少の子どもないしその他国家的保護が求められる被扶養者はいなかったので，かかるファクターは適用されない。果してこのファクターは，患者の（さもなくば）有効な治療終了の決定を覆すほどに重要なものなのであろうか。そのような可能性のためによく引かれる（そしてパールマター判決でも依拠されている）のが，ジョージタウン判決である。〔その事案は，〕25歳の女性が胃潰瘍破裂のために血液の3分の2を失ったというもので，輸血によって助かる合理的見込みがあったが，それをしなければ助命は難しかった。しかし彼女の夫は，──エホバの証人信者においては，聖書により輸血が禁じられていると考えて──輸血への同意を拒絶した。〔しかし〕裁判所から輸血命令が出されるのであれば，もはや彼の責任ではないとして，輸血に反対しない旨明らかにした。妻自身の状況は容易ならざるもので，もはや意思表明の確認は難しかったが，夫の意思と同様に輸血拒絶しているようであった。そして輸血命令は数時間のうちに認められたが，それは患者の生命を救うに必要な限りでの輸血に限定するものであった。法廷意見では，その一節で，患者は7ヶ月の子どもの母親であるから，「子の任意の遺棄という究極の事態」を回避するためにも，彼女の生命を救う国家的利益があると指摘している。

この論争誘発的な言辞のゆえに，ジョージタウン判決は屡々引用されることとなるが，この点は実は裁判所の意見の主たる部分ではない。むしろ逆であって，その判決意見は，当該患者は健常に服する合理的な見込みがあるにもかかわらず，ほとんどの者が好ましいと考える輸血手続に対して夫が同意を拒んだために問題が生じているという点を，強調しているのである。しかも，夫の反対は，輸血それ自体というよりも，むしろ彼自身が輸血許可をすることに向けられていたのである。こうした事情ゆえに，仮に患者に子どもがいなかったとしても，裁判所の輸血命令は充分正当化されたであろう。つまり，患者自身は治療を拒んでいるわけではなく，またパールマター判決よりもパターナリスティックな考慮事由が強く認められるため，自律原理はその分，周縁化されているわけである。かくして，ジョージタウン判決は，しばしば引用される命題──すなわち，第三者への義務ゆえに，能力ある患者

---

(17) Application of the President and Directors of Georgetown College, 331 F.2d 1000 (D.C. Cir. 1964).

の治療拒絶の意思決定は覆りうるということ——とは異なる事情によって，うまく説明できるのである。実際，8章で扱う特殊な例外事例を別として，「第三者に対する義務」の法理から明示的に，不任意の患者に治療を強制した先例はほとんどないのである。とはいえ，今なおこの第3因子の潜在的適用可能性に触れる裁判例は多数ある（そこでは，そのような例外は，患者が妊娠していて，医療の拒絶が胎児の命を危うくするというような場合だとされる。しかしそのような場面においても，判例の状況は明らかではない〔8章B参照〕。またジョージタウン判決の法理に応接しながらも，適用されないとした判決例も幾つかある）。

　さらに第4のファクターである，医療専門職の倫理的高潔さという点は，通例あまり重要なものとならない。かなり前の裁判例で，医療倫理は必ずしも「すべての場合に延命に向けてあらゆる努力を傾ける」ことを要請するものではないと結論づけるものがある（注(11)）。医療の倫理基準の維持に関する国家的利益によって，拮抗する，患者の治療決定を覆すことが正当化できるものであろうか。マッケイ判決がこの問題を提示する事案を提供している。すなわち，それは，患者が無能力者となったために，自己の死を積極的に招致するために第三者の支援が必要とされる事案であるが，ここで，医師がそのような支援をすることを妨げる国家的利益があるかどうか，それによって医師などの心理及びその患者への義務における曖昧な事態を回避すべく警告手段を示すべきかどうかが問われるのである。この問題は有名なブービア判決（注(6)参照）において，最も直截に提示されている。

　〔事案はこうである。〕すなわち，エリザベス・ブービアは，生まれたときから脳性小児麻痺及び関節炎を患っており，28歳で入院した時には四肢麻痺になっていた。彼女は既に大学の学位をとっており，また結婚もしたことがあったが，離婚していた。もはや，ベッド上での排泄，寝返り，起居などすべてのことについて他者の助けを借りており，彼女の胸には，慢性的な痛みを和らげるため定期的にモルフィネを自動投与するためのチューブが繋がれていた。彼女の両親は同人を介護してきたが，もはやそれを続けることは難しいと感じていた。そして，公的支援によりつつ，必要とする介護を常時受けられる場所を見つけることができなかったため，病院に来ることとなったわけである。彼女はスプーンを口にもっていくことでやわらかい食べ物を摂取できたが，病院職員は，それでは生命維持のために充分な量の食事ではな

いと考えた。また，かつて別の病院で彼女が餓死しようとしたエピソードなども耳にしており，彼女の反対を押し切って，病院側は彼女に鼻腔胃管を挿入することとなり，これに対して彼女〔ブービア〕が，その除去を求める差止請求をしたのが本件である。彼女は，できるだけ吐き気や嘔吐無しに飲み込むかたちで摂取したいし，また生存に充分な量の食事を取ることができると主張した（当時裁判所は，そのことはわからなかったが，そのような摂取能力はあることが後に判明した）。事実審裁判所は，チューブは生存のために必要だと判断して差止を否定したが，上訴審では彼女の請求が容れられた。裁判所は，たとえ彼女の生命が危うくなるとしても，人工栄養投与を強制されるわけではないとしたのである。患者の自律を強く擁護することによって（そして，それはその後ソア判決（注(14)）により支持されている），その装置で彼女はさらに15年ないし20年を生きられるという可能性があるにもかかわらず，同判決の結論を導くべく，ブービアの生命の質（クオリティ・オブ・ライフ）は，「十分考慮に値する」とされたのである。治療を終了させる決定は，その妥当性が「法律家・裁判官により判定されるべき法的問題」なのではなく，「ブービア自身が決定すべきことなのである。」同裁判所は，「自然の事態の進行」にまかせることは自殺にはならないとするおきまりの判断も示しているが，さらに進んで，「自身の生命を終了させようとする要望はおそらく，プライバシー権の行使の究極のものである」と説くのである。

本判決の結果として，病院はブービアに特別に対処することとなる。すなわち彼女は，苦痛緩和剤や安楽のための支援を求めに応じて受けられるが，病院側は彼女が生存のために必要な栄養を摂取しているかどうかの確信は得られない状況である。かくして病院関係者は，倫理的に受け入れ難い状況に置かれることとなる。と言うのは，彼女を，数週間以上ものプロセスで快適な状況にすることにより，その餓死の手助けを余儀なくされるわけである。事態は，人工呼吸器除去の場合——そこでは，死は，通例数時間の内に訪れ，全体のプロセスは主治医のみによって履践される——よりも厄介である。しかし，ブービアの意思決定の実行には，数週間及び数ヶ月に亘って，より広い一群の病院従事者の協働が求められることとなる。それゆえ患者の決定に対して倫理的反発を持つ医療従事者に対して，実行義務を課することになるのである。

裁判所は，「医療専門職の倫理的基準維持」についての国家的利益に言及し，

そこには「医師が効果的に必要且適切な医療サービスを提供し，非協力的で自暴自棄的な患者への医療を拒否する権利」が含まれるとしている。しかし，その後改めてこの考慮に論及されることはなく，少なくともこの事件においては，かかる議論は説得的ではないと考えたかのようである。しかし，中絶へのアクセスの権利には，良心的に反対している医師に中絶を強制する権利が含まれていないことに留意されたい。また，致死量のモルフィネ投与の権限のある患者とても，良心的にその投与実施に反対する医師にそれを強制できるわけでもないようである。ではブービアは，良心的に彼女の要請に反対する医師や病院に対して協力を求めることができるのであろうか。裁判所がこの問題に関心を示さなかったのは，本件医療従事者の抵抗が，責任追及の懸念に基づくもので，良心的反対ではないという前提があったからかも知れない。賛成意見でも，この前提が明示的に述べられている。それゆえに，もしそのような良心的反対が明らかに存在した場合に，同様の結論が導かれたかどうかはよくわからない。もちろん，そのような良心的拒否に直面した患者は，自己の要請に積極的に応えてくれる別の医師の医療に移ろうとするのが通常であろう。しかしながら，広汎に良心上の反対を受けるような異例の要請をもつ患者，あるいは保険に入っていない患者の場合には，そうした解決も容易ではないのである。

　要するに，判例は一般的に，能力ある患者の生命維持医療を拒否・中断する権利を支持している。〔と同時に〕ほとんどの裁判例は，患者の決定を覆すために説かれる４つの国家的利益があることも認めている。しかし，当該患者が末期的疾患を患い，あるいは，身体的障害ゆえにそのクオリティ・オブ・ライフもかなり制限されている場合には，今日の判例はほとんど一致して，生命短縮の患者の自己決定を尊重している。〔これに対して，〕末期的患者でない場合，クオリティ・オブ・ライフが——患者当人の感じ方とは違って——耐えられぬほどに制約されているとは裁判所に認められないときには，判例がどのような判断を下すかは，それほどはっきりはしない。そのような事案こそが将来的に，ソア判決などで示された，広汎な自律志向的判決基準の可否を試すこととなろう。

　さらに留意すべき別の事案類型がある。即ち，折衷的〔妥協的〕な回復は可能ではあるが，そのための治療には相応の苦痛・鬱屈感がもたらされ，患者によっては死を選ぶかもしれないというような場面である。例えば，切断

事例がそうであろう。そしてこれまでに存在する〔これに関する〕幾つかの裁判例では，能力ある患者が足を失うというトラウマに苦しむよりも，死ぬことを求める意向をそのまま認めるのが通例である。さほど訴訟事例とはなっていないものとして，重篤な火傷事例があげられよう。そこでの治療は，極度に苦痛を伴う抗生物質の浴槽につかったりすることが求められ，また回復したとしても，容貌が大きく変わったり機能障害が残ったりすることもしばしばである。ダックス・コワートは，治療に際しての苦痛は，生存の価値を上回るものだと考えたが，彼の反対にもかかわらず14ヶ月にわたり治療を受けることとなった。同人は死亡を免れたが，盲目となり，聴力障害を負い，また四肢不全を患い，顔面には火傷の跡が残った。生活復帰の数年間は困難の連続であったが，ついに生きる価値を見出す生活を再生させることとなった。彼は結婚し，ロースクールを卒業し，そして自活することもできるようになったが，それにもかかわらず，医師たちは彼の治療反対の意向に耳を傾けて，治療を中止すべきであったと今でも彼は考えている。ブービア判決 [18]（注(6)）は，コワートの主張を支持する先例となるであろう。しかし，ヨリ不確かなのは，もっと予後が悪くないような火傷患者が治療拒否の要望を出した場合に，裁判所がどのように対処するかということである。

4. 自殺帮助及び憲法上の主張概説

少なくともクウィンラン判決（注(1)）にまで遡ると，裁判例及び評釈はしばしば，患者の治療拒否の権利は憲法上保護されたプライバシー権であることを示している。そして恰度生殖上の選択などが，憲法上のプライバシー権によって国家的介入から擁護されているように，このような示唆は頷けるところである。しかし，他方で憲法上の主張は余計なものとなりえ，厄介な代物（しろもの）であると述べる判決例・評釈類も存するのである。

憲法問題を議論するに際しては，3種類の事例を区別する必要があろう。すなわち第1は，無能力ないし無意識の患者に関わるものであり，治療拒否

---

(18) See, DAX'S CASE: ESSAYS IN MEDICAL ETHICS AND HUMAN MEANING (LONNIE KLIEVER, ED) (Southern Methodist U.P., 1989); ROBERT BURT, TAKING CARE OF STRANGERS (Free Press, 1979)1-21.

の憲法上の主張が，患者を代理する第三者によってなされるという場合であり，クルーザン事件（注（２）参照）がその例である。そのような「意思決定の代行」事例については次節で検討するが，ここでは，代理人に付与される意思決定権限は，憲法上支持されるとの主張を見ることになる。第２に，現在も能力ある患者が，治療の継続を拒み（例えば，人工呼吸器の抜去），又は新たな治療（例えば，火傷治療のための抗生物質浴槽への入浴）を拒否する場合である。最後に〔第３として〕，必ずしも重篤な疾患にかかっていないような能力ある患者が，疾患を治療せずに迎える死よりも早く（又はおそらく違う形で）死ぬことを求めるという事例が存在する。そのような人は，司法的介入を必要とせずとも生命終了をさせることはできるのであるが，もし他者に，生命終焉ないし安楽な死のための手助けを求めたらどうであろうか。例えば，ケネス・マッケイ（注(12)参照）は，鎮静剤の投与及び人工呼吸器の取り外しを他者に求めているし，また末期的癌患者は，医師に致死量のモルフィネの投与を求めるかも知れない。このような自殺幇助〔自殺支援〕へのアクセスについては憲法上の主張がなされているところであるが，連邦最高裁はそれを承認してはいない。[19] 以下，これら３つの事例を順に議論していくこととしよう。

　第１の部類の事例は，無能力の患者の代理というものであるが，２つの相異なる形で生じうる。すなわち１つは，患者に意思決定能力のある早い段階で確定的に述べられた，患者自身の治療拒否に関する考え方のはっきりした証拠に従うだけという場合である。かかる指示は，代理人のものというより患者自身のものであって，憲法上尊重に値するものである。もちろん，その証拠の説得力について疑われ，また患者自身が過去のある場面で表明した意思をその後の別な場面にも適用するつもりであったかどうかも怪しいこともあろう。結局，そのような疑問が帰着するところとして，目下なされるべき決定について患者自身の意向を実際上窺えないということとなる。このことからして，本問題の２つ目の問いとして，われわれが患者自身の要望を知っているとして振る舞うためには，どの程度の確実性〔上述のような疑念がないこと〕が求められるかが，前面に出る。そしてそれが，クルーザン事件

---

(19)　Washington v. Glucksberg, 117 S. Ct. 2258 (1997); Vacco v. Quill, 117 S.Ct. 2293 (1997).

（注（2）参照）で基本的に問われたことだったのである。

〔事案はこうである。〕ナンシー・クルーザンは，自動車事故のために永続的植物人間状態と診断され，彼女の両親は，栄養・水分投与のチューブを彼女から抜くべく提訴したというのである。これに対して，ミズーリ州側は，それがナンシーの要望であるとの「明白で説得的な証拠」(clear and convincing evidence) がある限りで，医師はその要望に沿うことが求められると述べ，ミズーリ州裁判所は本件の場合には，その要件を充足していないと判断した。そして連邦最高裁もこれを支持して，憲法上，もっと緩い証拠法上の基準を採ることは求められていないとした。さらにヨリ重要なこととして，同裁判所は，医療に関する意思決定の憲法上の権利が仮にあったとしても（それについては，裁判所は判断を留保する），デュープロセス条項上，その権利が「患者自身以外の第三者」に付与されるわけではないことを明らかにしている。立法論として，そうした場合に近親者に意思決定権限を与えることが賢明であるかも知れないが，家族のメンバーは，患者に代わって行為する憲法上の権限はないのである。何となれば，「患者自身が能力ある間に，現在のような昏睡状況の見通しになると告げられた場合にとるであろう意思と近親者の意思とが必然的に一致するとの保証はない」からである。

本件では，ナンシーが事故以前に両親（その他の第三者）を自己の医療に関する意思決定者として指定しておかなかった（これは，後述する如く〔D節1参照〕，医療に関する委任状を実行する際にはよくなされることである）ことが，この裁判所の判断にとって重要であって，かかる事案の下では裁判所の立場は確かに正当であろう。憲法上医療拒絶の患者の保護が認められるという主張は，自律ないし個人的プライバシーの観念に基礎づけられるのであり，その性質上州により指定される代理人には適用されないわけである。ナンシーに意思決定能力が失われた場合には，憲法によってそれを回復するわけにはいかず，彼女の両親には，彼女の投票権を行使できないのと同様に，〔医療拒否に関する〕憲法上の権利行使もできないわけである。[20]

本判決には，また別の意義もある。すなわち，医療拒絶の指示又は代理人

---

(20) See, Ira Ellman, *Cruzan v. Harmon and the Dangerous Claim that Others Can Exercise an Incapacitated Patient's Right to Die*, 29 JURIMETRICS J.L. SCI. & TECH. 389 (1989).

指定もしなかった無能力の患者に,全ての利用できる医療を施すべきではないことについては,誰もが同意するところであろう。〔しかし,〕そのような患者に代って意思決定を行う手続及び指名された意思決定者が行動できる範囲の確定については困難を伴う。事案は多様であり,その限界画定の詳細を定めるに際しては,厄介な政策選択を必要とする。なぜならば第1に,採用するルールが医師や病院の行動に影響し,それが法廷外の他の患者にも関係することも考慮されなければならない。また第2に,政策判断は,医学知識・医療技術の（屡々）急速な変化にも左右されることもある。さらに,第3として,幾多の州の司法・立法で示される種々の解決策を備えた諸経験から学ばれることも多いであろう。〔従って〕憲法を援用しつつ,統一的な国家ルールを課して,（国家的な医の倫理委員会的に機能する）連邦最高裁の判例によってのみ変更できるとすることは,ほとんど役立たないものとなろう。

第2群の事例,すなわち,現在能力ある患者が生存のために必要な医療を拒むような場合はどうであろうか。ここでは,患者自身で行動しており,憲法上の主張はヨリ妥当するであろうが,それは余計な議論であることも多いだろう。憲法上の権利は,政府の行為からのみ個人を保護するのである。しかし,暴行（battery）の訴権を通じて判例法上古くから,個人は,医師や病院などの私人に対しても,その物理的介入について権利主張できることが認められている。おそらくそのような権利は絶対的ではないが（判例上,幾つかの例外が認められている）,憲法上の権利とて同様である。生命維持及び自殺防止に関する国家的利益により,憲法上の権利が制約されることは,それが暴行訴権の被告を保護するのと同様である。そしてもし,憲法法理に言及するか否かに拘らず,こうした拮抗する因子との衡量がなされるのであれば,憲法の議論によって何も付加されないこととなり,その点を認識している裁判例も幾つかある。例えば,ニュージャージー州最高裁は,判例法上〔私法上〕の原理にのみ依拠して,当初のクインラン判決（注(1)）でなされていた憲法上の議論を廃棄している（コンロイ判決）。また,グラックスベルク判決（注(19)参照）でも,連邦最高裁は,クルーザン判決（注(2)）で認められた権利は,医療を「加害行為」〔暴行（battery）〕とする判例法理に依拠するものであると指摘されている。

---

(21)　In re Conroy, 486 A. 2d 1209 (N.J. 1985).

憲法的主張が重要となるのは，第3の事例群であり，そこでは，自殺幇助が関わり，伝統的な判例法理の域を越える場面が問題とされる。すなわち，判例法では他者の死を支援する権利を——たとえその者の要請があっても——認めておらず，被害者の同意は，殺人の抗弁〔正当化事由〕とはされていないのである。しかし一定の場合には，正当化されることもあるのであり，今日のオレゴン州がそうであるように州がそのような抗弁事由を認める場合がそうである。すなわち，オレゴン州の尊厳死法（Death with Dignity Act）は，医療提供者に対して，一定の手続上の防衛手段を講じた後，末期的疾患により6ヶ月以内に死亡が見込まれる者が，「自己の死の意思を明示的に述べて」，致死的一服を書面で要請した場合には，致死的な「医療」を行ったことについて，民事・刑事責任から保護されるように取り計らっている。オレゴン州の処置に関しては，熱い議論が繰り広げられている（当初は1995年に僅差の票で制定されたが，実際に施行されたのは，1998年のことであり，それは憲法上の主張〔第2の公共的声である〕を受け，また連邦薬事法上の規制に違反するか否かにつき連邦政府による審理を受けつつも存続した後のことである）。〔しかし，〕人工呼吸器に繋がれた四肢麻痺のケネス（注(12)）のような者に対しては，それも助けにはならない。なぜなら，同人の場合には6ヶ月以内の死は見込まれておらず，また自ら致死的一服を摂取することもできず，同法によっても，他者に服用させる者の免責は認められないからである。しかし，かかる制約があっても，オレゴン州法は，他のアメリカ各州のものよりも踏み込んだものとなっている。

　従って，グラックスベルク判決（注(19)）の如く，ワシントン州のもっと一般的な法律——すなわち，「知りつつ他者の自殺企図をもたらし又は支援する」場合には，重罪となり，5年以下の禁錮に処罰されるとする——に対して，実体的デュープロセスの見地からの攻撃を検討する際に，問題状況は切実なものとなる。そのような攻撃は，生命の終焉を求める末期的疾病に罹患する患者に対して支援することが阻まれることに不満を述べる医師たちによってなされている。そしてもし，裁判所がそのような支援を形式的に否定するのであれば，その帰結として，憲法により各州はオレゴン州以上の措置を採ることが余儀なくされるのである。

---

(22)　Ore. Rev. Stat. § 127.800.

本件問題を狭く定式化して，本判決は，デュープロセス条項によって保護される自由の中に，「自殺する権利」さらには「自殺支援への権利」が含まれるかどうかになるとし，このような問いに対して「否」と答えている。5人の連邦最高裁判事が〔グラックスベルク判決の〕法廷意見を述べているが，9人の裁判官は全てそれに同調している。すなわち同判決は，保護される自由に属する権利の多くは「個人的自律の下に数えられる」ことに同意しつつも，重要な個人的意思決定は全て保護されるという「上滑り的結論」は否定している。そして，歴史的に一貫する自殺幇助の刑罰化に依拠しつつ，それは保護領域の埒外にあると結ぶわけである。かかる結論は，妊婦に対し，中絶〔保護領域内の自由〕のために必要な医療的支援へのアクセスを妨げる規制から〔中絶の自由を〕保護する判例は適用されないとするものである。かように，より厳格な審理基準まで要求せずに，本判決はワシントン州における自殺幇助の禁止に必要とされる合理的根拠があるかどうかを検討して，禁止のための4つの妥当な理屈づけがあると判断したのであった。

　すなわち，同判決では，第1の人命維持に関する国家的利益の中には，第2の国家的利益とされる自殺防止に関する利益も含まれるという，妥当な処理をしている。先に見たマッケイ判決（注(12)）及びソア判決（注(14)）のような州の裁判例では，この第2の国家的利益は，自殺を求める者の「生命の質」に比例するものであると捉えられている。グラックスベルク判決はこのようなスライド式の見方を採用することを妨げるものではないが，本件事案でのワシントン州はそのような立場を採っておらず，（他州の法律同様）自殺幇助の禁止にはスライド式の例外は認められてはいない。そして同判決では，州側は生命の質の判断に影響されない人命維持の利益を主張できることが再確認されており，その結論を導くに際しては，自殺行動を起こしやすい重篤な疾患患者が経験する苦痛・憂鬱につき医師が適切に対応できないことも多いという懸念に基づくところがある。要するに，裁判所は，ワシントン州のルールは，患者の生命の質改善を，生命の終了よりも優先させるという政策を合理的に表現していると考えたわけである。同州では，適切な治療が提供されれば延命を望む人々を殺してしまう"過ち"よりも，生命が実際上改善されない人々を生かしておく誤りのリスクの方が選択されているわけである。そのような誤りの蓋然性は経験的問題であるが，それについては充分なデータはなく，かかる場合には，ワシントン州の選択を非合理的だと論ず

るわけにはいかないであろう。

　裁判所が認める, その他の3つの政策もすべて合理性の基準を充たしている。〔すなわち, 第2に〕医療専門職――これは裁判所によく登場する4役〔カルテット〕の1つだが――の高潔さ保護に関する国家的利益であり, 本件においては大いに意味を持つ。と言うのは, アメリカ医師会倫理規制では「医療の幇助による自殺は, 根本的に, 治療者としての医師の役割と相容れない」と定められているからである。(23)〔また第3に,〕弱者集団を, 搾取・放置・過誤から保護する国家的利益も関係すると捉えられた。すなわち貧困者, 高齢者及び身障者に対する偏見・無関心が, 医療費削減の圧力と結びつくことにより, 彼(彼女)らは, 意図的殺人との明確な区別の線が引けないような危うい法的スキームに置かれてしまうことにもなるのである。

　〔最後に第4として,〕裁判所は, 憲法上自殺の権利を設けることは, 広汎で受け容れ難い安楽死慣行に繋がりかねないというワシントン州の心配に注目している。そのような「滑り坂」的議論は説得的でないことも屡々だが, 本件の控訴審(本判決が破棄した, 全員一致の意見)で付随的にその趣旨のコメントが述べられて, 意図せざる影響力を持つこととなった。すなわち, 控訴審は憲法上の保護の線引きをして, 死を早める患者自身の決定のみを保障しようとしたが, 他方でその患者の権利は「適切に指定された代理意思決定者」によっても行使でき, また時には, 患者に代って第三者が致死量の薬物服用の管理をしなければならないこともあるとしていたのである。スーター裁判官は, 原審で説かれる患者の権利論は説得的だと考えたが, 多数意見に同調して, 死への願望が欠如し, 又は放置・強制の所産にすぎぬような患者の虐待・不当扱いを回避するために, 自殺幇助に対する明確なルールが必要であると論じた。つまり, 幇助による自殺の権利は, 難しい判断対象となる心理状態への言及又は誘惑に駆られるゲートキーパーによっては限界画定できるものではないと述べる。これは, 既述した(A．3節参照)許される受動的安楽死と許されない積極的安楽死の議論――すなわち, 前者の方が性質上後者よりも悪用されにくいとする議論――と相似する考量である。

　同様の議論は, 類似するヴァコ判決(注(19)参照)における同調意見を述べたスーター判事によってなされている。本判決は, ニューヨーク州(さら

---

(23)　A.M.A. Code of Ethics § 2.21 (1994).

には他のすべての州）が，自殺幇助（これは犯罪である）と生命維持治療の拒否（これは許容される）とを区別するのは，平等保護条項に反するとの原告の主張を斥けたものであり，その短い法廷意見は，この2種の場面の相異なる取扱いを正当化するために，意図及び因果関係における相違に依拠している。しかしこの区別は古典的だが弱いものであり，治療拒否する患者がそれゆえに自殺したとすることを否定したマッケイ判決（注(12)）及びソア判決（注(14)）で州裁判所が採った議論と基本的に同様である（そのような議論の批判については，前述C.3参照）。この議論は，スーター裁判官の同調意見で示された滑り坂議論ほど説得的ではない。

しかしながら，グラックスベルク，ヴァコ両判決は必ずしも憲法上の議論を終結させるものではない。スティーブンス判事も同調意見で述べる如く，自殺幇助禁止に対する表面的挑戦を裁判所が否定したからと言って，適用法律に対する挑戦が完全に封じられているわけではない。例えば，そのような禁止は，末期的肺癌患者の苦痛緩和のために——それが死を早めることを知りつつ——強いモルフィネを投与する医師をも射程に含めるように読める。そうした場合に刑事的訴追が行われるものかははっきりしない。しかし，訴追されたとしても，スティーブンス裁判官及びオコナ裁判官（彼女も多数意見に賛同した5人の判事の1人である）の意見を前提とするならば，憲法上の検討に耐えられない〔従って刑事責任は否定される〕であろう。

D （その2）意思決定能力を欠く患者の場合

1. 事前的指示を行う患者

大部分の州では「自然死」法と呼ばれる法律を定めており，そこでは，特定の状況下で希望する医療に関する願望である「リビングウィル」を実現させることを認めている。さらに，リビングウィルに代わるものとして医療上の代理権授与——すなわち，本人が意向の表明ができなくなった場合の医療上の意思決定を行う代理人を指名する手続——がある。1つの書面で，この両者を意味することもあり，その場合には，本人に代わる代理人を指名し，また意思決定者〔本人〕の希望に関する特定の指示をも含む。そして，これらの書面は「事前的指示」と呼ばれている。クルーザン判決の後に，連邦法

は改正されて，病院，ナーシングホーム施設，ホスピス，事前支払式の医療機構に対して，こうした患者の医療拒否の権利及び事前的指示に関する権利の書面による情報提供を行うことが義務づけられており，また患者がそのような指示を行ったか否かについて診療録に記録すべきこととされている。[24]

a．リビングウィル

　初期のリビングウィル〔末期状態時に生命維持治療の中止を求める意思を，事前に（意思決定能力ある時に）表明しておく文書〕法律には，しばしば制限的規定が含まれていて，その有用性の多くを減殺していた。例えば，旧キャリフォーニア医療・安全法典では，「当該手続が行われるか否かに拘らず，死が差し迫っている状況であるのに，死の時点を人工的に先送りするためだけになされている」医療手続を取り止める場合に絞ってリビングウィルを認めている。[25]従って，今後何年も無意識で生き続ける持続的〔永続的〕植物状態患者には，本法律は適用されないのである（現にカレン・クインランは，呼吸器が取り外された後も，10余年近く経てから死亡した）。リビングウィル法が初めて制定された折に立法者が抱いた警戒を反映する，このような障害〔限定的要件〕は，今ではほとんど廃棄されている。現行キャリフォーニア法も，「死亡のプロセス及び不可逆的な昏睡，永続的な植物状態を伸長させるためだけになされる，（昏睡ないし末期状態の患者に対する）医療的介入行為の中止一般」を射程に含むリビングウィルを認めている。[26]しかしながらリビングウィルは，なお限定的意義しかもっていない。すなわち，そこでは，生命維持治療の中止だけしか認められていないとすると，末期的癌患者の苦痛を緩和するための人道的モルフィネ投与のような積極的行為についての根拠は提供されないのである。さらに，近年増加している事例である，末期患者ないし永続的植物人間ではないが，非常に衰弱し苦痛もひどく，精神的な合併障害を受けた状況の患者である場合も対象とはされていない。そのような幾つかの例は，後に議論する事例にも登場する。

　リビングウィルは，自律原理論者からも批判されている。即ち，同原理は，

---

(24)　42 U.S.C. §§ 1395cc (f)(1), 1396a(a).

(25)　かつての Calif. Health & Safety Code § 7187 (c).

(26)　Calif. Health & Safety Code § 7186.

患者の現時点での意思決定の尊重を正当化できるが，かつて直接的に体験したこともない状況下の将来の時点で，してもらいたいことを，予め期待しようとする「事前の指示」に対しては，充分な根拠づけを提供しないとされるのである。能力ある者の利益及び価値は，彼（彼女）らが能力を喪失した場合においても，なお意味を持つのであろうか。もしそうでないならば，現在の人格の運命を，過去の人格〔自分〕の手に委ねてよいものであろうか。(27)〔そして〕将来に起こり得る状況及び望んでいる医療の記述が，リビングウィルに特定して詳細になされればなされるほど，「事前の指示」に拘束される将来の自分にとって重要な事実について，現在の自身が無知である蓋然性も大きくなるであろう。他方で，意思決定の一般的指針又は原則しか示さないような事前指示の場合には，将来の自分は，その指示の解釈責任者（現在の自分は知ることもできない医療従事者であろう）に委ねられることとなろう。J. ティノとJ. リンによる調査によれば，4804人の末期的疾患患者の内で，688名のみが事前の指示をしており，そのうち将来の医療の指針たりうるほどに明確な指示がなされているのは，ほんの22名だけに止まったとのことである。(28)

b．継続的代理委任状

ほとんどの者にとっては，本人によって選ばれた家族の者や友人に医療決定権能を付与する「継続的代理委任状」の方が，リビングウィルよりもよい選択肢である。（代理委任状は，本人が無能力となった時でも代理権が継続する旨明示されているときに「継続的」なものとなる。そのような言及がなければ，無能力となった時点で，代理権は消滅する。）一般的な継続的代理委任状は各州法で規定され，典型的には本人の財産問題に関する権限付与のために用いられているが，これと区別される「医療」代理委任状を定める州も幾つかある。またそのような明示的規定のない州であっても，一般的代理委任の包括的文言の合理的解釈として，医療上の意思決定権限をもつ代理人の指定も含まれると考えられていることは，州判例でも述べられるところである。つまり，以上のいずれかの形で，医療に関する代理意思決定者の指定が，

---

(27) See, John Robertson, *Second Thoughts about Living Wills*, 21 HASTINGS CENTER REP., Nov.-Dec. 1991.

(28) *Living Wills Are Rarely of Aid, a Study Says*, NEW YORK TIMES, 4/8/97, at A9.

多数の州で認められ，リビングウィルを巡る難点の多くは回避されている。かくして，本人は，すべての事態を予測しかねる事前の明示的指示によるよりも，むしろ同人の価値に通じた身近な者の判断に委ねるわけである。

医療上の代理委任状に関する州法は，リビングウィルの場合と同様に，対象を末期的疾患，永続的昏睡，又は持続的植物状態の患者に限定するものが多い。加えて，医療と区別される栄養・水分補給の場合を限定したり対象としなかったりすることも屡々である。さらに，リビングウィル法は，妊婦患者への適用が控えられる（又は制限される）ことも多い。

2. かつて能力のあった患者で，事前の指示をしなかった場合

ほとんどの患者は，事前の指示文書の形式をおよそ備えておらず，同文書がある場合でも，問題となる個別の状況につき定めていないことも屡々である。ではそのような（事前の指示のない）患者に対して，どのように医療意思決定をしたらよいのであろうか？　彼（彼女）らのありうる意向に関して何らかの証拠に依拠すべきなのであろうか。それとも彼（彼女）らにとって最善であると一般的に考えられることに拠るべきであろうか？　裁判所は，この２つの相容れない方向性の間で区々に別れている。すなわち一方で，自律原理に基づき，できることなら，患者自身の選択によって治療中止決定を基礎づけようとする。しかし他方で，かなり異なる状況下において取り交わされた非公式の会話の言葉から，正式な形では表明されたことのない意思を推認しうるかどうかについては──特にその意向が多くの患者の考えることと異なる場合に──大きな疑問が呈されることとなる。

そしてこの緊張関係は，無能力の患者に関する意思決定を巡る２つの相対立する法準則に反映されている。すなわち，客観的な「最善の利益」基準では，いかなる行為が患者の最善の利益に添うのかを検討する。〔他方で〕多くの裁判例が支持する「代替的判断」ルールにおいては，もし当該患者が無能力にならなかった場合に行ったであろうと考えられる決定と同様のものを，裁判所が行おうとする。そしてこの代替的判断アプローチを（事前の指示も残さないが）かつては意思決定能力があった患者に適用するに際しては，裁判所は，死の問題に関する，当該患者の価値観・選好について利用できる証拠を検討しなければならないのである。

ニュージャージー州は代替的判断アプローチを支持する主役的存在であるが，他面で，患者の見解が把握できない事例においては客観的評価を認めている。ニュージャージー・ルールの展開の発端となったのはクインラン判決（注（1））であるが，その事件では，ニュージャージー最高裁判所は，カレンが，末期的疾患患者に対する思い切った措置に関して，普段の日常的会話として述べていたことは，「遠くかけ離れていて，個人的見解でもない」とし，それゆえ「充分な証拠力を欠いている」と述べている。それでは，代替的判断アプローチに従うならば，生命維持を終了させる旨の患者自身の立場を基礎づけることができず，生命は維持されなければならないことになるのであろうか，それとも代替的判断は廃棄して，客観的な最善利益基準によるべきなのであろうか？　ニュージャージー・ルールが最終的に行き着いたところとして，裁判所は，患者の蓋然的意思が，正式の事前指示よりも弱いものであっても，相応の軽い意味を与えつつ考慮できるとしている。かかる調整的アプローチは一対の同年の事例〔ジョウブズ事件とピーター事件〕(29)によって展開されたものである。

ピーター事件は，65歳のナーシングホーム患者が，不可逆的昏睡状態に陥ったという事案で，その状態で「限りなく」生存し続けうる状況であった。問題は，生存に不可欠の栄養・液体〔水分〕を供給する鼻腔胃管〔チューブ〕を抜去するか否かであったが，裁判所は，彼女〔当該患者〕がその抜去を望んだことの「明白で説得力ある証拠」があるならば，はずすことができると述べた。そしてこれは，クルーザン事件（注（2））でミズーリ州側が適用し，連邦最高裁が憲法上も許容されるとしたものと同一の基準であり，本件では，クルーザン事件と異なり裁判所がその基準は充足されているとした。本件では，彼女が意思決定能力を失う前に，その意思が明確であったとされるのみならず，彼女は友人を指名して医療上の代理委任状の実施を行い，その友人がその後，チューブの抜去を指示したのであった。裁判所は，本件チューブの抜去は，患者の寿命への影響や治療の利害得失の客観的衡量を検討することなくなしうると判じた。患者自身の意思が十分確実なものとして示されており，さらに検討する必要もないとされたわけである。

これに対して，ジョウブズ事件では，立証上の基準は充足されていない。

---

(29)　In re Jobes, 529 A. 2d 434 (N.J.1987); In re Peter, 529 A.2d 419 (N.J. 1987).

事案は類似したもので，31歳の女性が自動車事故の後に昏睡状態となったが（流産手術中の酸素欠乏による），腹部から挿入された空腸チューブにより必要な栄養が供給されて生命維持がいつまでも続けられる状況であった（判決時には既に7年間昏睡が続いていた）。問題は彼女の夫の要望どおりに，このチューブを抜去することができるかどうかであったが，ピーター事件と異なり，本件患者ナンシー・ジョウブズは，この要望に関する明白な証拠を残していなかった。裁判所は，ナンシーも同意しているとの夫の立証にも拘わらず，夫は彼女の利益に関して彼女自身というよりも彼〔夫〕の見方を示していると結論づけた。しかしそれにも拘わらず，医師たちは彼〔夫〕の指示に従ってよいと判示した。〔と言うのは，〕患者自身の指示がない場合に，「家族構成員は，——患者の人生観についての特別な理解，さらに患者との特殊の結合ゆえに——無能力の患者に代わる代行判断を行うのに最も適しているからで，われわれの経験則上，近親者が，患者の幸福につき最も関心を持つのが一般的である」〔ためである〕。ニュージャージー州が，患者自身が明白な指示を残していないときに，家族の判断に依拠することに好意的であるのは，クルーザン判決で支持されたミズーリ州ルールとは異なるものである。同判決で，連邦最高裁は，家族に依拠することにミズーリ州が慎重であることには，合理的理由があると結んでいたことを想起されたい。もちろん，ニュージャージー州における別の政策選択であっても，やはり合理的なのである。

　もとよりジョウブズ判決の意見においても，拮抗する方向性を看取しうる。すなわち，裁判所は当該決定を裁判所のそれでなく，ナンシー自身のものとして示したいという趣旨から，家族の判断に依拠することの基礎づけを，その者たちがナンシーの希望を判定できるという特別な能力に求めようとしている。しかし他方で判決では，誰も現実にはナンシーが望んだことについて自信をもって言えないと判断されたために，同人は彼女の幸福に「最も配慮しつつ」意思決定してくれる，「暖かく慈愛ある」家族がいるということを確認している。そして本件での難しさ——すなわち，彼女が望んだことを知ることができるかどうかという点——は裁判所にも明らかであったので，家族の医療中止の要請の権利を，患者が不可逆的昏睡状態である事例に制限して

---

(30)　529 A. 2d 434, at 445.

認めようとしている。もとより判決では,入院患者については,不可逆的昏睡との医学的判断につき病院予後検討委員会による確認を求めており,また病院以外の患者については(ジョウブズ夫人の場合,ナーシング・ホームにいたわけでこれに当る),2人の医師による予後確認が求められている。またさらに,家族からの指示に疑義を持った医師は,その決定を検討させるために後見人の選任を求めることもできる。このように,ジョウブズ事件のような家族の意思決定権限は,かなり制約されていて,ピーター事件のような患者の友人への代理委任の場合とは様相を異にする。結局のところ,ジョウブズ判決では家族(近親者)による生命維持医療の中止を,不可逆的昏睡で,ヨリ客観的な最善の利益基準の適用によっても,同様の結論が導けるような場合に限って,承認したわけである。

それでは,患者が昏睡状態ではなく(従ってジョウブズ判決は適用されない),また明確な指示も残していない場合(それゆえピーター判決も適用されない)には,どうしたらよいだろうか。ピーター判決で検討され,おおよそ支持された先例〔コンロイ判決〕(注(21)参照)が,この問題を扱っている。すなわち,クレア・コンロイは高齢のナーシング・ホーム患者であり,昏睡状態ではなかったが,重い永続的な,精神的・身体的障害を持っていた。しかも彼女は,明確な指示を何も述べてはいなかった。そして彼女の余命は,いかなる医療がなされるにせよ,1年未満と推測された(この点は後にピーター判決でも説明されるように,極めて重要であった。もし治療が施された場合に,余命が1年以上になるのであれば,生命維持医療の中止はなしえないであろう)。そして〔本件の如く〕寿命が1年未満のときでさえも,裁判所は,家族の生命維持医療中止の権利について,重要な限定〔条件〕を付している。つまり,患者が持つと思われる要望・意向に関する認識の程度に応じて,事例を2つに区分けしようとする。

〔まず,第1に〕患者が生命維持医療を拒んだであろう「信頼するに足る」証拠がある場合には(もっとも,それはピーター判決の「明白で説得力ある」基準を充たしていない。もし充たしているならば,もはや更なる検討をせずとも治療を終了させることができる),治療による生命伸長の負担が,そこから受ける利益よりも「極立って大きい」のであれば,治療を中止できるとする。患者の意向に関する証拠が十分に信頼できるかどうかの評価において,(カレンが友人に述べた発言を無視した)クインラン判決は誤っているとコン

ロイ判決では述べられるのである。というのは，そのような証拠は確かに「関係する」からである。しかし，そうした証拠の立証上の価値は，①先行発言・行動の離れ具合，一貫性，熟慮程度，②その当時の同人の成熟度，③当該発言の詳細さ次第で変わってきうる。〔他方で，第2に〕患者の意向についての信頼すべき証拠がない場合には，生命伸長の苦痛がその利益を「極立って上回る」というだけでは充分ではない。そのような患者に治療中止がなされるには，患者の苦痛は大きく，生命を維持することが「非人道的である」ことの認定が必要であると説かれるのである。

　ニュージャージー州最高裁は，この問題について他州のいずれよりも包括的に取り組んでおり，従ってその意見は当然のことながら影響力も大きい。それゆえに，そこにおいて治療中止の根拠原理として，自律原理が強調されていることを理解しておくことは重要である。このニュージャージーの3部作〔すなわち，コンロイ，ジョウブズ，ピーターの3判決〕は，治療中断の旨の見解を明示的に述べていないときに，容易に中断を認めていない。すなわち，当該患者が不可逆的昏睡の状況にはなく，治療すれば1年以上の寿命があるときには，医療は続けられなければならない。また非昏睡患者の余命が1年未満であっても，「非人道的」とみられる程に苦痛が大きくなければ，治療は中断されない（もっとも，患者が治療中断を望む旨の信頼するに足る証拠があるときには別である）。従って，ニュージャージー州は，患者の最善利益の客観的決定という見地からの治療中断の余地を認めているが，注意深くその射程を絞り込んでいる。補足意見を述べる裁判官も，この制限は大きいと述べ，その理由として，苦痛回避を患者の最善利益の客観的基準から強調してしまうことは，「他の考量事由をかなり減殺してしまう。……苦痛を恐れる以上に他者に依存することを嫌う人々もいる」〔ことに注意する必要がある〕としている。しかしながら，コンロイ判決の多数意見が苦痛に光を当てていることは，グラックスベルク判決でスティーブンス，オコナの両判事が述べた警戒と相通ずるところがあることも事実である。

　他州の裁判所は，2つの方向でこのニュージャージーのアプローチとは異なる立場を採っている。まず，ニューヨーク州は，クルーザン事件におけるミズーリ州と同様に，生命維持医療の中止を，患者自身による正当化〔承認〕の場合に限り，患者の意向がわからない場合の客観的考量の余地をほとんど認めない。このニューヨーク州の立場はオコナ事件によって示されたが，こ(31)

れは77歳の女性に関するもので，3年前の脳卒中の後は継続的に入院している（なお，卒中の前年に，大きな心臓発作も患っている）。医師達は一致して，彼女には重大な脳障害があり，——昏睡ではないが——もはや永続的に医療に関する意思決定への参画はできなくなっているとしている。彼女は単純な命令（「回れ右」等）に応えることはでき，時に椅子にすわったりもできる。しかし，開口部の反射作用が失われてからは，食事を嚥下できなくなり，この事件が提訴されたわけである。つまり医師側は，鼻腔胃管を挿入しようとしたが，彼女の二人の娘はそれに反対した（娘たちは，そのチューブなしには，メアリ〔患者〕は脱水又は飢餓のために死亡することを理解している）。メアリ・オコナが，脱水・飢餓の苦痛を感受する能力があるかどうかははっきりしないが，医師はともかく彼女に苦痛緩和剤を用いることができると証言した。

　ニューヨーク州最高裁（Court of Appeals）は，娘たちの請求を斥けたが，それは，治療の終了は次の場合——すなわち，「当該患者に能力があり，意思伝達できるならば，そのように命じたであろうことの明白で説得的な証拠が示されているとき」——に限り認められるという基準によっている。メアリ・オコナは，能力があったときにこうした事柄について明示的な指示を残しておらず，娘達が依拠しているのはメアリの何気ない会話の中での，人工的な生命維持を望まない旨の示唆であった。しかし彼女〔メアリ〕は，食事・水分補給の中止について議論したこともなければ，「苦痛を伴う死をもたらすにもかかわらず」医療中止を望むかどうかにつき言及したことはなかった。かかる立証の状況では，ニューヨーク式基準は充たされないというわけである。メアリ・オコナの「自然のままに委ねたい」という発言は，他者の延命医療を見ての「素朴なリアクション」にすぎないのであり，また彼女の，他者の「負担」にはなりたくないという発言も，高齢者が「決まって述べる」言葉の類なのである。そのような発言で充分だとすれば，生命維持医療を受けるナーシングホーム患者はほとんどいないことになるであろう。

　ニューヨーク州最高裁は，「治療拒否の権利は患者にとって個人的なものであること」，「ニューヨーク州での司法的検討の対象は，患者の明示的な意向を確認して実現するところにあるに止まること」，そして「明白で説得的な

---

(31) In re Mary O'Connor, 534 N.Y.S. 2d 886 (N.Y.1988).

証拠基準によるならば，本件のような状況における生命維持の終了について患者が確固としたコミットメントを示していること」を強調したわけである。かかる基準はそれ以前の『フォックス兄弟』の事例では充たされることになるが，本件の場合は充足されない（『フォックス兄弟』は，「植物状態の人に対する人工呼吸器の使用に関して十分に道徳的・個人的見解を議論する」宗派のメンバーであった）。オコナ判決では，ニュージャージー州と違って，患者が永続的に昏睡，ないしは１年以内に死亡するであろう場合につき，ヨリ柔軟な基準を示すということはなかった。メアリ・オコナの場合にはそのいずれでもなかったので，問題は提起されなかったのであるが，オコナ判決の意見によれば——反対意見が指摘する如く——この問題について柔軟性を示唆する拠り所は見あたらない。ニュージャージー州の法廷意見は，ニューヨーク州の多数意見では顧慮されなかったのである。

　明確にしておきたいのは，オコナ事案では——延命医療でも人工呼吸器による補助でもなく——鼻腔胃管による食物・水分投与の中断が問題となっていることに，特別の意味づけがなされていないである。例えば，ジョウブズ判決では，空腸チューブ抜去の事例だが，それは，小さな腸の部分に直接的に栄養補給がなされていたことを想起されたい（この点，判決ではとりたてて留意されてはいない）。これが，固定された入院患者が経口摂取できるのに食事や水分の提供を取り止めようということならば，判例はきっと異なる形で対応したであろう。ほとんどの裁判例では，単なる食事や水の提供と人工的な「栄養」「水分」投与とで区別がなされているのである。すなわち，前者は決して拒否されてはならない基本的な人道的介護の一部であり，後者は撤回・中止しうる医療的措置の形態であるわけである。この多数の判決例のアプローチは，アメリカ医師会評議会意見とも平仄があっており，そこでは「疑いなく不可逆的な」昏睡状態にある患者に対しては，「諸種の生命伸長治療」の中断を認めており，その「生命伸長医療」には「人工的・技術的に供給される呼吸・栄養・水分」も含めている。

　鼻腔胃管脱着につき，食料供与というよりも医療として扱うことの適切さ

---

(32)　In re Storar and Eichner, 438 N.Y.S.2d 266, 420 N.E. 2d 64 (N.Y.1981)の手引きとして判断されたもの。

(33)　Opinion 2.18 of the AMA Council.

への疑念は，呼吸と類比することにより，消し去って〔それが医療であることを確認して〕おこう。すなわち，食事及び水は，空気と同様に人間の生活にとって基本的なものである。しかし，判例及び倫理学者は患者を気密性の高い部屋で窒息死させることを決して考えないことは明らかであるのに対して，自力呼吸できない患者から呼吸器を抜去することはルーティン化している。食事・水・空気の供給それ自体は医学的治療ではないが，患者が自主的に呼吸・摂取ができなくなった場合の供与の方法は治療行為となるわけである。そしてこの区別の実例を，既に議論したエリザベス・ブービアの事例（注（6）参照）に見ることができる。つまり彼女の最終的主張において核心をなすのは，快適に食事をしたいという意向である。そしてこの点を踏まえて，判決では，病院に対して彼女の意向に添わせて，人工的に栄養・水分補給するのを止めさせたのであった。〔だが〕彼女は，自主的に食事摂取できる時に，その餓死の放置を病院に義務づけることはできないだろう。しかし，鼻腔胃管の「医療的措置」の拒否は可能なのである。オコナ判決はあらゆる医療的行為に適用され，それが栄養チューブの事案であったことには言及されない。むしろ同判決の特色は，医療中断の可否の判断につき要求の厳しい基準を適用しているところにあり，患者自身が当該医療を求めている旨の相応の証拠を必要とするわけである。

　次にブロフィ判決（マサチューセッツ州最高裁）[34]もまた，ニュージャージー・アプローチとは異なっているが，ニューヨーク州の立場とは正反対である。〔事案は，〕ポール・ブロフィが永続的昏睡状態で嚥下もできないものの，栄養分・水分を消化器官に直接的に供給する胃管をつけていれば，さらに数年間生命維持できるというもので，彼の家族は，胃管の取外しを求めたが，病院側は拒んだというケースである。ポールは，リビングウィルも，医療決定の代理委任状も残していなかったが，家族によれば，動脈瘤破裂の後に病院で，彼は，「自分の美しい娘たちにキスもできないのであれば，"なし"になってもよい」と述べたとのことである（さらに，時期を遡れば，別の異なるコンテクストで，死についてコメントしていた）。ニュージャージー州でも，このようなブロフィの如き昏睡状態の事案では，ジョウブズ判決の説く家族の意向に配慮したであろう。しかし，マサチューセッツ州では本件判断

---

　　(34)　Brophy v. New England Sinai Hosp., 497 N.E. 2d 626 (Mass. 1986).

を昏睡患者に限定せず,さらに患者の意思に関する適切な証拠の有無もほとんど検討しなかった。そしてただ,家族からの指示を恰も患者自身のそれであるかの如く,「代替的判断」としてそれに応じたのであった。

確かに,家族の意向が良識あるもので,ポール・ブロフィの一般的人生観にうまく対応していることもあろうが,その決定は近親者のそれであって,ポール自身のものではない。それは,ポールが望んだであろうことであると同時に,彼にとってよかれと家族が考えたことでもあろう。このように,代行判断に関するマサチューセッツ式ルールは,——両州とも同様の言葉を用いるが——ニュージャージー州のように,患者の意思に関する明確な証拠ある場合に注意深く絞り込まれていない。ブロフィ判決の多数意見のアプローチに対しては,反対する裁判官から「代行判断を真の判断と混同する大変な過ちであり,そのような間違いは個人的自律に対する打撃となる。自律的選択の追認のような装いをもちながらも,パターナリズムが前面に出ている」と漏らされている。オコナ判決(注(31))においても明示的にこのブロフィ判決の立場は却けられて,「いかなる人も裁判所も,自らの受け入れられる生命の質の判断で,他者のそれに代替することはすべきでない」と述べられる。[35]

オコナ判決は多くの読者にとっては,警戒的にすぎるように映るかも知れないが,事例の中には屡々考えさせられるものがある。その後の事例で,ニューヨーク州事実審裁判官は——オコナ判決の立場を越えて——86歳の脳卒中患者で4ヶ月半昏睡状態にあり,永続的植物状態と判断された者から,栄養補給管を取り外す命令を下したが,同人の意思は明示的に示されていなかった。しかし発令後の週末に(医師が取り外す前に),その女性は目覚めたのである。彼女の医師たちは,枕もとに呼び寄せられて,彼女は覚醒していることを確認した後に,本件法的問題を説明した。彼女はそれを理解したため,医師は彼女の意思を尋ねたところ,「それは難しい判断ですね」と答えつつ,再度眠りについたとのことである。その後同裁判官は命令を取り消したとのことである。[36]

この事実審判事は果してオコナ判決基準を越えたのであろうか。ブロフィ判決,オコナ判決の双方の判示の仕方は,ニュージャージー州最高裁のそれ

---

(35) 534 N.Y.S. 2d 886, at 892.

(36) NEW YORK TIMES, April 15, 1989 at A15.

とは異なっており，また相互にも異なっているが，問題となった事案については，いずれの裁判所も同様の結論を導いたのではなかろうか。ニューヨーク州やマサチューセッツ州の法廷意見で包括的な言い方がなされているのは，おそらく，そのような一般的アプローチに異論を呈するような難しい事案に遭遇していないからであろう。本問題については，重い知能障害者のような意思決定能力が一度もなかった患者の事例を検討することにより，何らかの示唆が得られると思われる（マサチューセッツ州もニューヨーク州もそのような事案について判断しているのであるから）。

3. 意思能力が一度もなかった患者の場合

　過去一度も意思決定能力を有することのなかった患者に対しては真の代行判断アプローチを適用することは難しいように見える。尊重されるべき意思形成が文字通りできなければ，どのように患者の意向を捉えることができるのであろうか。それゆえ，そのような患者の生命維持医療を中断する理由としては，その治療継続が同人の利益にならないとの客観的判断があるように思われる。従って，ニューヨーク州のように患者自身の意思以外の理由から，生命維持医療を中止することに消極的な州においては，上記無能力患者に対しては治療し続けることになりそうである。例えばストラール事例（注(32)参照）を見ておこう。

　すなわち，本訴提起当時，ジョン・ストラールは52歳であったが，彼の精神年齢は18ヶ月であった。彼は5歳の頃から入院しており，母親（77歳）は「ほとんど毎日」面会に訪れるという状況である。彼は膀胱癌を患っており，医師は当初，母親の同意を得て放射線治療を行った。その後症状は緩解したが，9ヶ月後に癌は再発して，末期的なものと診断されている。かかる状況の下，医師はストラールに輸血を行おうとしたが，失血回復のためには8日ないし15日毎に，2袋分の輸血が必要であった。この輸血は癌を治療するものではないが，そうしないと，彼の血液中の酸素は失われ，そのために心臓の負担が増大し，昏睡症状をももたらすものであった。〔他方〕「輸血を行えば，エネルギーを得て，いつもの日常活動のほとんど——例えば，食事の摂取，シャワー，かけっこ（さらにはタバコの吸いさしを盗んで食べたりするいたずらも）——を再開することができた。」

いかなる治療を施そうが，ストラールは3ヶ月ないし6ヶ月後には死亡するとされており，〔しかし〕輸血をしなければ，もっと早く死ぬのであった。彼は治療目的を理解することができず，しばしば抵抗もしたが，医師側が言うには，彼の懸念を除去するために，輸血前には鎮静剤が与えられていた。しかしながら，母親がこうした治療に反対したのであった。裁判所がまとめるところでは，彼女の主張ははっきりしており，息子〔ジョン〕が本件輸血を嫌っていることは明らかであり，それを避けようとしているから，何も手を加えるべきではないというものであった。これに対して，医師側は輸血医療を承認すべく命令を求めたのが本件であるが，事実審では母親の主張が認められた。しかしニューヨーク州上訴審ではこれを覆したのである。

ニューヨーク州最高裁の立論は必ずしも洗練されたものではない。ジョン・ストラールの意思を指針とする可能性は否定して，本件を子どもの親が治療に反対する事例に類似して扱おうとしている。そして裁判所は合理的な治療の選択肢における親の意思決定を推測するわけにもいかず，「生命が脅かされている状況で，子に対する治療を全て否定するということはできないだろう。失血死しそうな子どもに対する輸血を拒もうとする親の事例が，古典的な例である。」と述べる。ストラールは末期的癌を患っており，同時に血液喪失ゆえに生命短縮の危険があり，「大した苦痛を与えることなく」それに対処できるにも拘わらず，その無能力ゆえに，治療を嫌っているという事態なのである。

では，ストラール判決から，ニューヨーク州ではすべての場合に無能力者の治療義務が導かれるであろうか。おそらくそうではないだろう。同判決の意見では，輸血の健康増進効果及びその相対的に有益な性質が重要だと考えられ，裁判所自らが当該患者の利益の所在を判断したことを示唆している。そして確かに，この判決の帰結は客観的な最善利益の評価の結論でもあって，ニュージャージー州の裁判所も，本件事案の下では，同様の，結論を導いたことであろう。ニュージャージー基準では，一度も能力を有さなかった患者にどう対処するかの問題が留保されているが，指示を残さなかったかつて能力のあった患者の場合には治療が求められることになるのである。すなわち，ジョン・ストラールの余命は1年未満であるが，有益な治療を施すことができ，治療継続が「非人道的」となる程，大きな苦痛に晒されていないことは明らかである。彼の苦痛は緩和剤により対処できるものである。

〔では次に〕ストラール判決をサイケウィッツ判決(37)と比較検討してみよう。ここ〔後者〕では，一度も意思能力を持ったことのない患者に対して，代替的判断基準を適用しようとして，裁判所は患者の意思を知っていたという，かつて類例のないフィクションに依拠することを正面に出して治療中止を認めようとしているのである。

〔事案はこうである。〕ジョセフ・サイケウィッツは，出生時から相当な知能障害をもっており，本件が問題になったときに彼は67歳であったが，精神年齢は2歳8ヶ月であった。話すこともできず，全て身振りやうなり声でやりとりしていた。同人は1928年からベルチャータウン州立学校にて生活しており，家族もいなかった。そしてサイケウィッツは白血病にかかったが，それに対する唯一の治療は，化学療法だけしかなかった。彼のような状況にある患者の約半分は，化学療法によってその症状は緩解するが，多くの場合には何ヶ月か後に再発する。〔しかし，〕化学療法を施さないと，同人はせいぜい2ヶ月間生存できるだけであり，数週間の命かもしれないとされた。また化学療法には当然のことながら，屡々重い副作用があり，本件のような場合には，吐き気，膀胱炎症，しびれ・麻痺，手足の痛み，脱毛などが現れる（こうした副作用の中には，別の薬によって抑制できるものもある）。「サイケウィッツのような立場にあるほとんどの者は，白血病を進行させるよりも，化学療法の副作用を受忍することを選択する」ことは疑いの余地のないところであった。ところが，前記収容学校の申請による指定後見人は，サイケウィッツはもはや治療を受けるべきでない旨を説き，この主張は事実審によって容れられるところとなり，マサチューセッツ州最高裁もこれを支持した。

この結論を説明する法廷意見は，絶妙に自己欺瞞的なものとなっている。すなわち，ジョセフは本件治療に関する意思・理解・意見を形成する能力がないにも拘わらず，裁判所は，「代行判断を当該個人の価値・要望に調和させようとする努力を破棄すべきではない」と説くのである。これは一体どのようになされるのだろうか。ほとんど意味をなさない法廷意見だと思うが，サイケウィッツ判決の多数意見は，「当該無能力の個人に，もし能力があるならばなしたであろう判断でなければならず，しかも同人は今日及び将来ともに

---

(37) Superintendent of Belchertown State School v. Saikewicz, 370 N.E. 2d 417 (Mass.1977).

無能力であることを考慮せよ」と説く。数年後，かかるマサチューセッツ州のアプローチの踏襲を促された，ストラール事件のニューヨーク州裁判所は，もし無能力者に能力があったら何を選んだかを問うことは，「夏中雪が降ったら，それは冬なのかということと類似する」と述べている。

ではどのようにして，マサチューセッツ州は，そのような一貫性を欠く基準を適用していけるだろうか。本判決の意見は，必ずしも一貫したものではないが，部分的含意としては，指定後見人の意見を能力ある患者の熟慮した判断の如く扱おうとしている。同判決のこの部分は，患者の自律権の承認及びその治療拒絶の憲法的権利尊重の重要性を議論しており，確かに，ここでは，生命伸長の国家的利益と「寿命伸長による衝撃的コストを拒否する個人の利益」との調和という本問題を，サイケウィッツ自身が化学療法の副作用を受忍しないでおこうと決断したという形で解決しようとしている。つまりこの箇所では後見人に，仮想的に能力あるジョセフ・サイケウィッツの神秘的人格を与えているかの如くである。しかしながら，彼女〔後見人〕がいかに判決の基準を解釈しようとも，同人の決定はどのみち，彼女がサイケウィッツの立場にあったら自ら選択するであろうと考える結果の反映なのである。つまりそれは，事実上最善利益基準なのである。サイケウィッツ判決の問題は，事実上最善利益基準であるということではなく，代行的判断として裁判所が判断しているという見せかけである。つまり，その見せかけは，裁判所自身の判断ではなく，後見人により表現される患者自身の判断の適用だという形をとることにより，その責任回避の余地を認めるがゆえに問題があるのである。しかし後見人の判断は，自律原理からの特別の尊重が導かれるものではない（所詮それは，他者についての判断にすぎず，患者自身の判断ではない）。

サイケウィッツ判決の別の箇所は，こうした現実を承知しているかの如くである。すなわち，ここでは，後見人の要請をサイケウィッツの利益になるものとして正当化しようとするのである。しかし同人の立場に置かれた者はほとんど化学治療を望むということを，裁判所は認めているのであるから，かかる形での正当化は難しい。従って，治療を否定する事情が，一般的にはないのだが，本件には存在するということを言わなければならなくなる。そのようなものとして，裁判所は2つの可能性を指摘しており，それは第1に，同人の化学療法への協力の難しさということであり，第2に，「本療法により

緩解がもたらされたとした場合の生命の質」の問題である。〔しかし後者に関しては，〕サイケウィッツは，その精神的障害ゆえに，生命の質は低いから，他者にとっては許されるべき治療を控えて死なせてよいという考え方を，本判決は「強く否定している」。「生命伸長の可能性には，サイケウィッツにとっても他者に対するのと同等の意味がある。法の下での生命の価値は，知能程度とは無関係である……」というわけである。よって，残されるのは〔前者であり，〕サイケウィッツ事例に特有な唯一の事情として，化学療法の同人への影響及び同治療への協力の能力という点が浮上する。

　すなわち，サイケウィッツ氏の場合には，化学療法により生命や日常的事柄が「重大な破局的状況」となることについて理解することができないであろうから，「他者ならば，生きる力を引き出す拠り所となる状況認識もなしに，彼は恐怖を経験するであろうし，」「薬剤の緩慢な静注投与の際に，非協力的な患者に対してはその身体を抑制しなければならないという可能性」によっても問題は複雑化すると判決は述べる。しかし，同人の理解欠如だけを理由に治療拒否は正当化できないだろう。さもなければ，われわれは赤ん坊を治療するということもないはずだし，ニューヨーク州判例によってストラールが治療されたことも説明できない。本件での真の問題は，サイケウィッツの場合には，事態を認識できないために，「抑制」されなければならないという点にあるようである（R. バート教授も，その示唆的なコメントにおいて，少なくとも事実審では，化学療法施術の問題が治療中断の決め手となったと結論づけている。事実審判決記録に拠れば，裁判官が治療命令を出そうとしていた矢先に，証言に現れた主治医が以下の如くサイケウィッツとの苦闘の現実を語ったとする。即ち「病院で彼に近づいたならば，彼は激しく体を揺り動かし，意思疎通は全くできず，おまけに腕力はとても強い。従って，彼を抑制する必要があるのである」と説くのである。しかし，サイケウィッツの協力を，──彼がなじんだ病院スタッフの介添え又は鎮静剤により（ストラール事件で医師が用いた手段である）──とりつけられるかどうかを確定する努力がなされていない。〔この点につき，〕バート教授は，「これは，ジョセフ・サイケウィッツとの意思疎通を誰もやりたがらないことを反映している」と結論づけている）。[38]

---

　(38)　ROBERT BURT, *supra* note 18.

何故裁判所が，彼を死なせる前に，施療の可能性につき充分検討しなかったのかの理由ははっきりしない。しかし，（前述したように，）サイケウィッツのための決定というのでなく，彼自身の決定の実現であるとの「見せかけ」を裁判所が示すことにより，この「見落とし」がなされてしまったのだろうとも思われる。同判決の結論部分はまさしくその自己欺瞞性を示している。「本件のような事情の下で，生命維持の医療を拒む患者の決定を覆すに足る充分な国家的利益を見出すことができず，われわれは，患者のプライバシー権，自己決定権の実現をすべきものと結論する。」他者がサイケウィッツの生命に終止符を打てるかどうかという本件の問題を，彼自身の選択を裁判所としては実現させるかどうかという形に改鋳させる能力には，ただただ感嘆するばかりである。

絶えて意思決定能力を有さなかった患者の場合には，われわれは全く自律原理に依拠することはできないのであり，おそらく難問〔ハード・ケース〕であろう。サイケウィッツ判決のように自律原理への依拠を装ってもこの不可避の難問解決の手助けとはならず，治療中止を正当化する患者の利益の判定因子を客観的に確定するという問題は残される。

4. 重篤な障害のある子ども及び新生児の場合

a．子どもの保護に関する法的問題の一般的枠組

法的に見て，子どもの扱いは無能力の成人とは異なっている。成人の場合には，本人により代理委任状という形で特別に指定されるか，または裁判所により当該患者の後見人・保護者に選定されない限りは，他者がその者に代わって意思決定する法的権限はない。しかし，子どもの場合には，両親は——裁判所によって斥けられなければ——子どもの誕生とともに，そのような権限を取得して，保持することとなる。よって，患者が子どもの場合に問題となるのは，医療に関する親の個別の意思決定が，裁判所によって排斥されるべきかどうかという点である。子どもは自律的権利を持たず，通例親が代わって意思を表明して，法的に当該子どもの医療についての親の決定を——恰も能力ある成人の自らの医療に関する意思表示の如くに——決め手とする仕儀になっている。〔しかし〕果して，このような親の意思決定の尊重の仕方は適切であろうか。これが，以下に取り上げる事例で問われる問題であ

る。

　親の決定を覆す権限は，親の虐待から子どもを保護する州法に由来する。すなわち，法律に所定の「虐待」の事実が認められるならば，裁判所は通例，救済方法の選択について広汎な裁量を有しており，例えば，当該子どもの一時的又は永続的な両親との別居措置も含まれる。もっとも，医療上の放置（虐待）のほとんどの場合では救済手段は限られており，それは，親の反対を覆す形での当該医療の実施命令である。そしてそのような措置をとるために，裁判所は当該子どもにつき一般的もしくは個別疾患に限っての一時的後見人を選定することもありうるが，端的に親の決定を覆すことができる（それを越えては介入しない）。例えば，子どもへの輸血について両親が宗教上の理由から同意しない時に，子の生命保護のために必要として輸血承認する場合がそれである。

　親の虐待に関する法律は，通常は必要な医療を拒否する親の決定の場合に問題となるが，理論的には無益又は有害な医療がなされる場合にも検討の対象となりうる。この両方の可能性があることは，両親が標準的医療に替えて異例の代替治療手続を行おうとする事例で示されている。ニューヨーク州の最高裁（Court of Appeals）は，かかる事案について判断しており，[39]〔それは，〕癌の一種であるホジキン病〔悪性リンパ腫。トマス・ホジキンは，1866年死亡のロンドンの医師〕に侵された7歳の子どもに関わるものである。ジョウイ〔当該患児〕の両親は，主治医が薦める通常の治療――つまり，放射線もしくは化学療法――を行うことを拒み，「食餌・代謝療法及びレアトリル〔アンズやアーモンドの核から作る制癌剤とされるもの〕の投与」を行う，ジャマイカの医院に連れて行こうとしており，これについて，虐待である旨の申請がなされた。その結論が出るまでは，代替治療を支持するニューヨーク州の医師の下での〔代替的〕療法が続けられることとなった。〔しかし〕ニューヨーク州側の擁立した医師は，尋問における証言として，食餌療法は効果がなく，そうこうする内にもジョウイの病状は進行しており，――通常の医療ならば治癒する見込があるのに――放っておけば，本件ホジキン病は致命的なものとなると述べた。他方で両親側の医療鑑定（専門家）証人は，ジョウイはうまく食餌療法に従っているとして，同療法を担当する医師は，「少年の

---

(39)　In re Hofbauer, 419 N.Y.S. 2d 936 1053 (N.Y.1979).

状態がコントロールできないまでに悪化した場合には，通常の治療を施す可能性を排除してはいない」と説いていた。

ニューヨーク州裁判所の本件処理の仕方としては，両親側の代替療法を支持する医療専門家証言が事実上決め手となるとしている。つまり，両親の治療及び医師の選択に「大いなる敬意」が払われなければならないという基本的前提に深く依拠しつつ，裁判所は，本件代替医療がニューヨーク州で正当に免許を得た〔従って「受け入れられる医療判断を行うことができる」と州によって承認された〕医師によって行われ，問題の治療が「良識ある医療界で全く拒否されているわけではない」のであれば，本件虐待の請求は認められないと結論づけている。この結果に至るに際しては，ジョウイの父親が，食餌療法を担当する医師がもし通常医療を薦めることになればそれに従うと証言したことが，裁判所には「重要だ」とされたようである。

ホーフバウア判決（注(39)）でのニューヨーク州裁判所のアプローチは，支持する裁判例が皆無ではないが，他の多くの判例よりも親の権限を尊重するものである。そしてこれは，驚くほど酷似するチャド・グリーンの事例（二度裁判所に登場する）におけるマサチューセッツ州の判決例とも異なるものである。チャドの白血病は，化学療法に反応していたが，両親が主治医の知らないところで指示に違反して，その療法を中断すると再発してくるという状況であった。裁判所の命令によって，化学療法が再開され，その効果も発揮してくる頃に，両親側は化学療法を補うものとして「代謝療法」を行う——それは，レアトリル，ビタミン，酵素浣腸剤，葉酸を服用するというものである——ことについての裁判所の承認を求めたのが本件である。ここでも両親の方では，自身の立場を裏付ける医学的証拠を提出したが，州側の医師は強く反対して，とくにレアトリルは現実には当該子どもを害すると主張した。かくして，マサチューセッツ州裁判所は両親の申請を斥けたため，彼らはチャドを連れてメキシコに逃れ，そこでレアトリルを服用して化学療法は受けなかった。

確かに，意思決定能力のある成人の癌患者の場合には，医療関係者が一致して反対する代替療法（例えば，レアトリル，食餌療法や代謝療法）を求め

---

(40) Custody of a Minor, 379 N.E.2d 1053 (Mass 1978); 393 N.E.2d 836 (Mass. 1979).

て，通常の医療を拒む権利を持たせてもよいと考える者もあろう。そのような特殊の療法を求める成人の権利は，自律原理から導かれるところである。しかし，自律原理は患者自身によってなされる療法決定にのみ妥当するのであるから，子どものためになされる決定には適用されるわけではない。その場合の親の権限は，むしろ広義の親の特権の部分をなすものである。つまり，親たちは，その価値観，教育の選択，宗教的信条，子どもの養育哲学などについて広く立場が分かれており，多少の制約を付しつつそうした多様性を承認し保護していくのがアメリカ的なやり方である。子どもの養育上の選択は個人的領域に属し，個人的価値が保護されるべきであると考えられることもあって，かかるやり方が採られるのである。しかしながら，子どもは両親と等値されるわけではなく，その福利は重要な拮抗的関心事であるために，かかる両親の選択についてはそれが行き過ぎる場合には，制約が課されることとなる。

　両親の特権の尊重と子の福祉への配慮との間に見られるこの緊張関係は，アメリカ憲法にも反映していて，例えば，両親の権利に憲法上の価値を認めつつも，他方でそれを覆して，学校への出席や予防接種を義務づけたり，虐待する親の管理から引き離したりできる。ジョウイ・ホーフバウア（注(39)）やチャド・グリーン（注(40)）の場合にも，各裁判所は両親の特権と子どもの保護という拮抗する主張の衡量を余儀なくされているのである。裁判所がいつも全く同一に衡量するわけではないことは明らかなところであるが，この考量は各事案の示され方にも強く影響されることとなる。最終的には，ジョウイ，チャドの双方の場合とも，両親が通常の医療提供を拒否した結果として死亡することとなり，このことはマサチューセッツ式の捉え方を支持するようであるが（もとより，それを実現する権能はない），ジョウイの事例でニューヨーク州裁判所が直面したディレンマについては好意的に考えることはできる。つまりともかくも，両親の決定を擁護するための免許取得医師の証言を得ているのである。各々免許ある医師により薦められている拮抗する療法からの選択は，通例は，裁判所の選択ではなく，両親の決定〔選択〕を覆すためには，それなりに深くその選択判断に通じていなければならない。問題は，ニューヨーク最高裁が分析するように両親の権限尊重ということにあるわけではなく，むしろ州側の事実審弁護士が，両親が求めたレアトリル療法を科学的に非難するための説得的証拠を示せなかったところにあるわけ

である。

　しかし，そのような医学的証拠を裁判所に持ち込めばそれだけ，裁判官にその能力を越える医学的に拮抗する主張について判断を迫ることとなる。このような医療上の不確実性にいかに対処するかという問題はまさに多くの新生児事例に貫流しているのである。しかしながら，新生児問題については，その注目のされ方の大きさゆえに，連邦政府は子どもの保護を余儀なくされることとなり，まずそれは個別の規制により，続けて連邦議会の立法によってなされるに至っている。

b．新生児の場合の特別事情

　現代医療が大きく進歩した領域として，重篤な疾患をもつ新生児に対する医療技術の躍進を挙げることができよう。新生児の疾患の主たる要因は未熟児の出生にあるが，今では大病院の新生児集中治療室においては，受胎26週の未熟児であっても生存が可能となるに至っている。脊柱水腫や脳水腫などの新生児の障害を治す外科医療も進展している。しかしながらもちろん，重篤な疾患新生児が常に生存を保障されるわけではなく，また生存できることになったとしても，後遺障害が残ることとなる。さらには，現代医療によっても克服が難しい，精神障害のような先天的疾患も多く生じうる。加えて，多くの場合には，その治療の有無を問わず，かかる新生児の予後について医療側は自信を持って語ることは難しく，その治療は潜在的に重要な事実を充分に把握できないままになされざるをえない。かくして，重篤な疾患を有する新生児の医療にはしばしば難しい倫理的問題が生ずる。

　もとより，それほど処理が難しくないと見るべき事例も存在する。例えば，1982年に新生児ドウの後見事例で，インディアナ州（ブルーミングトン）の事実審判事は，ダウン症の新生児の腸閉塞事例——それは比較的珍しい先天的疾患だが，ダウン症児の場合には時々存在する——を扱っており，消化器系統が詰まっているために，食事の消化ができず，餓死するという事態に至る。外科手術によって，それほどのリスクもなく治癒することができ，現に通常出生児の場合にはしばしば行われている。〔しかし〕本件では，両親及び主治医は，外科手術を取り止めることを合意して，その出生児を死亡させたわけであった。かかる決定については，先例がないわけではなく，ジョン・ホプキンズ病院における同様の合意事例は医療界でかなりの注目を浴びた。

ブルーミングトン市の裁判官は，両親の決定を覆すことをせず，上訴がなされる前に子どもは死亡したわけである。本件を検討した者は，ほとんど例外なく，この裁判官の判断は誤りであったとしている。

すなわち，当該子どもの生命が――ブルーミングトン事例のように――危うくされる場合には（そして，特にその治療にはリスクを伴わないときには），親の治療回避の決定を覆すことは大抵支持される。外科手術を拒むために出される唯一の理由づけとしては，ダウン症という種々のレベルの知的障害に伴う子どもの苦悩が説かれた。しかしながら，子ども自身の利益から不治療を根拠づけようとしても，知的障害から正当化できるものではない。死んだ方がマシだと考えられるような重篤な障害もあろうが，ダウン症はそれには該らない。多くのダウン症の子どもは，教育，職業訓練からの受益能力を有し，雇用されてもいて，ほとんどの者は他者との関係を持ち，人生からの喜びを享受する能力を持つわけである。かかる予後を前提とするならば，他者の願望ないし必要性を充足するために延命治療を施さないことが適切であると考えられる場合に限り，新生児ドウのブルーミングトン事例における外科手術拒否は認められるということとなろうが，かかる法理を認める裁判例はない。

しかし，身体障害者の子ども養育により他の子どもの福祉が減殺されるかもしれないようなときには，そうした養育責任を回避したいと思う親がいる事情も理解できなくはない。とは言っても，上記事情は，身体障害の新生児について両親の決定を再検討する理由にはなっても，それを追認することには繋がらない。〔しかし〕重篤な疾患を持つ子どもに対する養育責任は，①その子どもの疾患・身体障害の状況，②家族の資力，③他の子どもが求めるニーズ如何によっては，家計を圧迫する負担になることは否めない。だが同様の問題は，もっと年長の子ども，さらには成人についても生じえて，成人の生命維持治療の同意なき終了は，その患者の死亡が他の家族にもたらす利益によって正当化することはできないのである。そしてこの点は異論の余地なきものと見うる。しかし他面で，国家が重篤な疾患ないし身体障害の子どもを養育する負担を軽減させるべく支援すべきだと説くことは充分ありえて，〔この見地から見て〕現在のプログラムは不適当なものが多い。もちろん，州によっては，親がそうした子どもに対する親権を放棄して養育責任から解放されうるとするところもあるし，身障児にかかる特別の費用について支払を

補助するプログラムにより，両親自らの養育を可能とさせている例もある。〔このように，〕疾患出生児を巡る家族の苦境については，包括的な種々の選択肢によって対応すべきであって，単に子どもを死なせることは——死が当該子どもの最善利益でない限り——妥当な解決策ではない。

　ブルーミングトン事例は，1982年に全米的な関心を集めたが，それは各地の妊娠中絶反対グループの抗議が，レーガン政権によって同情的に受け止められた頃であった。そして「ベイビー・ドウ」は重篤な障害をもつ新生児で，その治療に異論が出されるような場合を短く言う用語とされた（その連邦法上の規制については，いずれ検討することとする）。ただここで留意したいのは，ブルーミングトン事例自体が，倫理的に種々の状況の連続線における一方の極にあるということであり，もう一方の極には，無脳症事例（大脳がない新生児事例）がある。その場合に，脳幹が機能しているならば，なお生きているが，この重篤な欠損を治す医療方法はなく，死産となることも多く，そうでないとしても出生後数時間で——何をしようとも——絶命に至るのが通例である。その生存期間の短さに加え，無脳〔大脳欠損〕症児は自身を認識することができないし，況んや他人に話をすることはできない。〔従って，〕患児自身の利益の見地から導けることとして，その生存期間の最大化のために積極的な医療介入をするよりも，最小限の緩和ケアを施す方がよいと言えよう（患児は，主観的に痛みを感ずることはできないが，積極的医療介入に通例伴う苦痛の刺激に対して反射的反応を起こすことはありうるのである。そしてそうした医療は患児に何らの利益をもたらすこともないわけである〔及び伸長される日々から患児は喜びを引き出すことはできない〕）。

　このように，無脳症の出生児事例からわかることとして，出生児の利益に焦点を当てたからと言っても，医療が常に施されるべきだということにはならない。実際のところ，意思決定能力ある成人について自律原理が尊重されるのは，〔以下のような事情による。すなわち，〕その成人自身，治療を取り止めた方が自己利益に添うと判断する場面があるという前提に立つが，その判断が人によって区々であることも知られているところである。だから，各自がそれを表明できる限りでは，そうした要望に従うという自律原理に拠るわけである。しかし，新生児の場合にも——上記成人により判断が分かれると同様に——その状態・予後によってその治療の仕方も異なるのであれば，どのように対処したらよいのであろうか。つまり，前述の連続線の両極でな

く,その中間のグレイゾーンである場合には,拠るべき適切なルールとは何であろうか。

医療を巡る放置〔虐待〕の伝統的事例（注(39)(40)参照）において,裁判所の立場は必ずしも一貫していないことを既に見た。これらは両親が比較的に異例の治療選好をもっている事案であったが,もっと年長の子どもの医療放置事例でも,かかる場合は多い。例えば,ほとんどの親は拒まないような標準的医療につき,当該両親が宗教的理由から反対する場合などがそうである。[41] そうした場合には,新生児事例とはやや異種のディレンマが問題となっており,前述した倫理的考量の連続線上もっと中程に位置することとなる。つまり,新生児事例において,治療に反対する親の意思に依拠することへの躊躇は,親の選好の異常さよりも,新生児の生死が親の意向により左右されるところにあった。生死がはっきりせず,しかも不治療を基礎づけるために自律原理に拠ることができないときには,別途に考えることが適当であろう。かかる状況では,通常なら親の判断に委ねて怪しまない裁判所でも躊躇するが,その場合には,ニューヨーク州判例が能力のない成人患者に対して採った立場（前述注(31)(32)参照）による他はないのである〔すなわち,治療継続ということになりそうである〕。

しかしながら,かかる中間的領域でも新生児のために親の判断を尊重するという議論は,明確・直截になされている。すなわち,両親は子どものために医療決定を行う全権をもつことが通例であり,合理的な人々なら異なった判断を下すような事例においても,〔それとは異なる〕親の判断権限を覆す根拠はないのである。別の言い方をすればこうである。すなわち,両親の判断を検討する際に,それが正しい判断かどうかという問い方ではなくて,その判断が子の利益を慮る合理的な人々が下す一定範囲の判断枠に入っているかどうかという形で問題にすべきだというわけである。〔かくして〕このアプローチは,子どもにつき親の判断を尊重する伝統的立場とも整合的となり,単に賛同できないという理由だけで両親の判断に容喙すべきではないこととなる。しかしながら同時に,両親の判断は,親や（他の）兄弟の利益ではなく

---

(41) E.g., Hall v. State, 482 N.E.2d 1185 (Ind. App. 1985)（両親が宗教上の理由から抗生物質の使用を拒んで,子どもがバクテリア感染のため死亡するという事例）; Walker v. Superior Ct.,222 Cal Rptr. 87 (Cal. App. 1986) （同上）.

て，当該子どもの利益に依拠するものであることは要請されている。〔ただ〕親の判断の動機を知るために，その内面（内心）を知ることはできず，また内心を探求するような干渉的プロセスも採るべきではない。だから，当該決定が子の利益を思い遣る合理的親ならば下すものかどうかのみが問われることとなるわけである。

　しかし，そのような原則は，言うは易く，行う〔適用する〕のは難しいのかもしれない。例えば，脊椎披裂〔脊椎が口を開けて断裂している状態〕で生れてくる出生児の場合を考えてみると，その予後は実に種々に分かれる。多くの場合は，完全に治療することが子の利益に叶うことが明らかだが，病変が背中上部にあり，水頭症〔脳に水分（脳脊髄液）がたまり，しばしば重い脳障害をもたらす〕を伴う場合には（そういうことが多い），その患児の予後はそれほど好ましくなく，種々の合併症が生ずる場合もある。

　深刻な場合は，実にそうであり，臨床医は，その脳障害は極めて広汎なものであり，もはや人間的・社会的意思疎通もできず，話したり笑ったり，他者を認識したりすることもできないと結論づけることもある。脊椎の損傷ゆえに，もはや歩行のみならず，起居することもできなくなるのである。生命を伸長させ，限られた潜在能力を最大化するために求められる積極的医療を行うには，脳の血液路〔シャント〕設置，脊椎損傷修復，その他の問題改善のために数多くの手術が必要となる。しかしそのような積極的〔介入的〕医療を行ったとしても，その子どもの余命は限られていて，若年成人を越えるということは決してない。そしてそのような将来が確実に予見できるのであれば，その子の福祉のみに配慮する合理的な人々は，治療は行わないのが最善で，早く死を迎えさせた方がよいと判断することも明らかであろう。さらに，そのような限られた能力しかない子どもには，頻回の外科手術その他の介入的医療の苦痛・不快さを，耐えるに値するだけの利益を見出すこともできないだろうと考えられることも当然ありえよう。そして確かに多くの成人は，もし同様の状況になると告げられたならば，自らの判断で治療拒絶を選択することであろう。

　しかし問題は，医療上の予後が確実なものではないということである。すなわち，そのような場合には，当該子どもが医師の予測を越えて生存するのではないか（現に，そうなることも時にある），そして生命からの利益を引き出す能力をも生ずるとの期待がかけられることが常である。もちろん不確実

性は逆方向に作用することもあり，医師が予測するよりも事態が悪化することもありうる。そしてさらに，医師による子どもの将来の予測能力がヨリ不確実なものとなると，倫理的問題は一層厄介なものとなる。(1)生命伸長のために耐えられること，(2)伸長された生命を種々の障害及び能力不存在によってどれだけ割引くか，及び(3)リスクに対する選好如何のいずれにおいても人々は異なる（それにより，予見結果の評価が異なる）。さらに，(4)自身の場合とは対照的に，他者のために決定を下す際に，これらの因子の衡量の仕方についても見解は分かれる（とくに，かかる不確実な帰結が関わる決定を行うに際しては，生命を継続させる方向で誤ってもよいと考える度合いは人により異なるのである）。つまり，こうした不確実性の結果として，人々は，最良の判断は何かについてはもちろん，合理的な判断とされる範囲の捉え方についても，見解を異にするのである。殆どの難事例においては，多くの者が正しい判断と考えることでも，別の者にとっては，子の利益保護から導かれる合理的判断の選択肢の埒外であるとされることもあるわけである。

　この種の問題についての司法的解決は，連邦の立法的規制によって代替されている。1982年には，連邦政府は，1973年リハビリテーション法504条に基づく新たなルールを発表した（なお，同条はメディケア・メディケイド患者を受け入れる病院のように，連邦政府の支援を受ける医療プログラムにおいて，身体障害者に対して差別することを禁止している）。このルールによれば，病院は身体障害を理由に，新生児に対して医療を拒否することは禁じられている。判例は，この規律は，504条の意図された射程を超えていて，それゆえに無効であるとした。しかしその後，連邦議会は，子どもの虐待予防・対処法（Child Abuse Prevention and Treatment Act）について1984年修正を施すことにより，この問題を解決した。すなわち，修正法律によれば，州が連邦の資金補助を受けるための条件として，州の子ども保護局は，「医療上の放置〔虐待〕」の事例に対しても対応することを保障する旨の立法的・行政的基準を充たすことが求められている。そしてここでの「医療上の放置〔虐待〕（medical neglect）」には，「生命が脅かされる状況」にある障害児に対し「医

---

(42)　Bowen v. American Hospital Assoc., 476 U.S. 610 (1986).
(43)　Child Abuse Amendments of 1984, P.L. 98-457.
(44)　42 U.S.C. § 5106 (b)(2)(B).

学的に支持される治療を差し控えること」も含まれるとされ，また「医学的に支持される治療」とは，次の如くうまく定義されている。

　治療医の合理的医療判断として，その治療が有効に〔生命が危うくなっている患児の〕症状を改善・修復することが見込まれるような場合を指しており，以下の場合は該らない。

　つまり，治療医の合理的医療判断として，——(a)当該患児が，慢性的かつ不可逆的に昏睡状態である場合，又は(b)治療提供が(i)単なる死の引き延ばしである場合，(ii)患児の生命を危うくさせている症状の改善・修復に効果的ではない場合，若しくは(iii)その他患児の生命存続という見地から無駄である場合，又は(c)治療提供が，患児の生存という観点から事実上無駄に終わり，そしてそれ自体が当該状況下で非人道的となる場合に——当該患児に治療が施されなくとも，そこには含まれない。[45]

こうした連邦基準はかなり極端なものとなる。つまり，原則として，生命が伸長される場合にはすべて治療の継続が求められており，例外としてはっきりしているのは，新生児が不可逆的に昏睡の場合だけである。それでは，重篤な脊椎披裂を患う患児の場合はどうであろうか。その場合，治療により生命伸長はできるかもしれないが，苦痛・不快を伴い，それは伸長による利益よりも上回ると，多くの者は考えるのである。かかる場合に治療中止を導く柔軟性を持つのは，最後の条項(c)である。しかし他面で，その条項は適用されそうにはない（と言うのは，本件治療は「患児の生存の見地から事実上無駄だ」と結論づけることはできないからである）。本法律は，もとより解釈の余地を残すが，生命の伸長ができるかなり高価な医療であっても，いかなる治療でも継続すべきことを要請しているように思われる。またさらに考えると，本節の文言には極めて奇妙なところがある。なぜならば，それは「非人道的」治療の中止を——生命伸長が「事実上無駄」な場合に限り——認めるとしているが，患児の生存の可能性を高めるのならば，「非人道的」治療は続けられなければならないことになるから，この基準には明らかに，生命維持はいつも治療判断の支配的考慮因子であるとする見方が反映している。この見解を支持する者は多数いるかもしれないが，支持しない者も多数存在する。しかしながら，州の子ども虐待担当局がこの連邦基準に従うならば，伝

---

　(45)　42 U.S.C. § 5106 g (6).

統的ルールの下で親が広く有していた裁量の範囲を，相当に絞り込まなくてはならないこととなろう。

E　患者が求める「無駄」な治療の拒否

　患者の自律原理からすれば，患者の要求に応じた治療の中止は支持されるであろうが，医師ないし病院が取り止めようとしている医療を患者が求めた場合はどうなるであろうか。この問題はかつてほとんど聞かれなかったが，近年は頓に重要となっている。医療技術の進歩は，利用可能な治療の選択肢を拡げて，かかる事態を招いている一因と言えようが，他方で医療保険プランの変化ゆえに本問題に注目が集まっているのである。〔すなわち，〕すべての治療について出来高払い償還の時代には，医療提供者サイドには，要求された治療をすべて行う経済的インセンティブがあったが，〔今では〕頭割り制で償還されるに至っているために，逆向きのインセンティブが作用している。かくして，われわれは，むしろ患者が求める治療を医師サイドが拒むという対立——これは伝統的倫理的ディレンマの逆の状況である——に取り組まねばならなくなっている。この一般的課題は，本節で扱う問題よりも広汎であり，患者の医療保険が，（患者に有益な）高価な一連の治療をカバーしているか否かに関する論争については既に扱ったし（1章D.2参照），医療資源を合理的・倫理的に配分する医療保険考案の一般的問題も既に述べている（1章D.1参照）。ここでは，もっと限られた関連問題——すなわち，医療提供者は，当該治療が何らの医療上の便益も与えない（つまり「無駄である」）からという理由により，同治療を拒むことができるかという問題——を考察することにする。

　一見，この問題は難しくなさそうである。いかなる診断にも必然的に，一定の範囲の治療方法を考慮して，他の一定の治療を排除する決定がなされていると解される。〔例えば，〕胃にくる風邪と診断された場合には，虫垂除去の理由にはならないし，外科療法を患者と議論する倫理的義務があると説くのは無意味であろうし，ましてや虫垂切除手術の患者の希望に従うのはなおのことである。しかし別事例になると，そうはっきりしない。われわれは仮想的場面からヨリ現実的場面に歩みを進めて，次の事案を検討することにしよう。これは，母親が無脳症の新生児に対して機械的な呼吸補助装置を求め

た事例である。本件患児は，一定期間自力呼吸ができたが，ナーシングホームに転送させられて，呼吸上の危機が訪れる度に，病院の救急救命室に運ばれてきていた。〔しかし〕医師たちの所見は，大脳欠損の出生児はどのみちすぐに死亡するし，生きている間も絶えず意識がなく，見たり聴いたり考えたりする能力もなく，自己及び周囲環境を認識することもできないから，呼吸器による補助を施すことは医学的・倫理的に不適切であるというものであった。ところが裁判所は，病院は EMTALA（緊急的医療措置及び分娩法〔Emergency Medical Treatment and Active Labor Act〕）（第2章A.2.b（2）参照）の下での措置義務を負っていると判示した。これはおよそ立法者の意図しなかったところであるが，法律の字句の機械的適用により論理的に導かれるところである。すなわち，必要とされる呼吸補助は，本件病院が充分なしうることであり，救急治療部において呼吸困難にあるいかなる入所者に対しても，──その通常の症状「安定化」措置として──提供されるべきであるとする。このような結論は，EMTALA法を適用した裁判所としてはやむをえないところであろうが，このことは，本件での医師の（医療中止）判断を支持する者がほとんどであっても，それは生命伸長の可能性がないことによるわけではないことを示す。つまり，本件治療は，（胃にくる風邪に対して，虫垂切除手術がなされると同様な意味で，）文字通り「無駄」というわけではない。本件のような場合の倫理的コンセンサスは，治療による延命も限られており，その伸長された生命が患者に何らの意味ももたらさないときには，同治療は不適切であるという見方に基づいているのである。

　かくして，医療上の無駄に関する議論は，医療上の事実というより価値（観）を巡るものであることがわかるであろう。それゆえに，「医師は医学的に効果のない治療を行うことを法的に求められていない」旨明定する法律があればうまく解決できるというものではない。例えば，不可逆的昏睡と診断された86歳の患者につき，家族が人工呼吸器による延命を求めている事例を

---

(46)　In re Baby K, 16 F.3d 590 (4th Cir., 1994).

(47)　例えば，メリーランド州医療一般法典5－611条。同法典601条(n)項は，「医学的に効果のない医療」につき，「医学的に合理的に確かな程度で」「(1)当該個人の健康の悪化を抑制，減退したり，(2)同人の差し迫った死を抑止したりする」ことがない医療手続と定義される。

(48)　In re Wanglie, 2 BioLaw U: 2161 (Aug-Sept.1991) (Minn. 4th.Dist. Ct.).

考えてみられたい。僅かでもその患者を延命させたら，意識回復のプラスの可能性があるということは意味を持つであろうか。当該患者自身が，昏睡になっても生命存続を望んだ（そのような限られた存在でも意味があると評価した）ことが明らかであれば，事態の解決に指針を与えるだろうか。

　同様の問題は，「不蘇生命令」（Do not Resuscitate〔DNR〕文書）を巡って論じられている（もっとも，蘇生について同意があることが通例推測されるので，問題の現れ方は異なる）。すなわち，DNR命令の場合には，同意は蘇生術回避についてなされることが求められ（蘇生術に対する同意ではない），通常の指針では，DNR文書を書いた医師と患者ないし同人の医療決定を行う他の者との間の議論を問題としている。問題となるのは，医師が不適当だと考えている蘇生術につき，DNRに関する同意が得られない場合である。例えば，神経変質（萎縮）症を患い，「意識混濁（昏迷）と昏睡を繰り返す」13歳の娘について，不蘇生命令への同意を父親が拒んでいる事例(49)を検討してみよう。本件で病院側は，積極的医療は医学的虐待にあたると考えたが，裁判所は，州法によれば，父親はDNR命令を拒否できると論じた（従って，もし少女の拍動が停止したならば，蘇生がなされるであろう）。つまり判決では，医学的に無益かどうかの問題を論じずに，州法を機械的に適用したのであった。しかし留意しておきたいのは，もし問題が単に疾病と無関係の手術を実施することの是非（例えば，本件患者が腎疾患にもかかり，兄弟からの腎移植がなされようとする場合を仮想的に考えて見よ）であったならば，医師は患者サイドと議論することなく，そしてもちろん手術についての許可を求めることもなく，それに反対したであろう。〔そして，その場合には〕本件判決で適用された法律は問題とはされないのである。かかる医師の判断は倫理的であろうか。もしそうならば，同判決において求められた蘇生術とどのように区別できるのであろうか。

　不蘇生命令は，通常の医療手続の撤回を求めるものであり，医療上の有用性の有無を論ずる良い素材を提供してくれる。すなわち，医学的無駄の問題は，DNR文書につき，医師が家族への相談なしに実施しようとした事例を通じて，初めて脚光を浴びることとなった。1988年の報告書に拠れば，70歳以上の入院患者で，一定の疾病の重篤さに関する基準に合致し，心肺蘇生術

---

(49) In re Jane Doe, 418 S.E. 2d 3 (Ga. 1992).

(CPR〔Cardio Pulmonary Resuscitation〕)が施された77人のうち——約4分の1は蘇生・延命されるものの——誰一人として実際に再起して退院する者はいなかったとされている(それゆえに心肺蘇生術の回避が示唆されている)[50]。もっと最近になると,この議論は他領域にまで拡がりを見せ,医師は保険集団の全ての患者に対する倫理的義務を負い,「有益でない」治療について資源の「無駄遣い」の要件を拒むべきであると説かれたりしている。そして確かに,集中治療医師の調査では,一方的に回避された治療の83%について,医師は無駄である〔すなわち「意味ある回復」の何らの見込みももたらさない〕と考えているとのことである[51]。

　結局のところ,「無益さ」の議論は,ややずれた形でなされているようである。つまり,狭義の生理学的意味で真に医学的に無意味な限られた事例(例えば,前述の虫垂切除事例)については,ほとんど議論はなされていない。そして多くの難しい事例というのは,真の医学的無益さの問題というよりも,価値判断を伴うものであり,それは広く医療資源配分上採用されているシステムと基本原理を共有している必要があろう。

---

(50) Schieder & Mayer, *The Decision to Forgo CPR in the Elderly Patient*, 260 J.A.M.A. 2096 (1988). 同時期の論文で,そのような場合には患者もしくは家族に相談することなく,心肺蘇生術は「有効ではない」から,控えてもよいと示唆するものがある。Murphy, *Do Not Resuscitate Orders: Time for Reappraisal in Long-Term Care Institutions*, 260 J.A.M.A. 2098 (1988).

(51) Asch et al., *Decisions to Limit or Continue Life-Sustaining Treatment by Critical Care Physicians in the United States*, 151 AM.J.RESPIRATORY CRITICAL CARE MED. 288 (1995).

第8章　生殖医療の重要問題

A　生殖補助

　科学は，妊娠しない性交をもたらした後に，性交とは無関係の妊娠を可能とさせている。従って，親子関係の伝統的な法的ルールを再検討し，人間の受精卵及びその後の受胎前の多分割胚の地位に関する新しいルールを考察することが求められるであろう（胚は今日では女性の身体外で存続しうるのである）。これが本章の最初の節で扱う課題である。

1．人工授精（AID）

a．基本的ルール

　人工授精は近年耳目を引いている新しい生殖補助問題よりも，時期的にかなり前から存在する医療行為である。そして伝統的には，生殖能力のない夫と結婚している女性に用いられてきており，ドナーの精子が人工的に受胎させられると，法的には通例，ドナーではなく，その女性の夫が子どもの法的な父親となるとされている（これは，判例上も法律上もそうである）。(なお，あまり親子関係の問題が生じない，夫の精子が用いられる人工授精（AIH）についてはここでは取り上げない。）

　〔ところで，〕今日の興味深い事例は，この昔からの医療技術が新たな形で用いられる場合である。例えば，（親としての責任を帰属させるべき）夫のいない女性に対する人工授精の事例は，統一親子法（Uniform Parentage Act〔U.P.A.〕）では想定されておらず，その場合には，精子のドナーが法的父親

（1）　前者につき，People v. Sorensen, 437 P.2d 495 (Cal. 1968). 後者については，統一親子法5条参照。

になるのか，それとも法的父親はいないことになるのだろうか。同統一法を採用する幾つかの州では，精子ドナーは法的父親にならないというU.P.A.のルールについて，「既婚女性」の制約を取り払っている。このような定式化においては，未婚女性のAID子に対する親権及び親の責任を持つ男性はいないことになりそうである。しかしながら，かかる州でも，未婚女性の事例について，(a)医師が受精に関与していないとき(2)，(b)母親とドナーとの間で，ドナーが父親になる旨の事前の合意があるときには(3)，精子ドナーが子の法的父親になると論ずる裁判例がしばしば見られる。しかし，このようなアプローチは一般的なものではない(4)。

b．女性同性愛カップルによる利用

　未婚の女性に関わるAID事例の多くのものは，母親が同性愛者であるカップル（レズビアン・カップル）であり，AID子を共に育てたいと考える（他方で，精子ドナーと子どもとの父子関係は認めたがらない）場合である。彼女たちは，ドナーとの間でその旨の明示的合意を結ぶことも時々あるが，支配的な判例は，しばしば，そうした生前の親子関係の放棄を強制することには消極的であるし，また，カップル自体，時々ドナーが子どもに接触することを認める例もまま見られる。このような接触(5)，又は既に検討したルール（ジョールダン判決（注(2)）参照）により，かかるドナーは時々，——関係者の合意にも拘らず——AID子の父親であると認められている。もっとも，

（2）　Jhordan C. v. Mary K., 224 Cal. Rptr. 530 (App.1986); C.O. v. W.S., 639 N.E. 2d 523 (Ohio Com. Pleas, 1994).

（3）　In re R.C., 775 P.2d 27 (Colo. 1989)（ドナーが主張するような合意が当事者間でなされたか否かの事実認定を求めて差戻した）。

（4）　McIntyre v. Crouch, 780 P. 2d 239 (Or. App., 1989)（意見は対立しているが，女性が独身で，なされた人工授精に医師の関与がなく，同女性がドナーを知っていたという場合でも，法律上のルールでは精子ドナーは父親とはならないとするが，かかる場合に同ルールを適用することは，——ドナーと母親との間に同人が父親として行為する旨の合意があるとすれば——連邦憲法に違反するとする）。

（5）　Thomas v. Robin, 618 N.Y.S.2d 356 (App. Div. 1994)（ドナーが，AID子と社会的関係のある場合，父親であると認められる）。

AIDが，医療専門家の関与の下に実行され，とくにドナーが匿名の場合には，AID子には通常法的父親はないこととなる。そしておそらくこのような理由から，医療従事者は，伝統的に未婚女性への人工授精を拒んできており，1988年報告書においても，「パートナーのいない」未婚の女性からのAIDの要請を断る医師は61％になることが明らかにされている。もとより，法的には未婚である同性愛者の女性はパートナーを持ちうるわけであり，今日では，法的父親を承認しないという状況下において，同性愛カップルが〔AIDで〕妊娠するという例は多く見られる。

　こうした同性愛カップルにとって，差し迫った問題となるのは，その母親のパートナーがAID子の親として法的に認められるかどうかという点である。収養〔養子縁組〕は，遺伝的に繋がりのない子どもとの間に法的親子関係を設定するための伝統的手法であるが，近時の傾向としては，女性同性愛カップルからのAID子の収養申請が強く好まれてきている。そしてその通常の帰結は，AID子には法的に2人の母親が認められ，法的に父親は承認されないこととなる[6]（但し，これと逆の立場を採る上級審判決も近年出されている[7]）。なお興味深いことに，スカンジナビア諸国は，一般には同性結婚についてアメリカ諸州よりも寛大だとされるにも拘らず，同性カップルによる収養を否定している[8]。〔これに対して〕養子縁組がなされず，また同性愛の関係がその後に解消されたような場合には，判例は通常，かつてのパートナーからの（AID子の母親の反対にもかかわらず，同子との）面接交渉を求めるという申請に対して，否定的である（但し，二・三の肯定例もある）。

2. 代理母・卵子提供及び体外受精（試験管ベイビー）

　以前からある（単なる）卵子提供によって，受精能力がない女性でも，——夫の精子を用いて体外受精卵を着床させることにより——夫の子どもを妊娠できるようになった（ここでいう「体外」（試験管で）なるタームは，女性の

（6）　See, e.g., Adoption of Galen, 680 N.E. 2d 70 (Mass. 1997).

（7）　Interest of Angel, 516 N.W. 2d 678 (Wis. 1994).

（8）　See, ELLMAN, KURZ AND SCOTT, FAMILY LAW : CASES, TEXT, PROBLEMS (3d ed., Michie, 1998) 1128-1130.

体内ではなく，実験室でということを意味している）。このプロセスは，古典的 AID〔ここでは，生殖能力のない男性でも妻から生れる AID 子の法的父親となる〕に類似する。他方，代理母とは，特定の医療技術を指すというよりも，所定の関係を意味していて，卵子提供を含む場合とそうでない場合との双方を含む。すなわちこの関係とは，代理母と呼ばれる女性が，関係当事者の事前の合意により，別の女性〔意図された母親，又は単に母親とされる〕に帰属することを意図〔予定〕された子どもを妊娠するような関係である。そして当初の単純な形態の代理母においては，当該子どもは遺伝的に代理母の子どもであり，同人は通例予定される母親の夫の精子を用いた人工授精により受胎させられるのであった。〔しかし〕近年の新種の形態では，予定〔意図〕される母親の卵子が試験管内で受精させられて（通常はその夫の精子による），代理母の子宮に着床させるということになっている。〔かかる〕卵子摘出，体外受精，そして着床という技術の進展により，精子ドナー，卵子ドナー，懐胎母，意図（予定）された父母という，かつては一体的であった者が分断されることとなり，この五種の関係主体は——各々未婚ということもありえて——出生する子どもと何らかの関係を持ちうるわけである。

a．代理母契約に関する伝統的法状況

　従来，法が明示的にそのような代理母の取り決めを念頭に置くことはなかったが，多くの既存の法原理により規律することができるように思われる。すなわち，適用可能な法理の多くは養子縁組の領域から借用することができ，それは，代理母と，予定された（収養の）母親との間における契約の強制に対する障害となっている。

　(1)〔私的収養〔養子縁組〕の規制〕アメリカ合衆国のほとんどの州では，生物学的〔遺伝的〕親が養親自身と——直接又は（弁護士などの）媒介者を通じて——合意を取り交わす「私的収養」が許容されている。ただそのやり方を定式化し，養親の権利を確保するための司法的手続は必要とされており，その手続で裁判官は，養親が親としての適切さの基準を充たしていることを示す証拠をチェックすることとなっている。それに加えて，ほとんどの州は，養親から生物学的母親又は弁護士などの仲介者に金銭を支払うことを規制している。こうした法律の詳細は，その実体・手続ともに相違するところはあろうが，ほとんどの部分で，共有されている事柄もある。〔すなわち〕仲介者

は子どもの確保又はその母親の同意の調達について報酬を受けることはできないとされる。つまり例えば、媒介となった弁護士は、現に行った法的役務についての報酬は受けても、子どものブローカー的尽力について金銭を受け取ることはできないわけである。また、生物学的母親としても、妊娠の結果として被った費用（例えば、医療費、また、州により規制の詳細は異なるが、おそらく、得べかりし利益や基本的な生活費も）の填補を求めることはできるが、養子縁組への同意と引き換えの報酬を受けることはできない。そのような報酬は不法な赤ちゃん売買と見られるかもしれないからである。

そうしたルールと同様の問題が、従来型の代理母契約（すなわち、代理母に、母親と予定された者の夫の精子を人工授精させて妊娠させるものである）についても生じうることは明らかである。代理母に支払われる報酬は、妊娠・出産に対する償いでもあるが、収養〔ここでは、やや広く親子関係設定の意味で用いている〕への同意に対する見返りの支払という側面もあろう。このことは、母親と予定されている者が、子どもの収養のために合意を結び、監護が自身及びその夫に移されるまでは最終的支払がなされないことから明らかとなる。代理母が子の収養を認めることは、代理母契約の中心部分なのであり、合意で報酬支払を取り決めれば、違法なものとなりうるのである。州によっては、収養に関わる報酬の合意すべてを手続過程で開示させ、裁判所の承認を受けなければならないとしているが、同意と引換に支払われる報酬は承認されないことは明らかであろう。

裁判所による養親の適切さの審査・承認を要求することは、収養手続の履践が完全に関係当事者の手に委ねられているわけではないことを意味している。しかし、ほとんどの私的収養においてそうであるように、裁判所の養親評価は他者と比較してなされるわけではなく、通例は――当事者が合意に異論なき限り――あまり問題は生じない。つまり、裁判所は、当該子どもにとって他にヨリ良い両親がいるかどうかを問うわけではなく、単に当該の予定された両親が受容できるか否かだけを問い、大抵の代理母契約で予定される母親はこの基準を充たすのである。とはいっても、代理母契約によって、明らかに不適切な母親に子どもが配属される可能性がなくもない。また、当事者が契約に従わなくなった場合には、代理母の方が、子出生時の法的母親と

（9） E.g., Galison v. District of Columbia, 402 A. 2d 1263 (D.C. App. 1979).

して，予定されていた母親よりも優先権を持つことになろう。大多数の州では，子の出生前の（事前の）代理母の収養同意は認められていない。従って，代理母は出生前の代理母契約時に表明した収養への同意を覆すことが自由にできることとなる。

(2)〔父親の権利とアイデンティティ〕〔既述のとおり，〕代理母側は，契約時の収養の同意につき翻意できるが，〔代理母は〕子どもの父親からの主張を排除することはできない。そのような事例において，父親が直ちに権利主張してきた場合には，両人の対立は通常の監護紛争となる。そして典型的な代理母と父親の状況を対比するならば，多くの場合父親側がその紛争に優位となることが予想されよう。〔と言うのは，〕父親側は通常は安定した婚姻関係にあるし，他方で代理母の方は結婚していないかも知れない。また，経済的にも父親の方は通例は安定しているが（代理母の合意には費用がかかるから，経済的に安定していない者は通常除外されるであろう），これに対して代理母側はしばしば不安定であり，それゆえにそもそも代理母になることを引き受けたのかもしれないのである。そしてかかる経済状況の相違は，教育歴ないし雇用上の地位の相違に対応しているのが通例であり，その結果として，こうした父親側の状況全体は，子どもの監護について（代理）母よりも優位に作用するわけである。

父親にとってありうる唯一の難点は，既に見た AID を巡るルールに由来するものであり，そこでは，代理母に夫がいる場合には，その者が——精子ドナーではなく——代理母の子どもの法的父親と看做されることとなりうるのである。このような結果になることを封ずるために，代理母斡旋者は，通例代理母に夫がいる場合には〔父親の地位を放棄する旨の〕書面による合意を要求しているが，そのような同意の法的効果については未だ司法的に検討されたことはない。もとより，AID 立法当時，代理母契約は予想されておらず，裁判所はかかる法律を代理母に適用することはないであろう。

(3)〔ベイビーM事件〕伝統的な判例法の下では，代理母契約の履行強制が難しいことは，初期の有名な事例（ベイビーM事件）[10]がよく示している。〔事案はこうである。〕医師であるエリザベス・スターンは，自身は多発性硬化症であり，妊娠は危険であると考えて，それを断念したが，彼女及びその夫ウ

---

(10) In re Baby M, 537 A. 2d 1227 (N.J. 1988).

ィリアム・スターンは，子どもを欲していた。そこでウィリアムは，代理母斡旋機関であるニューヨーク不妊センターを介して，メアリ・ベス・ホワイトヘッドと接触し，彼の子どもを生むよう契約を締結した。ホワイトヘッドは結婚しており，子どももいて，既に他の夫婦の代理母になろうとしたが，妊娠できずにいたところであった。しかし，スターン氏の精子の人工授精は成功したのである。〔ところが〕子どもが誕生した後に，ホワイトヘッドはその赤ん坊を引き渡せるかどうか大いに疑問を持つようになった（とりわけ，彼女はその子が自身の娘にとてもよく似ていると思うようになったからである）。そうした不安を余所に，子誕生の3日後には，スターン夫婦への子の引渡がなされた。しかし，同日の夜，彼女は絶望の中で同夫婦に電話をかけ，夫婦側としても，彼女が子どもに再会しなければ自殺するのではないかと案じ，1週間だけ子どもをホワイトヘッドに戻すことに同意した。

しかし実際のところ，スターン夫婦が子どもを取り戻したのは4ヶ月後のことであり，メアリ・ベスがその子とともに逃げたフロリダの両親の家から，力尽でなされたのであった。そしてそれ以来赤ん坊メリッサ（スターン夫婦がそう呼んでいる）は同夫婦とともに暮らしているが，彼女を巡る法廷闘争は続いた。夫婦側としては代理母契約の強制的実現を求め，子どもの最善利益の観点からもそうすることが求められると主張した。

本契約には，ウィリアム・スターン，メアリ・ホワイトヘッド，そしてメアリの夫リチャードという3当事者が関わっている。メアリは妊娠・出産，そしてスターン夫婦への子の引渡しに合意し，エリザベス・スターンが収養できるように母親としての親権を放棄するよう約束し，またリチャードとしても，子どもが彼の妻から生れたことにより，ニュージャージー州法上生ずる親権の推定を覆すのに必要な行為をすべく合意している。他方でスターン氏の方は，メアリ・ベスに対して子の引渡時に1万ドルを支払うことを約し，また不妊センターに対しては，収養手続なども含めたその斡旋サービスに対して7500ドルを支払うこととしていた。エリザベスは合意の当事者ではなかったが，同契約によれば，ウィリアム死亡の際には，彼女が唯一の監護権者になるとされていた。

裁判所は結論として，関係当事者は全て本件合意を誠実に締結しているが，ニュージャージー州法の下では強制履行できないと述べた。そして本件契約で定められたホワイトヘッド及び不妊センターに対する報酬の支払は，収養

に関わる報酬を規制するニュージャージー州法に違反するとしている。すなわち，判決では，ホワイトヘッドへの報酬はその「役務」に関わるものに止まるとの主張を否定し，エリザベスによる子の収養への承諾に対する報酬でありそれは禁じられていると結論づけたのである。また同様に，不妊センターへの支払報酬も法的役務のみに関わるとの主張を斥けている。そして，かかる結論を導くに際しては，裁判所は，契約における報酬の性質決定を超えてその授受金員の現実的把握に依拠しているようである。

また本判決では，本件のような出生前の子の引渡に関する合意は，親権放棄に関するニュージャージー州の手続にも添うものではなく，強制できないと論じられた。「親権を放棄し，それを争わない旨の契約的合意は，わが法廷では強制することができない」というわけである。(11) そしてホワイトヘッドの親権が放棄できないものとするならば，収養手続は前に進まなくなるであろう。さらに判決では，ホワイトヘッドの親権につき非任意で終了させることを認める先例はないとして，裁判官がヨリ良い親が他にいると判断したからといって，親権は終了させられるものではないことは，家族法上確立した原則であるとも述べている。つまり，最小限の適正を備えた親であれば，その親権保持は――優位に見える第三者に対しても――擁護されるべき利益であるわけである。

このように，本件代理母契約は無効とされて，事件は女児の法的に認められた親相互――すなわちスターン氏とホワイトヘッド夫人との間――の監護紛争となった。裁判所は，子の紛争は伝統的な監護判例ルールによって処理されるべきだとして，子の最善利益が指針となり，代理母契約は顧慮されるべきではないと説く。その上で，ホワイトヘッドとスターンの各々の家庭を比較して，――驚くべきことではないが――スターン氏の家庭の方が優位に立つとした。すなわち，スターン氏に主たる監護権を認め，他方でメアリ・ベス・ホワイトヘッドにも訪問権を与えたが，これは彼女の親権が継続するとした判断の必然的帰結である。そしてその後の差戻審では，ホワイトヘッドは毎週自由に8時間の訪問ができるとし，さらに1年間の後には，2週間毎に2日間（泊まりがけも含む）にまで伸長できるとされている。

ベイビーM判決（注(10)）は伝統的ルールを直截に適用するものであり，

---

(11) *Id.* at 1243.

この分析に従う裁判例がほとんどである。しかし他方で、少なくとも1件は、養子法や監護法に定められる赤ん坊売買防止の規定では、代理母契約への適用が予定されておらず、代理母契約を妨げるものではないと述べる判決例が少なくとも1件ある。(12)さらに、ほとんどの代理母契約は——関係当事者が後々異論を出さないという意味で——問題なくなされており、その場合には判例による契約の履行強制の否定はあまり問題にならないことにも留意されたい。とは言っても、代理母取引の完了のためには、代理母は子の出生後に、親権放棄の書類を作成し、予定された母親による子の収養を裁判所が承認することが求められる。そして、代理母が反対すれば強制履行できないという意味で代理母契約は有効ではないのであるが、そうした反対がなければ、無効な契約により生ずる前記収養は承認されているのである。(13)

ベイビーM判決の後には、かなりの立法的行動がなされ、今日では約半数の州で代理母契約を規制する法律が定められており、その状況は以下の如くである。すなわち、①代理母の合意締結につき刑罰を科する州は二・三のみで、②多くの州では単に契約を無効と述べており、これは伝統的立場と共通するものである。他方、③幾つかの〔一握りの〕州では、代理母契約を肯認するが、それはかなり重大な制限がセットになっている（例えば、経費を超える報酬が代理母に支払われるのを否定したり、代理母が子の出生後迅速に行動するならば、合意の撤回による子どもの保持を認めたりするものである）。④そして最も代理母契約を受容している州法は、おそらくヴァージニア州のものであり、幾つかの規制条件を充たせば、代理母の合意の強制的実現をも認めている。これは妊娠補助における子の地位に関する統一法（Uniform Status of Children of Assisted Conception Act）に含まれた、代理母の合意に好意的な州に示された選択肢に基づくものである。(14)

b．代理出産母（借り腹的代理母）を巡る法の変遷

代理母が当該子どもの生物学的母親の場合、ベイビーM事件で適用された

---

(12) Surrogate Parenting Associates v. Kentucky, 704 S.W. 2d 209 (Ky. 1986).
(13) E.g., Adoption of Baby A and Baby B, 877 P. 2d 107 (Or. App. 1994).
(14) 種々に異なる州法のヨリ完全な叙述としては、ELLMAN, KURTZ & SCOTT, FAMILY LAW: CASES, TEXT, PROBLEMS (3rd. ed.)(Michie, 1998) 1498-99参照。

第8章　生殖医療の重要問題　　　　　　　　　　　　　299

　伝統的判例法は——それが適切な政策となっていると考えるかどうかはともかくとして——明瞭な結果を導いてくれる。しかし，代理母が子どもの借り腹的母であり，予定された母親が遺伝的母である場合には，問題はもっと厄介となる。予定される母親の受精卵が，代理母の子宮に着床させられて，同人が出産するときにこのような状況となる。では，子を巡って紛争となった時には，どちらの女性がその子の法的母親とされるべきであろうか。かかる事例においては，遺伝的母親の方が優位に立つとの結論に赴くかもしれないが，ありうべき〔逆の〕場合も考える必要がある。すなわち，出産する母親の方が母親となるべく意図されている場合，つまり同人の卵子では受精できず，他の女性からもらった卵子と自己の夫の精子とを体外受精させて，それを自らの子宮で出産するというケースがそれである。このような場合に，卵子提供者は子どもが自分の子だと主張できるとすべきであろうか。

　そのような問題に直面したキャリフォーニア最高裁は，妊娠・出産する母及び遺伝的母〔卵子提供者〕の双方ともに，統一親子法のような法律で定められる「母親」に関する伝統的法的基準を充たすと，まず述べる（人工授精技術進展前の基準における「母親」の立証は，遺伝的繋がり又は出産のいずれによってもなされうるからである）。〔しかし〕双方の女性に法的母親という資格を与えることは否定して，同裁判所は，問題は子どもの懐胎時における関係当事者の意思によって決せられるべきだとの結論を下した。かくして，本件は，予定される母親の遺伝的子どもを代理母が出産するというケースなので，代理母は子どもの法的母親とはならず，予定の母親及びその夫（彼の精子がその妻の卵子との体外受精に使われている）に子どもを引き渡さなければならないと述べるのである（ジョンソン判決）。

　もし，ベイビーM事件でも当事者の意思基準が用いられていたならば，そこでの代理母契約は有効に履行強制されることになったであろう。しかし，キャリフォーニア州では，ジョンソン判決の意思基準を，ベイビーM事件のような伝統的部類の代理母には適用していない。しかし他方で，意思基準は，

（15）　Johnson v. Calvert, 851 P.2d 776 (Cal. 1993).
（16）　See, Moschetta v. Moschetta, 30 Cal. Rptr, 2d 893 (App. 1994).（当事者の意思が決め手となるのは，懐胎母が遺伝的母親ではないときだけであり，代理母が妊娠・出産し且遺伝的母親である場合には，代理母契約は同人の反対

対極にあるかなり奇妙な事例につき適用されている[17]。そこでは、婚姻関係にある夫婦が、出産することに同意してくれた代理母の子宮に受精卵を着床させているが、当該夫婦の双方とも生れる子どもとは遺伝的繋がりがないという事案であった。そして子の出生前に夫婦は離婚申請したので、裁判所はその子どもが「婚姻子」(嫡出子) かどうかを判断することを迫られた。夫も、代理出産母も、子に対する権利義務を全て否定したが、妻側は、自身がその子どもの法的母親であると述べて、夫に対して法的父親としての主たる監護及び子の扶養を請求したのである。遺伝的両親は本件当事者ではなく、さしあたり、わからない状況にある。事実審は、(上訴審が言うには)「奇妙な」結論に到達しており、その子どもには法的両親はいないとした。その後上訴審は、ジョンソン判決を類比的に適用して、訴訟当事者たる夫と妻が、その子の適法な両親であると判じて、一審を取り消した。

代理母を巡って今尚氾濫している倫理的・道徳的議論を隈無く概観することは、本書の域を越えている。〔ただ略述すれば、〕この代理母実践を最も強く擁護しようとするのは、公序問題を経済学的に捉えようとする人々である (例えば、R. エプスティン、R. ポズナー)[18]。また、J. ロバートソンも、憲法上のプライバシー権により、「性交によらない」生殖の一形態として、代理母契約を締結し実現する権利は保護されるとする[19]。〔しかし他方で、〕子どもに対する悪影響という見地から代理母契約に反対する者もいる[20]。その他、この問題に関する有名な論評家としては、M. フィールド及び M. シュルツを挙げることができ[21]、後者は、ジョンソン事件におけるキャリフォーニア最高裁の分

にもかかわらず強制的に実現されることはないとする)。

(17)　Buzzanca v. Buzzanca, 72 Cal. Rptr. 2d 280 (App. 1998).

(18)　See, Richard Epstein, Surrogacy: *The Case for Full Contractual Enforcement*, 81 VA. L. REV. 2305 (1995); Richard Posner, *The Ethics and Economics of Enforcing Contracts of Surrogate Motherhood*, 5 J. CONTEMP. HEALTH L. & POL., 21 (1994).

(19)　JOHN ROBERTSON, CHILDREN OF CHOICE: FREEDOM AND THE NEW REPRODUCTIVE TECHNOLOGIES (Princeton U.P., 1994).

(20)　Margaret Brinig, *A Materialistic Approach to Surrogacy: A Comment on Richard Epstein's Surrogacy*, 81 VA. L. REV. 2377 (1995).

(21)　MARTHA FIELD, SURROGATE MOTHERHOOD (Harvard U.P., 1988); Marjorie Shultz, *Reproductive Technology and Intent-Based Parenthood*, 1990 WIS. L. REV. 297.

析の基礎ともなっている。なお，フェミニストの見方は二分している。すなわち一方で，代理母を容認することは，自らの生殖能力を活用するという点で，すべての女性の完全なる個人的自由選択を確保することと整合的だとし[22]，他方の陣営では，女性の生殖能力の商品化を憂慮している[23]。またある著名な倫理学者は，代理母は赤ちゃんの売買であり，奴隷制と道徳的に類似すると言って非難している(G. アナス)[24]。そして予想されたことだが，カトリック教会も，性交と生殖とは分離されてはならず，また婚姻外で行われることはありえないという信念から，代理母実践を批判する。

3. 保存されるヒト胚の地位

　女性に健常な卵子の生成ができて，妊娠すれば出産できるだけの健全な子宮があるにもかかわらず，妊娠できないような医療的場面としては種々のものがある。例えば，卵管〔フェロピア管〕に異常があって，通常の排卵に支障がある場合がそうであり，かかる場面には体外受精が有効な不妊治療となろう。つまり，当該女性の卵子が採取され，試験管で彼女のパートナーの精子と受精がなされて，4〔細胞〕分割ないし8分割の状態にまで胚を進行させてから，子宮頚管カテーテルで同人の子宮に戻すというわけである。かかるヒト胚が子宮壁に着床させられると，通常の妊娠が生ずるのである。通常の場合には，出産する女性は遺伝的且予定された母親であり，また遺伝上の父親は彼女の夫であるから，親子法上の問題は生じない。しかしそのような手続のための卵子採取の難しさは，別の問題を生んでいる。すなわち，繰り返

---

(22)　Lori Andrews, *Surrogate Motherhood: The Challenge for Feminists*, 16 L., MED. & HEALTH CARE 78 (1988)（代理母は「フェミニスト運動の予想された成果」であるとする）.

(23)　ELIZABETH ANDERSON, VALUE IN ETHICS AND ECONOMICS (Harvard U.P., 1993) 168-190; MARGARET JANE RADIN, CONTESTED COMMODITIES (Harvard U.P., 1996). See also Daniel Callahan, *No Child Wants to Live in a Womb for Hire*, NAT'L CATHOLIC REPORTER, October 11, 1985（「女性は，赤ちゃん製造機となることやセックスの対象となることに――それが人間の尊厳を侵すゆえに――反対する」）.

(24)　George Annas, *Fairy Tales Surrogate Mothers Tell*, 16 L., MED. & HEALTH CARE 27 (1988).

し採取することを回避するために，体外受精プログラムは通例一度に複数の受精がなされる。そして，そのような複数のヒト胚は液体窒素内で保存されて，後日の移植に備えられるわけであるが，〔かかる場合に〕後日移植の機会が到来しなかったらどうなるであろうか。体外受精によって妊娠に成功した夫婦は，「余った」ヒト胚を他の不妊夫婦に贈与することを選択するかもしれないが，ほとんどの場合は，彼ら自身の将来的妊娠のために保存しようとするようである。しかし，この点で夫婦間の合意が得られないときにはどうなるだろうか。

デイヴィス事件[25]は，離婚した夫婦が7つの冷凍保存胚をニックスビル市（テネシー州）の不妊治療センターに保存していた（同所での妊娠治療は失敗に終わっていた）という事案であり，離婚申請時に妻側はその後もヒト胚の自身への着床を継続しようとしており，それに対して夫は反対していた。問題が州上級審で議論されるまでには，夫婦は各々再婚するに至っており，今度は，妻側は胚を他の夫婦のために贈与しようとしたが，夫側は子の誕生手続をとることに強く反対していた。事実審は——その奇妙な判決において——本件問題を子の監護紛争だとして処理し，4分割のヒト胚の「監護」権を妻側に認めた。しかし上級審は，かかる問題の性格づけを否定して，さらに着床手続を行う際に親の承諾を自動的に求めるというルール〔すなわち，夫側の主張を導くアプローチである〕をも拒否した。それに替えて上級審裁判所は，事案の関連当事者の各利益の衡量による判断がなされると結論づけたのである。

〔すなわち，〕デイヴィス氏〔夫側〕は，両親の双方と同居しない子どもの父親となることに強く反対しており，他方妻側は，長期間かけて体外受精手続をしたのであるから，そこからできたヒト胚を何らかの形で役立てたいとの願望から，それを贈与しようとしたのであった。そして裁判所は，彼女の贈与に関する利益は，夫側の親子関係回避の利益ほど重大ではないと結論づけ，さらに妻自身がヒト胚を使用するならば彼女の利益も重要なものとなろうが，それでもなお充分ではないと付言している。かくして，裁判所は明示的なルール形式を採らず，利益衡量アプローチを採るわけであるが，これはほとんどの場合に，ヒト胚の利用に反対する当事者の利益の方を擁護すべく

---

(25) Davis v. Davis, 842 S.W. 2d 588 (Tenn, 1992).

作用しているようである。しかしながら、彼女が事前に養子縁組を考えるというような意向を示さず、ヒト胚を用いることが彼女自身の子どもを出産する唯一のチャンスであるという場合には、彼女の利益の方が優位に置かれるという判断の余地は残していた。

またかかる結論を導くに際しては、デイヴィス判決では、当事者間にヒト胚の処置に関する事前の合意がないことを措定していた。つまり、もし体外受精手続の際にそのような合意がなされていれば、その合意が実現されるべきだというわけである（もとより、他の結果が後に合意された場合は別である）。そして今日では、大抵の体外受精手続において、通例関係者に未使用のヒト胚の処遇に関する意向を同意文書で表明させることとなっているようである。例えばカス事件では、同意文書の中に、「保存されている冷凍接合子〔胚の前段階である配偶子（精子ないし卵子）の受精体〕の処遇について決定できない場合」には、採られるべき取扱い方について、幾つかの選択肢のリストから選択する旨の箇所が含まれていた。そしてカス夫妻は、「われわれの冷凍接合子は、体外受精プログラムにより、その生物学的研究――同プログラム所定の研究調査――のために、検討・処分される」という選択肢を選んでいた。〔しかし〕その後夫妻は離婚したが、妻側が5つの冷凍ヒト胚について自身への（離婚後）着床を行おうとし、それが彼女にとって遺伝的親子関係を形成する唯一の選択肢であると主張した。これに夫側は反対し、彼の方の主張が容れられた。ニューヨーク州裁判所は、本件紛争の対象である問題につき、合意文書がある場合には、その実現〔履行強制〕をはかってよいとしたのである。

4. 遺伝子医療

現代の遺伝子研究によって、医学は妊娠促進の域を越えて、その所産〔子ども〕の改変（おそらく改良）にまで踏み込むようになっている。巷間の新聞の読者が、種々の疾患に関する遺伝子について度々書かれる記事に遭遇しない日はないし、将来ロースクール入学試験（LSAT）の高得点を収めたり、ジャズ・トランペットをうまく演奏できる遺伝子が見つかったと聞いても多

---

(26) Kass v. Kass, 91 N.Y. 2d 554 (N.Y. 1998).

くの者は驚かないであろう。しかし遺伝学はもっと複雑である。すなわち，人間の特質のほとんどすべては，種々の遺伝子に影響されるとともに，それが関わる周囲の環境によっても左右されるのである。〔例えば，〕乳糖拒否の遺伝子は，乳製品を消費しない文化ではあまり問題とならないし，優れた数学の特性も，学校がない社会では認識されないであろう。

　このような留保を念頭に置きつつも，われわれが人間遺伝子情報爆発の最中にいて，それが社会的・科学的インパクトを及ぼしていることは否定できないだろう。ヒトゲノムプロジェクト〔10数箇所にいる科学者を取り込んだ巨大な研究プログラム〕は，近い将来ヒトゲノムの完全な染色体地図〔配列〕を示すことであろうし，[27] そうなると次の段階は，より複雑な，各遺伝子の機能の探求ということとなる。もちろん多くのものについてはこれまでに明らかになっており，種々の遺伝病の出生前診断も既に確立されている。例えば，染色体異常に関する初期の胎児の診断（ダウン症など）や男女識別法などはなされるようになって久しいが，他方，個別の遺伝子異常の確定が行われるようになったのはごく最近のことである。またさらに，遺伝子検査も登場するようになり，これにより，癌や神経異常など将来成人になってから生ずる疾患につき予測できるようになっている。

　では，われわれはそうした情報にいかに対処すべきなのであろうか。これについては数多くの具体的問題があり，例えば，医療・生命保険会社による遺伝的スクリーニング，実験室で作成された遺伝子組み換え物質の市場化の可否，遺伝子の構造・操作に関する所有権の成否などがそれであるが，本章の域を越える。従ってここでは，本章の対象である生殖問題に関わる遺伝技術の使用のみ触れるに止めたい。そこでまず，遺伝的疾病に罹っている又はそのキャリアであるかどうかを知る機会を与える可能性について検討を加えたい。

　初めに，ハンチントン舞踏病——これは時々ウッディ・ガスリー〔米国のフォーク歌手・作曲家（1912〜1967）〕病とも言われる——というわかりやすい例から出発しよう。この神経疾患は，運動機能障害，筋肉の不随意的痙攣，人格変化，痴呆などをもたらすものである。その欠損遺伝子は優性形質であ

---

(27) 〔1999年12月にはヒト22番染色体塩基配列の解読がなされ，2000年5月には21番染色体の配列解読もなされている。〕

るから，キャリアと現実の罹患者との区別はできず，親から承継した（欠損）遺伝子は必ず発現して疾患をもたらすのである。そしてこの疾患は破滅的なものであるが，通例は成人になるまで発現せず，この遺伝的疾患を50％の確率で承継する子どもを生むか否かを検討する時間はたっぷりある。例えば，アリスが25歳の時に両親の内の一方がハンチントン舞踏病であることを知ったとする。ほんの10年前にはその結果は不確実であった。彼女は自身が半分の確率で同病に罹患しうることは知っていたが，仮に罹患するとしてもその発現は通常30歳ないし50歳の間に始まるから，その徴候は未だ認められていない。今日では遺伝子検査が可能となったわけであるが，ハンチントン症の潜在的罹患者の全てが検査を受診したがるわけではない。敢えて罹患の有無を確認しようとせずに，不確実なままでいたいとする者もいるわけである。それでは，そうした人は子どもを持てるのであろうか。もし罹患しているのならば，平均して子どもの半分も同様に罹患していることとなろう。〔このような場合に，〕子どもが潜在的に罹病していることを知りつつ子どもを持つ——また，その子たちが成人になるまで自身が生存しない可能性を知りつつそうする——ことは，非倫理的だとする論者もいるのである。

　もちろん出生前診断は可能であって，そして重篤な遺伝的欠陥のある子どもの出産を回避するために，それが判明すれば，アリスは妊娠中絶することに抵抗はないのかも知れない。しかしそうだとしても，中絶のリスクが高いことを知りつつ妊娠することは別問題であるとして論難されるのではないか。そうだとすれば，体外受精も１つのあるべき選択肢であろうか。つまり，アリスは卵子を採取してもらって試験管で体外受精し，その上でハンチントン病の遺伝子の有無を検査して，それがない接合子のみを着床させるというわけである。

　またさらに，着床前に遺伝子検査ができるようになって，別の可能性も生み出されている。遺伝的疾患の中には，遺伝的に適合する親族からの移植によって対処できるものがあるのである。具体的には，遺伝性貧血症がそうであり，健常な兄弟姉妹からの骨髄移植によって治すことができる。もとより，その兄弟（姉妹）も，同様の病気に罹患しているかも知れないが，そのような致命的貧血症を患う子どもの親は，兄弟への救命的ドナーとなる子どもを産もうとするとの報告も出されている。しかし，健常で適合性がある子どもである確率は４分の１にすぎない。従って，かかる両親は，疾患の子どもの

救命に間に合わせようと，健常なドナーを産むべく，妊娠して出生前診断を行い，生れた子どもがドナーにならないとなると中絶して，直ちに再度同様のことを試みようとする。しかし，体外受精技術の進展によって，この過激で異論のある手法を採らなくてもよくなっている（なぜなら，かかる両親は今では，健常の骨髄ドナーを産むべく，着床させる接合子の検査をすることができるからである）。

　こうした技術は，目下始まったばかりであり，今日の遺伝子の知識量による制約を受けている。〔しかし〕いつの日にか，科学者たちは体外受精の接合子を見て，賢く，長身で金髪になる高い可能性を持つものとそうでないものとを区別することができるようになるのかもしれない。しかしそのような知識は，臨床的実践に利用できるのであろうか。また，もし成人が純粋に整形外科手術を受けることができるならば，魅力的な成人になる可能性の高い遺伝子の接合子を選びとることができるのであろうか。言うまでもなく，かかる問いには，今なお法的解答は示されていない状況だが，いつの日にかは答が出されるかも知れない。こうした問題に関しては，社会的価値に脅威となりうる技術進展に法的障害が設定されることもある。例えば，胎児の組織を用いる研究については，それが中絶市場を形成しかねないとして，連邦政府による経済的支援は否定されている。また近時のこととして，1997年に英国科学者がドリーと呼ばれる羊の遺伝的クローンを創り出したという報道により，ヒト・クローンに関する研究の財政支援の禁止が求められるに至っている。

　出生前に遺伝子構造を変えたりコントロールしたりする「化粧」を施すことはできるが，現在の自分は，出生時に有する遺伝子によって決定されているとしばしば考えられているが，これはもはや真実ではない。1994年末には，遺伝子治療〔種々の遺伝的疾患を患う者の遺伝子構造を改変する治療的介入行為〕を巡る臨床上の実験計画が100以上も承認されている。これらはなお試験的要綱であるが，将来的には，一般的に承認を受けた治療として広く利用されることとなろう。前の段落で触れた問題は，原理的には，ここでの遺伝子治療上の問題と違わない。すなわち，先天的に精神障害を負う者（例えばダウン症患者）の認識機能を改善するために遺伝子治療が利用できると仮定してみよう。その場合に，もし認識機能を改善するために，遺伝子の構造・機能の修正を施すことを認めるのであれば，知性が「通常」の範囲内にある

者の認識機能改善のために別の遺伝子治療を行うことを拒むことができるであろうか。

　最後に，遺伝子選別による予防的遺伝子医療の可能性がある。強制的な遺伝子検査を行い，各人にその遺伝子の重要な特徴の情報を提供する場合がそれである。例えば，高脂肪食品を摂取すると，如実に心臓発作になりやすくなる者と，そうしたことにはならない者とに分かれるが，その双方ともに自分がどちらに属しているかを知っていることは有用だと考えるであろう。また連れ合い〔配偶者〕に求めたり，求めなかったりする個別の遺伝的特質に関する情報を入手できるのも関心を引くところである。多くの遺伝疾患は劣性遺伝子から生じているが，1つだけあっても，もう1つの通常遺伝子が優性である限り，重大な悪影響を及ぼさない。しかし両親の各々から欠陥遺伝子を承継した子どもは重大な疾患を患うこととなる。〔従って，〕同一の遺伝疾患の劣性遺伝子を共有する夫婦は，子どもを作ることをあきらめることが望ましいかも知れない（なぜなら，4分の1の確率で，子どもに障害が生じ，4分の2の確率で劣性遺伝子のキャリアが生まれるからである）。しかし彼らにとっての別の選択肢として，出生前の遺伝子検査を受けて，中絶するか，または体外受精して劣性遺伝子の同型接合子を排除するというやり方がある。

　この選択肢のいずれを選ぶかは，各人の価値観に依るであろうし，どちらの選択であっても，この両人間の子の出生には特別のリスクを伴うという情報に依存することになる。無作為〔ランダム〕に抽出した2人についてそのような悪影響を持つ遺伝子が共有される可能性は小さいが，人々は婚姻相手を無作為に選ぶわけではない。むしろ同一の民族集団の中で結婚することが多いが，ほとんどの民族的集団においては何らかの遺伝疾患にかかる頻度は高い。例えば，テイ=サックス病〔黒内障家族性白痴。W. テイは英国眼科医（1843～1927），B. サックスは米国の神経病学者（1858～1944）〕は一般的には珍しいが，東ヨーロッパ出身のユダヤ人にヨリ多く発生しており，また鎌状赤血球貧血症は，アフリカ系の人々にヨリ多く見られたりするのである。

　危険な劣性遺伝子について各個人を検査する一般的プログラムはまだできておらず，その一因はそれに要する高額費用にあるが，こうした状況もまもなく変わるかも知れない。目下議論の焦点となっているのは，嚢胞性繊維症の遺伝子キャリアに対して広汎な遺伝子スクリーニングを行い，この劣性形質を共有する夫婦に対して，4分の1の割合で疾患の子どもが生れる旨を告

知するべきかどうかということである。この問題は一般的に疾病発生の低さ（1000人の内1人くらいである）の割にコストがかかり，また検査にかなりの割合での過誤が伴う（すべての突然変異が知られているわけではなく，多くの現実のキャリアを見逃してしまう）ことのために，議論が多いところである。

そこでヨリ実際的であるのは，検査に脱漏がないような形で，特定のリスクが高いサブ集団を狙うプログラムである。〔例えば，〕外部者との婚姻が稀で，緊密に結合しているサブカルチャー集団などは，当該集団が罹りやすい遺伝子の共同体規模の検査の良い候補となろう。そして現に，ニューヨークのそのような某集団では，日常的に，一方の性の子ども全員に対して検査を行っている。そこでは（仲人による）見合い結婚が一般的であり，また欠陥ある劣性遺伝子が定期的検査により判明しても，当該子どもにはその守秘情報は告げられないが，その子どもについて婚姻が提案される段になり，婚姻相手方が検査されて，もし劣性形質を共有しているようなことになると，共同体のリーダーが婚姻予定のカップルの家族に対し，カップルは「遺伝的に不適応だ」として婚姻しないように促すのである。今日，そのようなプログラムが適当なサブ集団でなされるならば，技術の進歩により費用も低減し，一般的な検査実施も財政的に十分可能となろう。

この問題は複雑であり，現時点ではかなり推断的なものであるので，ここでは簡単に触れるに止めておく。これらの問題のかなりのものについては，既存の法準則で適切に対応することもできようが，もちろん遺伝子技術の進歩の多くは根本的挑戦を突き付けており，既存の法的構造では深刻な弱点が露呈するであろう。

B 母親と胎児の間の利益対立

妊娠から子どもの出生までの，母親と（誕生前の）胎児の生命の関係は，生物学的にも心理学的にも特殊な関係にある。医学は従来母親の側にのみ視線を注ぎ，母親の良好な健康状態の維持以外には，子どもの状況改善のために何もしてこなかった。出生前の子どもは，医師にとっては手がつけられず，彼自身の要望をもった独立の患者としては扱われてこなかったわけである。しかし過去数十年間にわたり，以下の2つの理由により，そのようには言え

なくなってきている。すなわち第1に，母親の喫煙・飲酒・薬物使用などの行動が胎児に及ぼす影響に関する情報が増えてきている。また第2に，胎児の健康に直接的に向けられた医療的介入行為の技能は高まっているが，胎児にそれを行うためには母親に対する医療が求められることとなる。〔しかし〕それによって，新たな倫理的な難問が生じており，それはすなわち，子どもの健康保護のために，母親はどの程度まで，倫理的・法的に「医療上の忠告」に従う義務を負うと考えるのが合理的であろうかという問題である。

本節では，母親と胎児との利益対立事例を，2つに分けることにする（上述「医療上の忠告」に外科手術が含まれるか否かという区分けである）。胎児の健康のために勧められ最も多くなされる外科手術は，帝王切開による出産であり，近年，子宮内の胎児になされる外科手術の技術も進歩してきている（もとより，その際には母親に対する手術も必要になるのである）。

なお以下の議論では，少なくとも妊娠初期における女性の中絶権の存在を前提としている。妊娠中絶の問題全般は，本書で取り上げるには多岐に及ぶため（また他の巻で扱われる），ここでは詳論しない。しかしともかく，母親と胎児間の利害対立を巡る倫理的・法的問題は，必ずしも中絶問題とは同一ではないから，個別の検討が求められるであろう。この問題の適切な解決の仕方が，中絶の議論に関する態度決定により必ずしも左右されないことは，後に見るとおりである。すなわち一方で，女性の妊娠中絶権を認める公序〔公共政策〕と，一旦出産を選択した場合の妊娠における義務賦課の政策とは，必然的に相容れないものではない。そして他方で，（少なくとも）幾つかの事例では，出生子を巡り，彼女〔母親〕に対して現行法の状況よりも負担を重くした方が，胎児の生命保護が一段とはかられることも後述するとおりである。そしてそのような場合に，──もし胎児を出生児と同視できる（出生児と同義的な道徳人格があり，中絶は不法であるべきだ）と考えたとしても──母親に対する義務負課を拒むことがあるかも知れない。

---

(28) 表現の便宜上，本節においては，子どもは男性代名詞で言及して，その母親との区別を明瞭にする。

1. 帝王切開の強制及び胎児の外科手術

　米国における帝王切開による子どもの出生割合は，1960年代半ばは約5％であったが，1988年には25％ほどに増加している。この急増の一因は，ここ20年余りの間に，帝王切開が母親にもたらす危険が大きく減少したことにある。例えば，同切開の母親の死亡率は，1970年には1978年の〔2500人に1人という〕確率の3倍近くであった。この外科手術の安全性増進は，以前より母親自身にとってリスクの少ない出産方法であることを意味するし，われわれの議論にとってヨリ重要なのは，本外科手術の安全性向上ゆえに，医師たちが，自然分娩では子どもの健康上不都合があるときに〔帝王切開を〕勧めることが増えたということである。かくして，帝王切開は，子どもの健康保全のために直接的に医師が介入するようになった新しい手法の重要なものとなり，その場合には必然的に母親に侵襲を加えることとなる。それでは，母親がそうした侵襲に対する承諾を拒否した場合に，適切な法的対応の仕方はいかなるものとなるであろうか。

　この問題が初めて広く注目を浴びたのは，1980年代に産婦人科医プログラムの調査により，(未公表裁判例であるが) かなり多くの事例で医師たちが子どもの生存に必要とされる帝王切開を女性に要請する〔裁判所〕命令を受け取っていることが判明した折であった。初期の上級審判決例は直截にこの点を論じていないが，こうした事実審裁判所の命令を支持するようである。また幾つかの事例は「エホバの証人」に関するもので，信者の妊婦は帝王切開には同意していたが，輸血には同意していなかった。〔しかし〕輸血はあらゆる外科的手術に必要となりうるから，外科医は一般に手術前に輸血の承認を求めるわけである。そしてこれらの事例の内2件は，帝王切開が子の生命維持のために不可欠であるときには，輸血の受容を妊婦は求められると説いている。この僅かばかりの輸血を曖昧に支持する先例に対峙しているのは，ほとんど批判一色の論評の数々である。1987年には，アメリカ産婦人科協会倫

---

(29) Jefferson v. Griffin Spalding County Hospital Authority, 274 S.E. 2d 457 (Ga. 1981); Raleigh Fitkin-Paul Morgan Mem. Hosp. v. Anderson, 201 A. 2d 537 (N.J. 1964).

理委員会は，患者が医師の忠告を拒否している場合に，裁判所命令に頼ろうとすることは，「あまり正当化されるものではなく」「妊婦の自律（自己決定）に違反する」と結論づけている。

裁判所の当初の反応は理解できなくもない。医師側が，帝王切開なくしては胎児の死が切迫していると説くときに，事実審判事は当座の判断を求められて，要請された救済方法の拒否に躊躇することも確かであろう。そして一見良識ある医師の忠告に従わず，子どもを死なせようとしている妊婦は，好ましからざる被告でありその判断も怪しいということになるかも知れない。しかも，その種の訴訟で問題とされる女性の多くは，貧困なマイノリティの母親であり，多くの場合は未婚で，英語も話さないのである。そのような事案においては，妊婦が医師の忠告を十分に理解しておらず，医療拒否に際しては充分な情報提供を受けていないと裁判官は考えがちであるとも言えよう。

しかし他方で，帝王切開は——それによる妊婦の死亡率は減ったにもかかわらず——歴（れっき）とした大きな外科手術であり，他者の利益のために外科手術が法的に強制されるというのは，帝王切開以外に例がない。別の問題に類比しうるとしても，母親の帝王切開拒否により，不可避的帰結として子どもの死が導かれ，また出生前の子どもについて他者が代わって道義的主張ができるときであっても，帝王切開を強制する先例は事実上ないのである。

もとより，出生前の子どもの運命は全く母親の意思決定に依存しており，他の誰も彼を助けることはできない。しかし，このことゆえに彼女〔母親〕の帝王切開拒絶を道義的に非難できても，法律で〔帝王切開による〕協力を強制する理由づけにはならない。例えば，再生不良性貧血という致命症を患った原告に関わる類似の悲劇的事例を考えてみられたい。彼が有する唯一の生存の望みは骨髄移植によることだが，従兄弟のシンプの骨髄だけがドナーにふさわしい適合性があった。しかしシンプは提供を拒否した。骨髄摘出は苦痛を伴う手続であるが，帝王切開のような本格的外科手術に比べれば，ドナーに与えるリスクは小さいものである。マクフォールは救命のため，従兄弟からの骨髄提供の強制を求めて本訴を提起したが，裁判所はそれを却ける

---

(30) E.g., Nancy Rhoden, *The Judge in the Delivery Room: Emergence of Court-Ordered Caesareans*, 74 CALIF. L.REV 1951 (1986).

(31) McFall v. Shimp, 10 Pa D.C. 3d 90 (1978).

に至った。同裁判所は，シンプの行為は道義的には非難されるとしたが，彼に骨髄提供を強いることは，「われわれの社会の基本となる概念や原則を変更させることを意味する。……何故ならば，ある者に，他者の首にかみつき，他者の生存のために食らいつく個人の権利を認める社会というのは，われわれが築き上げてきた法律学の概念に相反するものである」と述べる。身体の侵襲を巡るこのような限界はよくあることである。例えば，刑事法においても，刑事上の証拠提供のために目撃者（証人）に外科手術を強いたり，胃の中の物を吐かせたりすることは認められない。

　もとより，親が子どもに対して負う義務は，従兄弟（姉妹）のそれよりも大きいと言うことができ，母親に対しては，従兄弟よりも多くを望めることができるだろうが，手術の受容を求めることまでできるかは，なお疑わしい。例えば，嫌がる母親に対して，骨髄や臓器の提供を強いることができるかに関する先例は存していないのである（もちろん事例として，そのようなことは稀なのであろうし，両親や兄弟姉妹は通例そうした臓器提供について積極的であることは，妊婦が子どもの保護のために帝王切開分娩に積極的になるのと同様である）。おそらく最も近似する事例として，成人の養子がその白血病治療に必要な適合的骨髄ドナーを見つけるために，血縁上の両親にその医療情報を求めたというものがある。彼の父親の血液検査が〔本件では〕重要となり，その父親は秘匿された養子縁組記録によって突き止めることができて，現に事実審判事は彼の所在を明らかにしていた。しかし彼〔父親〕は自身が父親であることを否定して，血液検査協力を拒否したのである。事実審裁判官はこの「父親」は協力すべきであると強く信じていたため，彼に血液検査の受諾を説得すべく万事を尽くした。しかし拒否されるとなると，もはや命令は出しようもなく，彼のアイデンティティは申請者には明らかにされることなく終わったのである。

　より新しい上級審事例もここでの分析に添うものである。〔そこでは，〕35週の妊婦が胎盤異常と診断され，胎児への酸素補給が危うい状況であった。医師たちは直ちに帝王切開分娩することを勧めたが，妊婦は，その「個人的な宗教的信条」を理由としてそれを拒否したのであった。カウンティ〔郡〕

---

(32)　Application of George, 630 S.W. 2d 614 (Mo. App., 1982).

(33)　Baby Boy Doe, 632 N.E. 2d 326 (Ill. App. 1994).

検事は，〔胎児の〕後見人として本件申請を行ったが，裁判所は母親側の主張に従っている。但し，彼女のやや曖昧な宗教的反対によるのではなく，もっと一般的に，能力ある女性による「帝王切開の如き侵襲的な」医療行為を拒む選択の尊重という構成をしており，その選択が胎児を害することになっても変わりがないとするのである。そして判決では，母親・胎児双方の利益衡量というアプローチは採らず，輸血を巡るそれ以前の事例とは区別する（その理由は，輸血の場合には，帝王切開と違って「相対的に非侵襲的であり，リスクも小さい」ことによる）。

　一面でこの区別は適切であり，とくに前述事例（注(29)参照）では，医師に反対する妊婦は実際のところ輸血に反対するが手術に反対してはいないのである。しかし他面で，輸血とても，女性が抵抗する〔胎児の利益との考量をしないという意味で〕絶対的な権利を有する身体的侵襲であると考えるならば，この区別はあまり意味がない。そして事実，その後のイリノイ州の判決ではこの結論に達しており，エホバの証人信者の妊婦〔当時35週〕の反対をおして輸血命令を下すことはできないとした。輸血が妊婦のヘモグロビンの数値を上げる唯一の治療方法であると医学的に証明され，医師たちは数値を上げなければ，妊婦・胎児もろとも，生存の可能性は５％しかない旨証言しているのに，上記判決を下したのである。

　果して，医療行為が恵み深いもので，子どもの健康保護のために必要な場合には，嫌がる妊婦にも強制的に行われるということがあるのだろうか。この問題については後に第２節でヨリ深めて考察を加えるが，既に検討した先例から示されるのは，胎児に対する外科手術（1982年以後，特殊の医療センターで行われている）は妊婦の反対がある場合には行えないということである。この外科医療によって，発育中の胎児の医療問題（例えば膀胱閉塞）を子宮内で治療して，不可逆的な損害の回避を行えるにもかかわらず，である。

　帝王切開に関する判例法上の処理については，多くの人は不満を持たれるかもしれない。特に，ほとんどの人々〔ほとんどの妊婦〕が，妊婦は胎児の健康保持のために合理的な医療行為に同意すべきものと考えているために，そうであろう。そして確かに，病院産婦人科に勤める多くの者は，当初同意が得られないほとんどすべての事例において，妊婦とのコミュニケーション

---

　(34)　In re Brown, 689 N.E. 2d 397 (Ill. App. 1997).

を良くすることにより同意調達はできるものと考えている。通常必要とされるのは強制的措置ではなく，当該女性〔妊婦〕の文化的背景に配慮し，彼女の母国語にも堪能で，うまく帝王切開への同意をカウンセリングできる人材なのである。しかし，この指摘が一般論として当っているとしても，それでもなお，宗教的その他の理由から反対をして，上記のようなカウンセリングにも耳を傾けない人々も存在することも確かである。そしてそのような場合には，究極的に道徳的結論と法的ルールとを区別する他はない。〔つまり，〕女性が，胎児の健康のために合理的に必要とされる標準的医療への同意を拒むことは，道徳的に悪いことだと考えるとしても，嫌がっている女性を強制するために法が予定する対処策はないと言う他はないだろう。例えば，（帝王切開の）裁判所命令に妊婦が挑戦的に従わなかったらどうなるであろうか。医療従事者は彼女の反対にもかかわらず，医療を強行すべく彼女を制止することが許されるのだろうか。ほとんどの者は，かかることには（少なくとも）不快感を持つであろう。

　しかしながら，かかることは先例がないわけではない。ブラウン事例（注(34)参照）では，事実審裁判所が意見の対立する輸血につき命令を下し，それを覆す上訴審判決が出る前に実際行われてしまっている。裁判所記録によれば，医師たちが反対する妊婦に対して「どなりつけ，強制的に抑えたり，なだめたりした」とのことである。また，ベイビーボーイ・ドウ事件（注(33)参照）では，後見人検事及び医師たちは，一応かかる状況下では帝王切開を行うことに消極的で，妊婦の反対を押した手術の命令を求めようとはしなかったが，その代わり，彼女の切開拒否のせいで子どもが死産ないし後遺障害を有する場合には，彼女は裁判所侮辱とされることを求めたわけである。彼女の拒絶決定により子どもに及ぶリスクについて注意深い説明を受けつつも，それには答えないという妊婦の行動に対し，こうした裁判所侮辱罪による威嚇が変化を迫りうるものか否かを考えてみて欲しい。

　帝王切開事案において法的な対応策〔救済策〕を考案することが難しいのは，そのような法的強制を加えることが終には子どもを——助けるのではなく——害することになるのではないかという懸念があるからである。このような考慮から，先に引用したアメリカ産婦人科協会の方針表明も導かれているわけである。すなわち，同協会は，法的行動をとることに消極的であるが，その際には妊婦の自律的主張のみならず，医療を巡る法的行動の一般的影響

力をも考量しているのである。〔つまり〕医師のアドバイスの強制をはかるために法的行動を起こすことにより，医師たちは，当該患者との関係を破壊するだけでなく，別の妊婦が医療的支援を受けることをも消極的にさせてしまうと説く。その結果として，医療従事者が妊婦の同意をとりつけられないときに，――法的強制措置がとられないよりも帝王切開を強制するルールを認める方が――ヨリ多くの赤ん坊を害することになるのではないかと危惧されるわけである。

2. 胎児を害する妊娠中の母親の行動

〔以上により〕法律で，胎児の利益のため手術を妊婦に強制することはできないことがわかったが，それでは，妊婦の麻薬・アルコール摂取及び喫煙を止めさせ又は健康的に食生活を営むべく法律で義務づけることはできるだろうか。さらには妊婦の夫（ないしパートナー）に対して，彼女の面前での喫煙を控えるように法的に求めることは可能だろうか。こうした諸要求は，一方で妊婦に身体的侵襲を加えるものでもないし，彼女の健康にリスクを賦課するものでもないが，他方で，別の場面ならば適法な個人的行為について異例に介入的に規制を及ぼすものである。

見解の分かれるところだが，そのような介入のための適切な法的手段は，子どもの虐待・放置に関わる民事法にもうかがうことができよう。すなわち，子どもの保護のために，そこで通常採られる究極の救済方法としては，（問題ある）親の監護から子どもを引き離すということがある。そのような子どもの引離しを回避すべく両親は行動を改めることが（そこでは）期待されているのであり，それ以上に直接的に両親の行動を規制する命令はあまり一般的ではない。しかし胎児の保護が問題となるときには，引離しによる威嚇はあまり有用ではなかろう。確かに子の出生後の引離しという手段は，一般的にはあり得ることであり，また時々用いられている（つまり多くの州では，妊娠中の行為をも，子の保護法の射程内として扱っているわけである）[35]。しかし，出生後に引き離したとして，既に妊娠中に加えられた胎児への加害を回

---

(35) もっとも，Pima Cty. Juvenile Severance Action S-120171, 905 P.2d 555 (Ariz. App. 1995) 参照（胎児の虐待は親権喪失の根拠となり得ないとする）。

復することはできず，それが妊婦の胎児加害行動を抑止する機能がない限り，本件問題に対応できていない。ある程度の抑止はあるかもしれないが，全てを抑えることができないことは明らかであろう。では，これ以外に救済方法があるだろうか。妊娠中の母親の行動を効果的に規制することができるのか。抵抗する妊婦に対して，規制に従わせるために監禁するようなことができるか，またそうすべきか。こうした問題を本節で扱う。

本件問題が深刻であることは疑いがない。まずアルコール中毒の例を見ると，医療専門家は，妊婦の飲酒により，1000人に2人の確率で胎児が害され，精神障害の主要な原因となっていると捉えている。〔特に例えば，〕サウスダコタ州のパイン・リッジのインディアン居留地では，子どもの約25％に，胎児アルコール障害症候群が認められ，それが子どもの発育に破滅的かつ恒久的悪影響を及ぼしうるのである。民族の長老たちは，子どもの保護及び民族の行く末を案じた必死の努力として，妊婦を拘禁して飲酒行動に走らないようにしているとのことである。[36]

また麻薬濫用について考えると，幾つか抽出された病院の1988年の調査によれば，麻薬中毒の母親の割合は病院毎にかなり異なっているが，幾つかの病院のデータは極めて衝撃的である。例えば，キャリフォーニア大学系列のサクラメントの病院で，分娩・出産中の妊婦の尿検査をしたところ，25％の女性にコカイン，アンフェタミン（中枢神経刺激剤），ヘロインの使用が認められた。また1980年代終わり頃のボストン，ニューヨーク，デラウェアの病院においても類似の結果が得られている。その子どもへのリスクは甚大である。周産期のコカインの服用は，出生後の発作・未熟児出産・胎児の発育不良，種々の生殖器奇形をもたらすし，また妊娠中の卒倒は継続的脳障害を引き起こしかねないのである。

母親の麻薬中毒に対する法的対応は，近年のコカイン濫用に対するものよりも先行して存在している。すなわち，麻薬中毒者の子どもは，それだけで虐待された子どもであり，出生後母親から引き離すことを長年認めてきた州が幾つかある。他方で，妊婦のヘロイン中毒による子どもの被害につき，明示的に子どもの放置・無視の根拠となるとする州もある。さらに州の中には，麻薬依存（及びその継続）にまで親権喪失事由を拡げるところもある。こう

---

(36) *A New Toll of Alcohol Abuse*, N.Y. TIMES, July 19, 1989, at p.1.

した諸立法では，しばしば刑事罰の対象となる麻薬濫用と子どもへの非刑事的なリスク誘発行為とを区別している。例えば，ニューヨーク州のソーシャルサービス局の行政手続では，母親の過度の飲酒だけでは子どもの虐待報告の立証があったことにはならないとされているが(37)，常にそういう扱いがされるわけではない(38)。

しかしもちろん，妊娠中の麻薬中毒が，子どもの出生後の虐待となりうるとのルールは，それによって抑止されなかった妊婦が妊娠中の胎児に与えた，不可逆的損害を対象とするものではない。〔従って〕薬物中毒の妊婦が救済を求めても，助けとなる治療プログラムがないという場合はもちろんあるし，他方で，問題は本人の意思であり，救済ルートではないことを示す事例もある。例えば，アンジェラの事例(39)を考えてみると，そこでは，アンジェラの産科医が彼女のコカイン中毒を疑ったのであった。すなわち，彼女の血液検査結果を見て，彼女に入院麻薬治療プログラムへの登録を勧めたのであるが，彼女の対応は周産期医療に姿を見せなくなることであった。そこで彼〔産科医〕は彼女のことをカウンティ当局に報告し，当局は子どもの虐待法に基づき，アンジェラが病院に来なければ，「胎児の監護」——すなわちアンジェラの監護——を求める裁判所命令を申請したのである。しかし，一旦出された裁判所命令も，（意見が分かれる）ウィスコンシン州最高裁により覆され，結局，アンジェラの胎児は当該州法の意味する「子ども」には当らないと判示された（仮に立法者が胎児の監護を認めた場合の，その合憲性についての判断は示されなかった）。

この問題を，民事における子どもの虐待法ではなく刑事法によって処理しようとする試みもあまり成功していない。〔まず，〕こうした公訴の政策的な目的がはっきりしたものでないことを認めなければならない。というのは，事件が裁判所に来るのは，災難が既に生じた後のことであり，——何らかの一般的抑止効果があるとでも考えない限り——救済目的は見当たらないから

---

(37) In re D.W., 10 FAM. L. REP. 1359 (B.N.A.1984).

(38) See, FLA. STAT. ANN. § 415. 503 (9)(a)(West Supp. 1997)（麻薬と飲酒とを同様に扱って，「妊娠中に母親が一定量の薬物・アルコールを使用して，胎児に悪影響が及んでいる」時には，子どもへの「加害行為」となるとする）.

(39) Angela M.W. v. Kruzicki, 561 N.W. 2d 729 (Wis. 1997).

である。現にフロリダ州最高裁は，血液中に微量のコカインが認められた子どもを産んだジェニファー・ジョンソンの有罪判決を覆している(40)。検事側は，ジョンソン嬢は，胎児の頭が産道から見えだしてから（そうなったら，もはや「子ども」であって，「胎児」ではなくなる），へその緒が抓まれるまでの１分半の間に，へその緒を通じて子どもにコカインを流入させたとして刑事責任を追及したのだが，成功しなかった。裁判所は，当該法律はそのような事案に適用されることが意図されていないと言うわけである。そしてジョンソン的論理に基づいて提起された他州の訴追も，同様の運命を辿っている。

これに対する例外的な事例は，妊娠の第３周期に高濃度コカインを服用した女性に，子どもの危殆化〔虐待〕に関する刑事法を適用しているもので(41)，生存できる胎児はもはや本法律における「人」であると述べている。〔しかし〕それより以前のキャリフォーニア州の事例は，——これは当時かなり報道されたが——類似の訴追について別の処理がなされている。すなわち，パミラ・レ・モンソンに対し，子どもに必要な医療を故意に受けなかったことを理由に，法律に違反して犯罪〔軽犯罪〕になるとして訴えられたのであるが，当該法律は出産前の作為・不作為について適用されることを予定していないと述べて却けられた。モンソン嬢は，妊娠中はアンフェタミン〔覚醒剤〕やマリファナを使用することを止め，また出血が始まったら直ちに医療を受ける旨の医師の忠告を無視したことを理由に問責されたのであった（彼女の子どもは，重篤な脳障害を持って生れ，生後６週間で死亡していた）。

妊婦が薬物を常用する場合には，胎児を保護するために，何らかの形で（望むらくは）経営が健全な治療センターに強制的に収容すべきであろうか。実際問題として，そのような措置プログラムはあまり実効的ではなく，またアンジェラのように薬物依存の女性は結局のところ出生前医療を避け，当局の注目を浴びないようにするので，有害ですらあるという有力な反論が呈されている。この反論はもっともであるが，その評価は難しいものがある。このプログラム〔薬物中毒妊婦のための適切な施設作り〕実現に向けて真摯な取り組みがなされ，資金も投入されるならば，あるいは成功するかもしれないし，また成功させるべきではないか。その意味で，（前述の）パイン・リッジ

---

(40) Johnson v. State, 602 So. 2d 1288 (Fla. 1992).

(41) Whitner v. State, 492 S.E. 2d 777 (S.C. 1997).

第8章　生殖医療の重要問題　　　　　　　　　　　　　　　　　　　　*319*

先住民居留地区の長老たちは，正しい理解を示していたのではなかろうか。
　もちろん潜在的には，憲法問題が存在する。検討すべき事案として次のものがある。[42]〔そこでは，〕被告人たる女性は，彼女の2人の小さな子どもにつき，自然食〔無農薬の穀物・野菜食〕生活に熱狂的に固執したために，その内の1人を死亡寸前にまで追い遣ったとして，子どもの危殆化の刑事責任が肯定されたわけだが，彼女は一貫して断固とした立場をとり続けた。すなわち，彼女自身の自然食ゆえに，もはや母乳は，衰弱した状況の子どもには危険であるという医師の明示的指示に違反して，隠れて病院でも母乳を与え続けていた。その後，子どもを連れてプエルトリコへの脱出をはかったが，最終的に，行政当局を免れることはできず，問題の食事法を続けることは失敗に終わった。そして事実審判事は，こうした事実を前にして（さらに，被告人は将来産む子どもをも危険に至らしめるとの意見も参考にして），保護観察〔執行猶予〕を条件として，将来的に妊娠しないことを求めたのである。〔被告人に〕同情的な上訴審は，本命令の目的は「有益」かもしれないが，被告人がもし妊娠したり，保護観察を覆したりしたならば，中絶を求めるということは，同人のプライバシー権に違憲なまでに負担をかけていると結論づけて，やむをえず取り消すこととなった。
　しかし上訴審裁判所は，この結論を下しつつ，さらに，別の受け入れられる条件として，ポインター嬢が定期的に妊娠チェックをして，もし妊娠したならば，集中的な「保護観察官及び監督医師により設けられる周産期治療プログラム」を受ける旨求めている。そうして事実審に差戻して，そのような条件の代案を具体化させたわけである。かくして同裁判所は，受け入れられる代案として，多くの者が過度に介入的だと懸念する類の妊娠規制を行おうとした。同判決では，そのような監督規制が保護観察の条件として課されうるわけである。果してそれは，不妊要請よりも負担の軽いものなのであろうか。またそれは実行する上で，より現実的であろうか。
　この種の問題は，麻薬を濫用する妊婦への対処を考えるに際してとりわけ重要であろう。薬物濫用は，妊娠の問題を離れても，通例は刑事問題であるから，立法者はその対処において憲法に配慮した裁量の余地を残している。事実審判事は，しばしば刑罰に関する裁量権を行使して，麻薬濫用その他の

---

(42)　People v. Pointer, 199 Cal. Rptr. 357 (App.1984).

犯罪で有罪とされた妊婦に対しては，一定の相応期間の収監の有罪判決を下すが，他方で，妊婦でない犯罪者の場合には，刑罰・保護観察の期間は短めにする旨の報告もなされている。アンジェラ判決（注(39)）で試みられたように，麻薬治療プログラムに強制的に割り当てることが望ましく，確かに直截的でもあろう。薬物中毒の妊婦には，民事法よりも刑法によって制約を加えた方が，憲法問題は容易に回避できるのかも知れないが，民事法の方がヨリ効果的で人道〔介入〕的な方策となりうることは皮肉なものである。

しかし，民事法的規制についても，当初は刑罰の対象となる薬物濫用行為を想定していたのに，それがいつの間にか広汎な射程をもち得るかもしれないという懸念が示されており，それはまたもっともである。〔確かに〕規制対象の薬物からアルコール中毒にまでも拡げることは容易であろうし，それ自体は多くの人々が望んでいることでもある。しかし，アルコール消費や喫煙を抑制するためにも，拘束を加えることが適切であろうか。誰もそこまでは行わないとすれば，制限のための原理はどのようなものになるであろうか。この際考慮すべきであるのは，科学的証拠の問題である。〔例えば，〕妊娠中の深酒が，個別に確定しうる問題をもたらす蓋然性は高いが，他方で，喫煙による加害は必ずしも確定できるものでなく，その発生自体も不確実であるとした場合に，そのような科学的証拠から，被害抑制に必要な程度の介入行為を決められることとなろう。具体的には，例えば，神経学者が子宮における脳の発育状況につき，より多くの知識を有すれば，個別の有害原因に対する胎児の暴露による問題事情を細かく指摘することができよう。またさらに，アルコールによる加害は，妊娠13週から16週までの間の飲酒がなければほとんど回避できると仮定するならば，かかるデリケートな時期を狙った個別的規制が正当化されることにもなろう。

そのような可能性の大部分は，一層確実な科学的知識が増大する将来に委ねられている。しかし問題状況は，文献で注目を集めている具体例――それはこうした問題についてのわれわれの信念検証の有用なパラダイムとなる――の検討で明らかにされるであろう。すなわちそれは，PKU〔フェニルケトン尿症（遺伝性代謝疾患で幼児期に知能障害がみられる）（phenylketonuria）〕であり，フェニルアラニン（芳香族アミノ酸）の新陳代謝機能喪失の先天的な酵素欠損の疾患である。この疾患をもつ新生児は，かつては重い知能障害児になると見られたが，今日ではすべての新生児にマススクリーニ

ングプログラムを設定することにより回避できるとされている。該当の新生児には特殊の食餌療法が施されるのである。（これに関する）伝統的な医学上の理解では，生理的に成熟に達した後には，その療法を継続する必要はない——フェニルアラニンの新陳代謝不能は，成人には問題を生じさせない——というものであった（もっともごく最近の科学的研究によれば，かかる伝統的理解に疑問を投じ，食餌療法は成人のPKU患者の認識作用に良い影響を与えるとの示唆も示されているが，ここでの議論においては，かかる最近の新展開には立ち入らない）。そして近年はPKU患者の女性であっても，スクリーニングプログラムの結果として無事に成人し，自ら妊娠できるまでになっている。かつてPKU新生児であった妊婦は，再度子どもの頃のような制限された食餌療法を始める必要があるが，それは自身のためというよりも，胎児の悲惨な結果を回避するためのものである。つまり，母親の新陳代謝不全のフェニルアラニンは，母親自身には問題をもたらさないが，胎盤を経由して胎児に移行する量は，通常の胎児の処理能力を圧倒するほどにもなりうるのである。そしてその結果生ずるのは，重篤な知能障害，奇形的小頭症，先天的心疾患，その他の難病であり，もはや出生後になると新生児に施すべき効果的な治療法はないわけである。

　しかしながら，単純で効果的な，しかもリスクのないプログラムによって，PKUの母親は出生児がかかる悲劇に遭遇することを回避することができるようになっているわけである。つまり彼女は，妊娠中に，子どもの頃行ったと同様の低量のフェニルアラニン療法を受けなければならない。注意深くコントロールされた量の通常の食事——パン，シリアル，薬物，野菜——を摂ることができるが，主たる蛋白質源は特別に用意されたLアミノ酸のペースト（ビタミン，ミネラル，炭水化物，脂肪が加味される）によることとなる。このペーストの味は良くないが，母親の通常食品へのアクセスは制限される。しかし妊娠中にこの食餌療法を守りさえすれば，彼女の子どもは，他の子ども同様の健康が確保されるのである。しかし逆にそうしなければ，子どもには取り返しのつかない——おそらく破局的な——異常が生じかねない。〔かかる場合に〕母親が，この食餌療法による旨の医師のアドバイスに従わなかったら，裁判官はそれに従う旨の命令を下せるとすべきであろうか。

　論者の中には，そのような直接的な強制的方法であっても，その介入が最低限のものであり，（そうしなければ生じうると医師が確信する）深刻な障害

を回避するのであれば、認められると説くものもある。例としては、安全な薬の服用といった母親への一時的な最低限のリスクを課す必要的治療というものが考えられるが、PKUの母親に対する効果的介入には、長期的な隔離及び食餌療法が必要とされる。さらにはこの救済方法が、実際に嫌がるPKUの母親の子どもを助けることができるかには怪しいところもある（介入の必要性の証拠が出る頃までに、彼女は必要な療法を止めて、子どもを既に危殆化させていることは充分ありうるからである）。

　しかし他方で、かかる妊娠への介入の努力は、女性の自律性に対するジェンダーに依拠した制限の一例であると説く者もいる。確かに、出生前の子どもを保護するために、妊婦の自律に対する負課を増加させる政策は、ヨリ一般的な——男性にも及ぶ——ジェンダー中立的な政策の一環として捉えることもできよう。例えば、男性とても、出生する子どもの生命の保護及び子どもへの災難の抑止のために必要であれば、血液や骨髄の提供も余儀なくされることもあろう。従って、妊娠は女性に特殊のものであるが、妊娠への介入を承認する原理は男性に対しても妥当するものである。しかし、この原理は、マクファル判決（注(31)参照）のような事例を批判的に分析することともなり、しかもそこでは一時的な介入しか問題となっておらず、長期の強制的隔離は前例がないのである。

　今のところは、こうした問題に対しては、明確な法的解答はない。しかし、将来的に新たな医学的知見が広がれば、一段と差し迫った問題として提示されてくることとなろう。

訳者あとがき

(1) 本書は，Mark Hall, Ira Ellman, Daniel Strouse, *Health Care Law and Ethics* (2nd. ed.) (West, 1999) の全訳である（初版は，1990年に刊行されている）。中心的著者のM.ホール教授は，1955年生まれで，1981年にシカゴ大学を卒業し，その後，第5，第11巡回区裁判所のロークラークなどを経て，1985年からアリゾナ州立大学の准教授，教授を勤め，1993年にノースキャロライナ州にあるウェイクフォーレスト大学教授に転じ，現在 Fred and Elizabeth Turnage Professor of Law and Public Health である。デューク大学の客員教授も歴任しており，他大学からのオファーも断ったとのことも聞いている。

ウェスト・ナッチェルシリーズの著者は，必ずしも当該分野の第1人者とは限らないが，同教授の場合には，モノグラフとして，Mark Hall, *Making Medical Spending Decisions: The Law, Ethics, & Economics of Rationing Mechanisms* (Oxford U.P., 1997) があり（論文は，同書の元となった論文をはじめ，多数あり，ここでいちいち紹介できない），さらに，ケースブックとしては，最新のものとして，Mark Hall, Mary Anne Bobinski, and David Orentlicher, *Health Care Law and Ethics* (6th ed.) (Aspen, 2003)（これは，William Curran, Mark Hall, and David Kaye, *Health Care Law, Forensic Science, and Public Policy* (4th ed.) (Little Brown, 1990), William Curran, Mark Hall, Mary Anne Bobinski, and David Orentlicher, *Health Care Law and Ethics* (5th ed.) (Aspen, 1998) を承継したものである）及びそれを分冊化して，アプ・ツ・デイトにした Hall, Bobinski, and Orentlicher, *Medical Liability and Treatment Relationships* (Aspen, 2005); do., *The Law of Health Care Finance and Regulation* (Aspen, 2005); do., *Bioethics and Public Health Law* (Aspen, 2005) がある。いずれも丹念に文献を渉猟した詳細な体系書であり，斯界の代表的論客といって間違いないであろう。

(2) また，ホール教授の研究の特色ないしオリジナリティーとしては，医事法ないし医療過誤法を，ヨリ広い医療保障政策，ないし医療という財の稀少性という医療経済学的観点とを交錯させながら考察するという分析視角——

これは，今日のアメリカ医事法では，かなり一般的な見方となっているが——を，かなり早い時点で打ち出していることであり，私自身刺激を受けている（拙著『契約法・医事法の関係的展開』（有斐閣，2003）とくに第6章，第7章参照）。従って，既にアリゾナ州立大学におられた頃から，私自身，同大学及びウェイクフォーレスト大学を訪ねる機会があり，同教授及びエルマン教授とは親交があり，ここに翻訳をお引受した次第である（なお，エルマン教授は，1945年生まれ。1973年にキャリフォーニア大学バークレイ校を卒業し，1977年からアリゾナ州立大学での教職についている。家族法，とくに離婚法の専門家であり，本書では，医の倫理の問題を担当されている。同教授とも，同大学でお目にかかったほか，バークレイ校客員教授として家族法を教えておられた頃（1999～2000年）に，この翻訳の企画についてゆっくり話し合う機会があった。さらに，第2版から執筆陣に加わったストラウス教授は，1949年生れで，1977年にハーバード大学公衆衛生学部卒業の後に，1980年ウィスコンシン大学ロースクールを卒業し，1990年より同じアリゾナ州立大学で医事法・立法学を講じている）。

(3) アメリカ医事法は，私の見るところ1980年代終りくらいから，大きく変貌してきている。すなわち，かつての不法行為の一分野としての医療過誤法（Medical Malpractice Law）というイメージではとても収まりきらなくなり（もちろん，その関連の訴訟は膨大であって，医療過誤問題の重要性は減ることはないが），まず第1に，医療保障政策や医事行政法を交錯させて理解することが不可欠だと認識されるようになり，その際には，医療経済学や正義論の観点からの分析が求められるに至った。また第2に，様々な医の倫理問題（例えば，生殖医療，臓器移植医療，延命医療）について，法哲学的にまた医療政策的に理論的検討を行うことが喫緊の課題となっているのである。こうした諸問題を取り込んで，広く医事法（原語は Health Law であるから，少し違うが，広い意味での医事法と捉えて大差なかろう）として，未開拓の分野を多く含む新領域の科目として，アメリカのロースクールでもこうした授業科目が徐々に定着しつつあるといってよいであろう。わが国でも医事法への関心は近年頓に高まっているものの，『アメリカ医事法』として，先方で講述されている現況の全貌を伝える書物は，今尚皆無の状況であって，本書の刊行の意義はそれなりに小さくないように思う。

　このように医事法学の射程が広がってくると，単なる従来型民法知識では

太刀打ちできず,刻一刻と変わっていく医療保障政策の所産としての医事行政法というべきものに通じていなければならないし,それを単にミクロ的情報として知っているだけではなく,広く経済学的・哲学(倫理学)的に,理論分析することもできなければならないであろう。当初私は,アメリカ医事法の体系書のようなものをまとめてみることを企画していたが,まもなくそれが至難の業であることを直感し,まずは,彼地の優れた入門書でも訳してみるというプロジェクトにシフトしたわけである。入門書であり,紙幅に限りがあるから,当然のことながら,医事問題を網羅的に詳述するということはできていないが(それについては,さしあたり,上述の同一著者による詳細なケースブックに譲りたい),それでも,わが国で昨今巷間見られる書物とは雲泥の差であろう。本書から得られる情報はかなりのものであり,先に述べたような広がりのある「医事法」のイメージをつかむには,好個の素材であって,これを読むことにより,更なる深めた勉強意欲をそそられるという文字通りの入門書であることを確信している。

　わが国の医事法も遠からず,アメリカ医事法のように,他分野の知識,学際的な理論的知見が求められるものに換骨奪胎していくことであろうし,その際には,当然アメリカ法学における意欲的取り組みはモデルとなり,その意味でも本書は大いに参考になるであろう。もとより,日米医事法を比較すると,例えば,①医療契約における契約自由の原則(応招義務の有無),②医療における市場・国家の役割の広狭(公的医療保険の実情など),③人工生殖医療(例えば,代理母契約)・臓器移植医療の普及の程度,④同僚審査その他の医療の質のチェックのメカニズムなど,相当に異なるところもある。また,⑤インフォームド・コンセントのように,一見アメリカ判例法の継受のような概観を呈していても,医療制度の異同から,適用の実態がかなり異なるところもある(これらについて詳しくは,前掲・拙著参照)。最近は,両国の事情には,接近動向も看取できるが,それに対してどういう政策的立場を採るかはともかく——直輸入ではない真の意味の日米医事比較法学を進展させるためにも——本書を皮切りとする深いアメリカ医事法に取り組まれることが急務であろう。

(4)　最後に,本書の刊行が遅れたことについて,一言お詫びを申し上げなければならない。本書の翻訳作業は,2000年後期及び2001年前期の大学院の演習として,しかし,授業期間にとらわれず,ほぼ年中無休で行われた(最終

的な原稿の脱稿は，2001年11月である）。社会人の方もおられたので，雪降る厳寒のときでも毎週必ず，金曜の朝8時半から，私が毎回200字相当のペラで20枚（4000字ほど）の草稿を用意して，1文1文検討するという形で進められた。多くの大学院生が参加してくれたが，とりわけ，長屋幸世（現在，北星学園大学助教授〔民事訴訟法〕），三上八郎（歯科医師，北海道大学法学研究科博士課程在学）の両氏は，実に真摯な態度で，この間一度も休まずにお付き合いしてくださったし，また，途中で北大を離れることになった四ッ谷有喜さん（新潟大学助教授〔民法〕）は，面倒な原稿の整理をして下さった。これらのすべての協力者に厚くお礼申し上げるが（とくに，長屋さんの原稿の最終的な詰めに関わる尽力は大きく，彼女の助力なしには，本書は日の目を見ることはなかったであろう），もとより，訳文の責任は，挙げて私にある。

　私の怠慢ゆえに，刊行が遅れ，原著者であるホール教授，また木鐸社の能島豊さんにも，ご心配をおかけすることになってしまった。本書刊行の遷延のうちに，能島社長に代わって坂口節子さんが出版の完遂に向けての最後の作業を手伝って下さった。翻訳書の老舗のベテラン編集者ならではの，貴重且的確な御指摘を種々いただいた。ここにお詫びとともに深謝を申し上げる次第である。懸案の訳業を終えて，改めて翻訳書刊行の大変さを痛感している。予想以上の時間を消費して，それなりに努力したつもりであるが，思わぬ誤ちも含まれていることと思う。読者諸賢の御教示をお願いしたい。

　　　　　　　　　　　　2005年1月　5年ぶりの大雪の札幌にて

　　　　　　　　　　　　　　　　　吉　田　邦　彦

訳者略歴

吉田　邦彦（よしだ・くにひこ）
1958年　岐阜県生まれ。
1981年　東京大学法学部卒業。
現　在　北海道大学大学院法学研究科教授。
（主要著作）
『債権侵害論再考』（有斐閣，1991年）
『民法解釈と揺れ動く所有論』（民法理論研究1巻）（有斐閣，2000年）
『契約法・医事法の関係的展開』（民法理論研究2巻）（有斐閣，2003年）
『多文化時代と所有・居住福祉・補償問題』（民法理論研究3巻）（有斐閣，近刊）

Copyright © 1999, by West Group.
Health Care Law and Ethics 2nd. ed. by Mark Hall, Ira Ellman, Daniel Strouse
Japanese translation rights arranged with West Group.
through Naito and Shimizu

訳者との了解により
検　印　省　略

アメリカ医事法

2005年10月20日第一版第一刷印刷発行 ©

著者	マーク・ホール アイラ・エルマン ダニエル・ストラウス	
訳者	吉田　邦彦	
発行者	坂口　節子	
発行所	有限会社　木鐸社	
印刷	アテネ社	製本　高地製本

（乱丁・落丁本はお取替致します）

〒112-0002　東京都文京区小石川 5-11-15-302
電話 (03)3814-4195　Fax (03)3814-4196
振替001005-126746　http://www.bokutakusha.com/

ISBN 4-8332-2365-1　C3032

> 石黒一憲／アメリカ・ビジネス法研究グループ企画監修
> アメリカ・ビジネス法シリーズ

アメリカ製造物責任法	J・J・フィリプス著 内藤　篤訳	A5判280頁 品切
アメリカ環境法	F・ファーバー他著 稲田仁士訳	A5判250頁 定価:本体4,000円＋税
アメリカ契約法	G・D・シェーバー他著 内藤加代子訳	A5判288頁 定価:本体4,000円＋税
アメリカ法人税法	P・ワイデンブルック／ カレン・パーク著 高橋真一訳	A5判266頁 品切
アメリカ金融機関法	W・ロペット著 松尾直彦・山西雅一郎訳	A5判400頁 品切
アメリカ知的財産法	A・ミラー／M・デーヴィス著 松尾　悟訳	A5判334頁 定価:本体4,500円＋税
アメリカ会社法	R・ハミルトン著 山本光太郎訳	A5判400頁 定価:本体7,000円＋税
アメリカ統一商法典	B・ストーン著 渋谷年史訳	A5判642頁 定価:本体12,000円＋税
アメリカ性差別禁止法	C・S・トーマス著 上野千津子訳	A5判370頁 定価:本体4,500円＋税
アメリカ雇用差別禁止法	M・A・プレイヤー著 井口　博訳	A5判280頁 品切
アメリカ保険法	ジョン・F・ドビン著 佐藤　彰俊訳	A5判294頁 定価:本体4,000円＋税
アメリカ国際商取引法	R・フォルソン／M・W・ゴードン J・A・スパニョール著 柏木昇・久保田隆訳	A5判338頁 定価:本体5,000円＋税
アメリカ民事訴訟手続	メアリ・K・ケイン著 石田　裕敏訳	A5判252頁 定価:本体4,000円＋税

〔以下続刊〕